Helmut Kuntz

VERSTEHEN, WAS UNS SÜCHTIG MACHT

Helmut Kuntz

VERSTEHEN, WAS UNS SÜCHTIG MACHT

Hilfe zur Selbstheilung

BELTZ

Dieses Buch ist auch als E-Book erhältlich
ISBN 978-3-407-22275-6

www.beltz.de

Umschlaggestaltung: www.stefanielevers.de, Stephan Engelke (Beratung)
Umschlagabbildung: © plainpicture/Gallery Stock
Satz: Lelia Rehm
Druck und Bindung: Beltz Bad Langensalza GmbH, Bad Langensalza
Printed in Germany

ISBN 978-3-407-85767-5
1 2 3 4 5   19 18 17 16 15

Für Sie

Für Dich

Für Sie

Ehe man anfängt,
süchtig abhängige Menschen zu hassen,
sollte man sich selbst und sie besser behandeln.
(H. K., ganz frei nach Mark Twain)

Für Dich

Für dich

Für Sie

Für dich

Inhalt

Teil 2

Teil 4

Einleitung – Unser Vertrag mit dem Leben

Das Gegenteil von Liebe ist die Angst. Wer in die Lebensangst geht, wird von ihr blockiert. Jedwede innere Blockade erschwert uns die Selbstbewegung, das Voranschreiten auf dem Lebensweg, um auf bestmögliche Weise unseren Vertrag mit dem Leben wahrzunehmen. Der Versuch, eine Lebensangst durch den Einsatz psychoaktiver Stoffe oder durch suchtartiges Verhalten zu heilen, aber ist zum Scheitern verurteilt.

Sie, du, ich, wir alle haben ein Geburtsrecht auf gelingendes Leben. Alle sind wir mit unserer Geburt, der Ankunft auf dieser Erde, einen Vertrag mit dem Leben eingegangen. Dieser Vertrag ist nirgends schriftlich oder rechtsverbindlich festgeschrieben. Nichtsdestoweniger ist er lebenswirksam. Das Leben bietet uns die Chance zur Teilhabe an seiner unerschöpflichen Fülle. Es bietet ruhige, zufriedene Zeiten und glückliche Momente ebenso wie Zeiten des Schmerzes und des Leidens. Das ist kein Widerspruch in sich, denn Leben als Wachstum schließt beide Erfahrungen ein.

Halten wir unseren Teil des Vertrages mit dem Leben ein, legen wir unser Augenmerk auf aktive Lebensgestaltung, auf die Wahrnehmung von Chancen, auf Wirkmächtigkeit wie auf die Vermeidung nicht kalkulierbarer Risiken im Sinne von Achtsamkeit und Selbstfürsorge. Es steht uns als Menschen mit freiem Willen allerdings ebenso frei, den Vertrag mit dem Leben zu brechen und stattdessen einen faustschen Pakt mit »Mephisto« einzugehen, sprich, uns mit einem Wesen, einer Gestalt, einem Gegner namens »Sucht« einzulassen, der anfangs vieles verspricht: Wohlsein und Entspannung, das Blaue vom Himmel, Fliegen über den Wolken, die Sinne betörenden Rausch, Trips und psychonautische Reisen in andere Welten, Bewusstseinserweiterung, weltbewegende Einsichten, Abenteuer und Wirkmächtigkeit in virtuellen Welten, die Kontrolle über den Körper, Schönheit, gesteigerte Leistungsfähigkeit. Wir können unsere Seele an Drogen und Suchtverhalten verkaufen, um schlussendlich feststellen zu müssen, dass der Pakt mit der »dark side of the moon«, der dunklen Seite des Lebens, wenig bis nichts von dem hält, was anfänglich als Versprechen aufscheinen mag. Der Pakt läuft aus dem Ruder.

Nicht jeder Gebrauch von Rausch- und potenziellen Suchtmitteln oder jedes Praktizieren gewohnheitsmäßigen Verhaltens bringt uns auf die Seite der Sucht. Doch wenn wir uns von süchtiger Abhängigkeit binden lassen, werden Drogen und Sucht zu unerbittlichen Lebensgegnern.

Fackeln wir nicht lange, sondern dringen wir mit den zum philosophischen Gemeingut gewordenen Worten Friedrich Nietzsches weiter hinein in den Kern unserer Problemstellung: »Wer mit Ungeheuern kämpft, mag zusehen, dass er nicht dabei zum Ungeheuer wird. Und wenn du lange in einen Abgrund blickst, blickt der Abgrund auch in dich hinein.« So funktioniert die Sucht, wenn sie uns packt. Um für Klarheit zu sorgen: Wenn ich von Sucht als einem »Gegner« oder mit Nietzsches Worten von einem »Ungeheuer« spreche, meine ich das in keiner Weise dämonisch. Ich meine es bildlich beschreibend, denn es ist eine unabweisbare Tatsache, dass eine voll ausgeprägte Sucht dem Leben niemals förderlich ist, jedem gelingenden Leben im Wege steht und letztendlich sogar das Leben kosten kann.

Die Sucht macht es uns nicht einfach. Sie hat mich als Therapeuten über die Jahrzehnte gelehrt, sie Tag für Tag differenzierter zu begreifen. Sogar ihr Bild als »Gegner« birgt zwei Seiten. Einem Gegner können wir erliegen oder ihn überwinden. Und für zu viele suchtabhängige junge wie erwachsene Menschen erweist sich der Gegner als übermächtig. Er fordert über kurz oder lang den Preis des Lebens ein. Denken wir umgekehrt aber auch an die vielen gewundenen Lebenswege, über die junge wie erwachsene Abhängige ihre Sucht überwinden: Viele Menschen durchmessen Drogengebrauch oder suchtartige Verhaltensweisen als eine für sie bedeutsame Lebensspanne auf ihrem persönlichen Lebensweg. Verstehen sie die ihrem Verhalten innewohnende Botschaft und trachten sie in der Folge danach, zu finden, was es zu suchen galt, tauchen sie gewandelt aus Drogenmissbrauch oder Sucht auf. Wie auch immer: Wer bei sich oder in seinem sozialen Umfeld mit den vielen Gesichtern von Sucht zu tun bekommt, tut gut daran, gut und besser für sich selbst zu sorgen, um nicht selbst zum »Ungeheuer« zu werden oder in den »Abgrund« zu blicken.

Wenn ich im Buch häufiger von »wir« und »uns« schreibe, schließe ich mich nicht aus. Ich stehe als Mensch nicht über Ihnen, und schon gar nicht jenseits gelebter Realitäten. Wie Sie und du bin ich Teil dieser Welt, stehe mit beiden Beinen im Leben. Wie Sie und du bin ich gehalten, mein Schiff durch die ruhigen wie stürmischen Gewässer des Lebens zu steuern. Ich vertraue darauf, einen Kurs gesetzt zu haben, mit dem ich an ein gutes Ziel gelange. Kurs Drogenmissbrauch oder süchtige Abhängigkeit ist kein lohnendes Ziel. Da mag es erstaunen, wie viele Kinder, Jugendliche, Erwachsene, Jungen, Mädchen, Männer und Frauen sich in Drogenmissbrauch und Suchtverhalten verirren und verlieren. Allen aber bleibt bis zur totalen Verselbstständigung der süchtigen Dynamik noch die Chance, ihren Pakt mit der Sucht mit Vorsatz und Bedacht wieder aufzukündigen, um den ursprünglichen Geburtsvertrag mit dem Leben erneut aufleben zu lassen.

Von all diesen Irrungen und Wirrungen, von Verstrickungen und Entbindungen, Einstiegen und Ausstiegen, Vorfällen und Rückfällen sowie Chancen auf Gesundung und Heilung soll in diesem Buch die Rede sein. Doch existiert dafür eine wirkliche Notwendigkeit? Was dürfen Sie sich als Leserin oder Leser von dem Buch erwarten? Was wird seine Lektüre Ihnen als direkt Betroffenen, als Angehörigen oder in helfenden Berufen Tätigen bringen und nützen? Was hat sich verändert oder ist ganz neu hinzugekommen gegenüber meinen früheren Büchern zu Drogen und Sucht, das dieses Buch lesenswert macht?

1. Die moderne mediale Gesellschaft mit ihrem Zeitgeist nährt verstärkt süchtige Tendenzen. Wir blicken heutzutage auf stark veränderte Formen von Drogengebrauch wie in gänzlich neue Gesichter von Suchtverhalten. Beide Tatsachen stellen das gesamte Suchthilfesystem vor neue Herausforderungen.

2. Gleichzeitig und gegenläufig werden die Ressourcen im Suchthilfesystem knapper, sowohl im präventiven wie im beratenden und therapeutischen Bereich.

3. Große Teile des Suchthilfesystems sind vom Symptom »Sucht« infiziert und kranken an sich selbst.

4. Das hat auf direktem oder indirektem Wege Folgen für alle jungen wie erwachsenen Menschen in unserem Gemeinwesen. Sie stehen vor neuen Fragen, welche durch neuartige Süchte aufgeworfen werden, und sie stellen neue Fragen, die nach ebenso neuen Antworten verlangen.

5. Unter Rückbesinnung auf das Wesentliche empfiehlt sich eine Orientierung an einem Wissen und Verständnis von Heilung, das über die blinden Flecken des sich in Diagnosen spiegelnden medizinischen wie sozialtherapeutischen Gesundheitsbegriffs hinausreicht.

Als Konsequenz biete ich Ihnen in diesem Buch konkrete und deutlich andere Hilfestellungen an, als sie im Suchthilfesystem verbreitet sind. Vor allem stelle ich Ihnen gangbare Wege der Selbsthilfe zur Selbstheilung vor, falls Sie sich in den Einrichtungen des bestehenden Hilfesystems nicht ausreichend gesehen und verstanden fühlen. Viele süchtig gebundene Menschen benötigen komplettere und weiter reichende Hilfen als diejenigen, mit denen sie aus den ambulanten wie stationären Einrichtungen der Suchthilfe entlassen werden. Gleiches gilt für die Hilfe und Selbsthilfe, wenn wir dabei an betroffene und leidende Angehörige denken. Sie fühlen sich in den Strukturen vieler bestehender Hilfsangebote zu oft schlecht behandelt, angegriffen, beschuldigt, ausgegrenzt. Oft sogar dann, wenn sie ausdrücklich in eine Behandlung einbezogen werden.

Mit meiner klaren Parteinahme für eine Aufwertung der *Selbsthilfe* plädiere ich nicht für eine Abkehr vom Suchthilfesystem. Trotz benennbarer Mängel erbringt es weiterhin ebenso unverzichtbare wie wertvolle Leistungen. Ich ermutige allerdings ausdrücklich zu einem Ende der Delegation, d. h., die Verantwortung für Veränderung und Heilung in fremde Hände zu legen. Zwar braucht das eine das andere nicht auszuschließen, wenn sich Suchthilfe und Selbsthilfe idealerweise ergänzen. Der direktere Weg zur Heilung ist allerdings die Übernahme der Selbstverantwortung ohne Umwege. Hier soll dieses Buch zu Ihrer nötigen Ermutigung und Unterstützung beitragen.

Was heißt das inhaltlich nun im Einzelnen? Ich lade Sie als Leser und Leserin ein, mich über theoretische wie methodisch-praktische Pfade durch »Suchtabhängigkeit« und »süchtige Dynamik« zu begleiten, um verstärkte Handlungssicherheit im Umgang mit dem »Gegner« zu erwerben. Zu Beginn Ihrer Reise durch die verschiedenen Kapitel des Buchs schlage ich Ihnen eine Klärung der eigenen Position zum Thema vor. Eine solche Klärung ist sozusagen Ihr Startpunkt zu allem Weiteren. Als eigentlichen Einstieg ins thematische Menü werde ich **im ersten Teil** Begrifflichkeitsklärungen zur Eingrenzung des Phänomens »Sucht« und eine wenig bequeme Erforschung der Ursachen von Suchtverhalten anbieten. Da kündige ich Ihnen vorab auch schon einmal die gesellschaftliche Verortung der Sucht an. Mein aus diesen Strängen gesponnener *roter Faden in der Sucht* ist gleichzeitig die kürzeste pragmatische Theorie der Sucht.

Ich erläutere Ihnen als die Basis jedweder Selbsthilfe die Eigengesetzlichkeiten, Fußangeln und Fallstricke der süchtigen Beziehungsdynamik. Wer sich darin nicht auskennt und zurechtfindet, wird keinen Boden mehr unter den Füßen finden, wenn er mit dem

Thema »Drogen & Sucht« konfrontiert wird, ob als direkt betroffener Mensch, als Angehöriger oder als Tätiger in professionell helfenden Berufen. Ich geleite Sie aber umgehend über die reine Erklärungsebene hinaus. Zur frühzeitigen »Entgiftung« der machtvollen süchtigen Dynamik gebe ich Ihnen daher jeweils die »Antidotes« aus dem heilsamen zwischenmenschlichen Alphabet menschlicher Tugenden an die Hand. Sie sind Ihre Rückversicherung, dass der »Abgrund« nicht zu tief in Sie selbst hineinblicken mag.

Im zweiten Teil des Buchs spielen die Gefühle, die die Sucht begleiten bzw. mit denen wir als Angehörige, Therapeuten und Freunde beim Süchtigen und in uns selbst konfrontiert sind, die Hauptrolle. Dabei verschaffe ich Ihnen einen Einblick in die verschiedenen Gesichter süchtiger Abhängigkeit, denen zu entkommen Sie auch in Ihrem persönlichen Leben keine Chance haben, da sie unmittelbar zur Sucht gehören. Insbesondere über neuartige Verhaltenssüchte finden wir uns alle zwangsweise »mitverhaftet« und ohne Chance auf Entkommen mittendrin im suchtartigen Geschehen. Da verschwimmen leicht die Grenzen zwischen »neuer Normalität«, »neuer Sucht« und Bestrebungen neuer Grenzziehungen.

Im dritten Teil des Buchs biete ich Ihnen als Betroffenen, Angehörigen oder professionellen Helfern konkrete methodische Hilfen zur Selbsthilfe an, denn wenn nichts mehr hilft, hilft Selbsthilfe. Was ich unter Hilfen und Heilung verstehe, über welche Wege ich sie zu erreichen suche, welche Methoden, Verfahren und Übungen ich dabei gutheiße, bewegt sich in den wirksamsten Bereichen weitab vom Mainstream des Suchthilfesystems. Ich stelle den Menschen in den Mittelpunkt, an den Platz, der ihm von seinem Geburtsrecht her gebührt. Nach der Devise »Keine Angst vor großen Gefühlen« sollen Ihnen die **im vierten Teil** dann näher vorgestellten Übungen zur Selbstheilung buchstäblich ans Herz gehen. Denn nur dort, auf der Seelenebene, eröffnen sich die Veränderungsprozesse, die berechtigterweise Heilung genannt werden dürfen.

Meine Sprache in diesem Buch wird nicht die hochtheoretische Sprache abstrakt-neutraler Wissenschaftlichkeit sein. Deshalb wähle ich in manchen Passagen absichtlich auf den ersten Blick ungewöhnliche oder gewöhnungsbedürftige Bilder und Metaphern. Anderes formuliere ich wiederum mit einem humorvollen Unterton, zumal Lachen obendrein einen eigenen therapeutischen Wert besitzt. Ich beziehe in jedem Kapitel erkennbar Position, und dennoch ist das Buch als ein Werk der eher leisen Töne auf der Klaviatur des zwischenmenschlichen (Ein-)Stimmens gedacht. Wie schon in meinen anderen Büchern »Drogen & Sucht« sowie »Haschisch« schreibe ich wieder aus wechselnden Perspektiven. Zum einen natürlich aus meiner präventiven, beratenden und therapeutischen Sicht im Innenkreis des Suchthilfesystems, zum Zweiten aus der Sicht von Eltern und sonstigen Angehörigen suchtabhängiger Menschen, die sich wirksame Unterstützung erhoffen, und zum Dritten lasse ich Menschen zu Wort kommen, die einen Pakt mit Suchtmitteln oder Verhaltensabhängigkeiten geschlossen haben. Ich führe die unterschiedlichen Perspektiven zusammen und erstelle über diesen Weg das Gesamtbild der süchtigen Abhängigkeit. Mein erklärtes Ziel ist, dass Sie über die Lektüre dieses Buches zu einem leichteren Umgang mit dem Gegner Sucht finden und sich selbst sowie andere Menschen besser behandeln, gleichgültig, ob als direkt oder indirekt betroffener Mensch.

Für ein Problem habe ich allerdings keine wirklich zufriedenstellende Lösung parat: Ich vermag die *Leser* und *Leserinnen* des Buchs in der Verwendung von männlicher und weiblicher Schreibweise leider nicht gleichermaßen zu bedienen. Folglich behelfe ich mir damit, einmal die männliche Form zu benutzen und andere Male die weibliche.

Dank und Respekt bringe ich meinen jungen wie erwachsenen Klientinnen und Klienten entgegen, die ein so hohes Maß an Vertrauen in unsere gemeinsame Arbeit setzen und mir zudem die privatesten Lebensgeschichten, Kommentare, Anregungen, Gedanken oder schriftlichen Zeugnisse zur vertrauensvollen Verwendung in diesem Buch überlassen haben. Nicht jede Begegnung mit Klienten ist einfach, dafür wiegt die Sucht, wiegen ihre Nöte zu schwer. Aber die bunte Vielfalt verschlungener Wege, welche ich mit ganz unterschiedlichen Menschen in meinem Arbeitsbereich bereits beschritten habe, trägt maßgeblich dazu bei, meine Lust am Arbeiten aufrechtzuerhalten. Es ist ein immaterieller Lohn, der mit keinem Geld der Welt aufzuwiegen ist.

Die Alltäglichkeit im Leben hat manche Selbstverständlichkeiten im Schlepptau, manche gefürchtet, andere im Strom des Lebens willkommen geheißen. Außerhalb jeder Selbstverständlichkeit richte ich einen aus tiefem Herzen kommenden Dank an meine Liebesgefährtin: Weil Du bist, wie Du bist. Von Dir lasse ich mir gerne etwas sagen.

Ein besonderer Dank gilt meinem Lektor Claus Koch vom Beltz Verlag: für die unkomplizierte Zusammenarbeit und seinen Respekt vor dem, was mir inhaltlich besonders am Herzen liegt.

Teil 1

1 — *Mittendrin: Das ganz alltägliche Gesicht der süchtigen Abhängigkeit*

Wie gehen wir mit der Einzigartigkeit unseres Lebens und der Freiheit um, uns für oder gegen etwas zu entscheiden? Unfreiheit durch die Verbreitung von Drogen und süchtiger Abhängigkeit scheint vorwiegend ein Problem für die anderen zu sein, aber kaum für uns selbst. »Nachbars Uwe« ist betroffen, aber doch nicht wir, Sie und ich. Und wenn, dann doch eher wieder über Zweite und Dritte, weil wir als Eltern, Partnerinnen, Angehörige oder in den verschiedensten helfenden Berufen Tätige mit Drogen und Sucht konfrontiert werden.

Erstaunlich oft wähnen wir uns privat auf der vermeintlich sicheren Seite. Fälschlicherweise, wie sich herausstellt. Oft lassen wir uns überraschen und fallen dann aus allen Wolken. Wie schnell vermag uns das Thema durch den Suchtmittelgebrauch eines uns nahestehenden Menschen urplötzlich näher auf den Leib zu rücken, als uns lieb sein kann! Sich in keiner Weise, weder privat oder beruflich noch gesellschaftlich, allgemein vom Thema »Sucht« betroffen zu fühlen, ist eine trügerische Verkennung. Wir sind mittendrin: Wenn wir Augen haben, zu sehen, finden wir die vielen Varianten von Drogengebrauch, süchtig abhängigem oder suchtartigem Verhalten überall in unserem Alltag, oft sogar so alltäglich, dass wir sie gar nicht mehr selbstverständlich als eine Spielart der Sucht identifizieren.

Wer kennt sie nicht, die verschiedenen Situationen im beruflichen wie privaten, süchtig gefärbten Alltag, die uns Entscheidungen und bewusstes Verhalten abverlangen? Hier eine kleine Auswahl an Kostproben, die bereits für Kopfzerbrechen und individuelle Verdauungsschwierigkeiten sorgen können:

- In der Fußgängerzone Ihrer Heimatstadt wird der Spruch an Sie herangetragen: »Eine kleine Spende für eine Übernachtung oder eine warme Mahlzeit?« Der junge Mann wirkt körperlich stark heruntergekommen. Wie verhalten Sie sich?
- Sie gehen bei schönem Wetter durch eine Grünanlage Ihrer Stadt. Ganze Cliquen junger Leute haben sich dort niedergelassen, um abzuhängen und zu chillen. Bei den einen sehen sie kistenweise alkoholische Getränke, bei anderen riechen Sie im Vorübergehen einen merkwürdig süßlichen Rauch. Was geht in Ihnen vor?
- Als Mutter eines 16-jährigen Sohnes schauen Sie zu Hause gelegentlichen noch in dessen Zimmer nach dem Rechten. Als Sie heute beinahe reflexartig nach einem Teller mit Pizzaresten auf seinem Schreibtisch greifen, fällt Ihnen ein kleines Tütchen ins Auge. Blitzartig realisieren Sie, dass das Tütchen eine Ihnen unvertraute grünliche Substanz enthält. Was fällt Ihnen als Erstes ein, und wie reagiert Ihr Mutterherz?
- Ihnen fällt auf, dass Ihre 15-jährige Tochter immer in sich gekehrter wirkt und sommers wie winters nur noch lange Ärmel trägt. Was vermuten Sie, und wie würden Sie handeln?
- Sie wissen als Mutter oder Vater schon seit Monaten, dass Ihr Sohn Haschisch und Marihuana oder Amphetamine konsumiert. Wie gelingt es Ihnen, dafür zu sorgen, dass der Drogengebrauch Ihres Sohnes nicht das einzig bestimmende Thema in Ihrer Familie wird? Wie gehen Sie jeweils als Mutter oder Vater sowie als Elternpaar mit dem Problem um? Wie sorgen Sie für sich selbst angesichts Ihrer Sorgen?
- Ihr 12-jähriger Sohn spielt völlig selbstvergessen am Computer. Sie haben ihn schon wiederholt zum Essen gerufen und bekommen jedes Mal zu hören: »Gleich Mama, ich muss nur noch schnell zu Ende spielen.« Wie lautet Ihr Rezept, um Ihren Sohn zum Esstisch zu bewegen?
- Ihre Tochter soll Ihnen abends das Smartphone abgeben. Es hat Klagen aus ihrer Schule wegen verstärkter Unaufmerksamkeit

und Konzentrationsmängeln gegeben. Ihre Tochter weigert sich hartnäckig, Ihnen das Handy abzuliefern. Wie gehen Sie vor?

- Ihr Partner raucht Zigaretten. Sie selbst rauchen nicht, und sein Geruch nach Rauch ist Ihnen unangenehm. Welche Reaktionen gestatten Sie sich?
- Sie haben eine stressige Arbeit und trinken zum Abschalten des Öfteren abends ein paar Gläser Bier oder Wein. Ihre Kinder beobachten das aufmerksam. Sie sagen zwar nichts zu Ihnen, aber Sie spüren und verstehen deutlich ihre Blicke. Ändern Sie etwas an Ihren Gewohnheiten?
- Auf Ihrem Weg zur Arbeit haben Sie es eilig. Sie fahren mit dem Auto, und vor Ihnen fährt ein Verkehrsteilnehmer, der trotz Verbots schon länger mit dem Handy telefoniert. Was möchten Sie am liebsten tun?
- In Ihrer Familie drehen Sie sich mit einem depressiven Familienmitglied seit Längerem im Kreise. Sie kommen und kommen nicht weiter. Irgendwie scheint alles, was bislang an Behandlung versucht wurde, haarscharf am Kern der Sache vorbeizugehen. Atmosphärisch spüren Sie, dass irgendetwas im Verborgenen zu bleiben scheint. Welche Überlegungen kommen Ihnen in den Sinn?
- Sie wollen als Sozialarbeiter gerade Ihr Büro verlassen, als das Telefon noch einmal klingelt. Ohne zu überlegen, nehmen Sie den Anruf unwillkürlich entgegen. Am anderen Ende ist eine auf Psychopharmaka eingestellte Klientin, die mit Selbstmord droht. Sie haben zwei Karten, um mit Ihrer Frau an diesem Abend ins Theater zu gehen. Es wäre die erste gemeinsame Unternehmung als Paar seit längerer Zeit, auf die Sie sich freuen. In spätestens zehn Minuten müssen Sie aus dem Büro sein, soll der ersehnte Abend nicht ins Wasser fallen. Wie gehen Sie auf Ihre mit Suizid drohende Klientin ein?
- Sie fahren mit der U-Bahn zur Arbeit. Ihnen gegenüber lässt sich ein sichtlich angetrunkener Mann auf einen freien Sitzplatz fallen. Erst fängt er an, unverständlich zu grummeln, dann spricht

er Sie direkt und distanzlos an. Wie verhalten Sie sich als Frau oder als Mann?

- Sie fahren mit dem Zug auf eine große Familienfeier. Endlich mal kein Auto. Sie freuen sich darauf, im Zug den neuen Roman Ihres Lieblingsschriftstellers zu lesen. Kaum lehnen Sie sich entspannt zurück, dringen diverse Klingeltöne der Handys von Mitreisenden an Ihr Ohr, obwohl Sie vorsorglich einen Sitzplatz in der Ruhezone reserviert hatten. Wie würden Sie am liebsten reagieren?
- Sie sind Lehrerin. Ein Schüler bereitet Ihnen Probleme. Im einen Moment verhält er sich weitgehend passiv und unmotiviert, im nächsten greift er Sie durch grenzüberschreitende verbale Attacken in Ihrer Persönlichkeit an. Wie erklären Sie sich sein Verhalten, und wie können Sie bei der Arbeit mit ihm vorankommen?
- Du lebst als Kind bei deinen Eltern. Dein Vater und deine Mutter rauchen beide. Wie alle Kinder machst du dir Sorgen um ihre Gesundheit. Außerdem wirst du genötigt, passiv mitzurauchen. Wie sprichst du sie am geschicktesten darauf an? Glaubst du daran, etwas bei ihnen bewirken zu können?
- Du bist selbst Drogenkonsument, weißt um deine Abhängigkeit und hast schon etliche Behandlungs- und Therapieversuche hinter dich gebracht, die dir allesamt wenig geholfen haben. Gibst du auf, oder suchst du weiter nach der für dich stimmigen Hilfe?

In ihrer Alltäglichkeit sind Drogengebrauch und süchtiges Verhalten gänzlich undramatisch. Folglich nehme ich als Autor dieses Buchs das Phänomen von dieser Seite ins Visier und erhöhe die Sucht nicht zu etwas »Besonderem«, aus dem Alltag Fallendes, selbst wenn ich von ihr als einem mächtigen Gegner spreche. Setzt sie sich als Lebensmodus durch, wird sie in der Tat zu einem eigenmächtigen Gegner von Leben und Glücksfähigkeit. Dabei dürfen wir nicht verkennen, dass die Abhängigkeit von Smartphone, Internet, Spielen oder Essen ebenso bindend zu sein vermag wie die Abhängigkeit von harten stofflichen Drogen. In Extremfällen wächst sich jede süchtige Abhängigkeit zu veritablen Lebensdramen aus. Sie vermag sich der Lebensgestaltungskräfte eines Menschen in einem schleichenden Prozess oder in einer Art Überraschungscoup zu bemächtigen. Sie sorgt entweder still und leise für verschämtes Leiden, Unrast und Würdelosigkeit oder mit Pauken und Trompeten. Wir sind jedoch keinesfalls chancenlos gegen die Durchsetzungsfähigkeit der süchtigen Dynamik. Wissen wir zum geeigneten Zeitpunkt angemessen zu handeln, lässt sich der Gegner in Schach halten oder sogar besiegen. Sucht ist kein unbezwingbares Lebensschicksal. Der Ausstieg aus einer Sucht ist eine innere Wendung, welche den Weg der Selbst- und Fremdzerstörung aufgibt, um auf wiederzuentdeckenden Lebenspfaden zu Genesung und Heilung oder zumindest zu neutralisierender Abstinenzfähigkeit zu gelangen.

2 — *Hier stehe ich und kann auch anders …*

Nein, dies ist kein Spiel. Wohl aber ein spielerisch leichter Einstieg in ein schwieriges Thema. Bevor Sie sich also weiter in das Buch vertiefen, nehmen Sie sich bitte einige Minuten Zeit für eine kurze Einstiegsübung. Sie kann Ihnen mehr verdeutlichen als viele Worte. Möglicherweise nehmen Sie just in diesem Augenblick wahr, dass Ihr Kopf unwillkürlich »Störfeuer« sendet: »Was soll dieser Anfang? Das ist bestimmt überflüssig, bringt mir nicht viel, dauert zu lang, hält mich auf. Das kann ich einfach überlesen, ohne wirklich zu tun, was da geschrieben steht.« Widerstehen Sie bitte der möglichen Versuchung, die Einstimmungsübung außer Acht zu lassen, und führen Sie sie schrittweise durch.

Lesen Sie zunächst in Ruhe die Schritte 1 bis 3 zur Anleitung der Übung. Führen Sie die Übung anschließend durch. Erst danach befriedigen Sie Ihre Neugier nach dem Sinn und Zweck des Ganzen.

1. Nehmen Sie Ihr Buch über Sucht und Hilfe zur Selbstheilung, und legen Sie es in der Mitte des Raums, in welchem Sie sich gerade aufhalten, auf den Fußboden. Betrachten Sie es als griffiges Symbol für das Thema »Sucht und Drogen«. Sie dürfen auch noch Ihr Smartphone, das Fernsehprogramm, eine Schachtel Zigaretten oder ein alkoholisches Getränk dazutun.

2. Überlegen und entscheiden Sie: Wie nahe dran am Thema »Sucht und Drogen« fühlen Sie sich, wie stark rückt es Ihnen auf die Pelle? Oder wie weit glauben Sie umgekehrt, vom Thema entfernt zu sein? Drücken Sie Ihre Nähe oder Distanz zum Thema aus, indem Sie sich in den Grenzen des Raums eine Stelle suchen, welche Ihrer Nähe oder Distanz zum Thema entspricht. Ihr räumlicher Bezugspunkt ist das Buch in der Raum-

mitte. Probieren Sie so lange aus, bis Sie das zuverlässige Gefühl haben, am richtigen Platz zu stehen.

3. Nachdem Sie Ihre Nähe oder Distanz zum Thema reguliert haben, wenden Sie sich bitte Ihrer inneren Haltung zum Thema zu. Sie haben eine Fülle von Vorerfahrungen, Vorstellungen, Gedanken, Fantasien und Gefühlen in Bezug auf Sucht und Drogen. Ihre inneren Bilder schlagen sich nieder in einer ganz persönlichen Haltung gegenüber dem Thema. Drücken Sie Ihre Haltung aus, indem Sie eine konkrete Körperhaltung einnehmen, welche Ihrer inneren Haltung zum Thema entspricht. Lassen Sie sich von Ihrer Körpersprache führen. Wenn Sie ein wenig ausprobieren, wird Ihr Körper die Übersetzungsarbeit zielstrebig für Sie ausführen. Sobald sich das Gefühl einstellt, dass Ihre Haltung stimmig ist, frieren Sie Ihre Position ein und verharren einen Moment. Nehmen Sie ganz bewusst wahr, was Ihre Körperhaltung ausdrückt, und machen Sie zum Schluss ein inneres Bild von sich selbst. Speichern Sie das »Selfie« detailgetreu im Gedächtnis ab. Sie werden es wieder brauchen. Sie können auch jemanden bitten, Sie zu fotografieren.

Sie haben die Einstiegsübung gerade zu Ende gebracht. Lesen Sie jetzt den Sinn und Zweck der Übung: Wir alle haben eine mehr oder minder fest gefügte Position gegenüber dem Thema »Süchtige Abhängigkeit und Drogen«. Oft bleibt unsere Position allerdings gänzlich unreflektiert. Die eingenommene Körperhaltung während der Übung verdeutlicht die persönliche innere Haltung daher oft besser als tausend Worte.

Wie haben Sie Nähe und Distanz reguliert? Hatten Sie Abstand zum Thema, oder waren Sie ganz dicht dran? Haben Sie sich vielleicht sogar auf das Buch gesetzt, weil Sie vom Thema »besetzt« sind? Welche Haltung hat Ihr Körper eingenommen? Hatten Sie einen festen Stand mit sicherer Bodenhaftung? Oder standen Sie eher in den Kniebeugen eingeknickt? Möglicherweise sind Sie gleich ganz vor dem Thema in die Knie gegangen? Signalisierte Ihr Körper angespannte Unentschiedenheit, weil Sie wie auf dem Sprung standen? Waren Sie dem Thema voll zugewandt und hatten es fest im Blick? Oder haben Sie ihm den Rücken zugekehrt? Hatten Sie die Hände frei, die Handflächen geöffnet, oder waren sie zu Fäusten geballt? Steckten die Hände, Halt suchend, fest in den Hosentaschen versenkt? Waren vielleicht die Arme ganz hinter dem Rücken verschränkt, sodass Sie jederzeit schutzlos von vorn angreifbar gewesen wären? Oder umgekehrt: Waren Ihre Arme wie eine schützende Barriere vor der Brust verschränkt? Wollten Ihre Hände überraschenderweise sogar auf verlockende Rauschmittel zugreifen? Ihr Körper spricht in jedem Falle seine eigene, glasklare Sprache.

Seine eigene feste Position zum Thema zu finden vermittelt gesteigerte Handlungssicherheit. Es versetzt in die Lage, die der süchtigen Dynamik innewohnenden Beziehungsfallen rechtzeitig wahrzunehmen und somit gar nicht erst hineinzutappen. Es ist ein fundamentaler Kunstfehler, seine innere Haltung gegenüber Sucht und Drogen nicht ebenso frühzeitig wie sicher durch Selbstreflexion zu klären.

Selbsterkenntnis ist der erste Schritt zur Veränderung. Daher noch einige gezieltere Fragen an Sie selbst:

- Was ist mein eigenes liebstes Genuss-, Rausch- oder Suchtmittel?
- Welchen Umgang pflege ich wirklich damit?
- Verspüre ich gerade eine Tendenz, mir etwas zu beschönigen, mir gar in die eigene Tasche zu lügen, oder kann ich guten Gewissens sagen, ich bin ehrlich zu mir selbst?
- Wenn ich mich ganz dicht dran fühle am Thema, sei es durch eigenen Drogengebrauch oder selbst praktiziertes Suchtverhalten, sei es durch einen Menschen, der mir nahesteht, oder durch meinen Beruf, was könnte mein eigener nächster Schritt sein als Hilfe zur Selbsthilfe?

Sollten Sie bereits ungeduldig werden, weil Ihnen das Thema so dicht auf den Leib rückt und Sie vorankommen möchten, ermuntere ich Sie umso dringlicher, die Nähe-Distanz-Übung noch einmal zu wiederholen. Diesmal allerdings unter der Fragestellung:

»Wie achtsam und selbstfürsorglich gehe ich mit mir und meinem Leben um?«

Die Antwort auf diese Frage wird sich als eine der für Sie wichtigsten erweisen.

Lassen Sie zum Abschluss nun einen ganz entscheidenden Gedanken in Ihnen aufsteigen und sich einnisten: »Wie auch immer ich jetzt hier stehe, ob als Abhängiger, Angehörige oder als Helfer, und welche Position auch immer ich eingenommen habe, hier stehe ich *und kann auch anders …*«

Nach diesen Einstiegsüberlegungen können Sie sich nunmehr in die weitere Lektüre des Buchs vertiefen. In deren Verlauf werden Sie immer wieder auf gezielte Anregungen zur Selbstreflexion stoßen. Neben dem rein sachlichen Inhalt des Buchs werden insbesondere ausgewählte Ermunterungen in Gestalt von Fantasiereisen, Imaginationen und Körperübungen, welche Sie als Leser unmittelbar zur Erprobung einladen, dabei unterstützen, einerseits Ihre Position gegenüber Sucht und Drogen weiter zu festigen, andererseits Ihre Achtsamkeit im Umgang mit sich selbst zu stärken. Es ist meine erklärte Absicht, dass Sie nach der Verinnerlichung der Buchinhalte und Methodenvorschläge an drogen- und suchtspezifischer sowie selbstfürsorglicher Handlungskompetenz gewonnen haben. Im Idealfall erführen Sie sogar Heilung.

3 — Theorie ist Silber, menschliche Haltung ist Gold. Oder: Wie schmecken Himbeeren?

Können Sie beschreiben, wie Himbeeren schmecken? »Süß, leicht säuerlich, fruchtig, saftig, rötlich, mit winzigen Kernen drin ...«

Kein Mensch wird nach gleich welcher Beschreibung mit Worten wissen, wie Himbeeren schmecken. Er wird zwar die Worte verstehen, aber wie Himbeeren wirklich schmecken, wird er nur durch die eigene sinnliche Erfahrung herausfinden.

Wodurch gewinnen Mütter, Väter, Brüder, Schwestern, Großeltern, sonstige Verwandte, Partner und Partnerinnen oder Beschäftigte in helfenden Berufen im Umgang mit psychoaktiven Substanzen gebrauchenden oder süchtig abhängigen Menschen wirksame Handlungskompetenz und gelassene, Zuversicht verströmende Sicherheit? Um im Bild mit den Himbeeren zu bleiben: Es geht nicht darum, eine eigene Drogenerfahrung zu machen, um zu wissen, wie es sich anfühlt, sondern darum, die süchtige Dynamik verstehen zu lernen. Die gesamte wissenschaftliche Forschung funktioniert nach der Prämisse, dass sich das zu Verstehende, das Beforschte, das Fragliche durch »mehr desselben« am besten und wirkungsvollsten erfassen und erklären lasse: durch noch exaktere Forschungsdesigns und noch differenziertere Theorienbildung. Das entsprechende Welt- und Menschenbild hat Gepflogenheiten in der »wissenschaftlichen Gemeinde« ausgeprägt, denen Martin Dornes (1997) eine ganz eigene »Sucht nach ›Tiefe‹« beimisst.

Drogen, Sucht und Abhängigkeit sind vielfach beforscht und beschrieben. Theorien sowie therapeutische Schulen und Behandlungsverfahren gibt es in Hülle und Fülle. Wer als Betroffener aus sich ergebender situativer Notwendigkeit heraus festen Boden und Sicherheit im Umgang mit Suchtmittel gebrauchenden oder süchtiges Verhalten praktizierenden Menschen sucht, kommt nicht selten auf den Gedanken, sich erst einmal schnellstmöglich so viele Informationen wie möglich über Sucht und Abhängigkeit aneignen zu wollen. Im unmittelbaren Kontakt mit süchtig agierenden Menschen kommt er jedoch schnell an einen Punkt, an welchem er feststellt, dass ihm immerfort wechselnde abstrakte Begrifflichkeiten, klinisch distanzierte Diagnostik, um Gültigkeit konkurrierende Theorien oder schematisch vermittelte Therapieverfahren nur bedingt weiterhelfen. Ich halte gute Theorienbildung und daraus erwachsende fachliche Qualität für nützlich und wertvoll. Aber beides ist bloß Tafelsilber.

Das A und O im Leben ist unsere gelebte Erfahrung. Das Gold für menschlich hilfreiches Handeln tragen wir als menschliche Wesen in uns selbst. Nicht unsere Theorien, sondern Menschen aus Fleisch und Blut heilen. Noch stimmiger wäre: Es ist ihnen erlaubt, heilend zu wirken. Nicht die Therapieverfahren sind das Entscheidende, sondern unsere menschliche Haltung uns selbst wie dem anderen gegenüber bewirkt heilsame Veränderung.

Sowohl Betroffene als auch Angehörige und Helfende erfahren am ehesten Unterstützung durch vermittelte *menschliche Erfahrungen*. Wie sollen Mütter und Väter, denen es das Herz zerreißt, umgehen mit Drogen gebrauchenden oder süchtig abhängigen Kindern? Auf welche widerstreitenden Gefühle müssen sie sich einstellen? Wie können Angehörige sowie Helfende Gefühle von Ohnmacht und Hilflosigkeit »entgiften«, um im nächsten Augenblick ihre Handlungsfähigkeit wiederzuerlangen? Wie gelingt es angesichts heftiger negativer Gefühle und Wut, aus der eigenen »Mördergrube zwar kein Herz zu machen«, aber das Problem durch falsches Ausagieren heftiger Gefühle nicht noch zu verstärken? Die grundlegenden menschlichen Tugenden, uns selbst wie anderen zu helfen, tragen wir alle in uns, bisweilen allerdings tief vergraben wie Jahrhunderte in der Erde lagerndes Gold. Erst wenn es geschürft ist, vermag es wieder zu glänzen. Ob wir uns der menschlichen Tugenden zu bedienen wissen, die es braucht, um süchtiger Abhängigkeit in Ruhe, Gelassenheit und Konsequenz zu begegnen, liegt an uns selbst. Hören und vertrauen wir auf unsere ureigenen menschlichen Fähigkeiten und Intuitionen, haben wir die beste Chance im Einklang mit fachlichem Grundwissen, die Eigendynamik und die Beziehungsstruktur der süchtigen Abhängigkeit zu erfassen und erfolgreich zu bewältigen. Wer über die innere Haltung mit sich einig und eins wird, wird darüber als Mensch oder Helfer für sein Gegenüber authentisch. Eine goldene, menschlich hilfreiche oder auch professionelle Haltung für jeden Tag des Lebens lässt sich nur durch ein gelebtes, emotional intelligentes Miteinander im zwischenmenschlichen »Wir« erwerben. Nur wer mit sich selbst gut, achtsam, fürsorglich und mitfühlend umgeht, ist fähig, Menschen, mit denen er schwierige Zeiten zu bewältigen sucht, wirksam Hilfe zur Selbsthilfe zu leisten, insbesondere süchtig abhängigen Menschen, die von einer wohlverstandenen Freundschaft mit sich selbst weit entfernt sind.

4 — *Das Phänomen: Süchtige Abhängigkeit oder süchtig abhängiges Verhalten*

Sich in Begrifflichkeiten und Theorien rund um die Sucht selbst treffend zu verorten kann ein wichtiger, entlastender Schritt zu Selbsthilfe und Selbstheilung sein. Deshalb unterbreite ich Ihnen erste Vorschläge zur standfesten Positionierung.

»Sucht« und »Abhängigkeit« finden sich überall. Aber was meinen wir mit der Verwendung der beiden Begriffe überhaupt? Nahezu jeder Mensch hat mehr oder weniger klare Vorstellungen davon, was er ausdrücken will, wenn er sich verbal äußert. Menschen können sich allerdings täuschen, wenn sie von einem allgemeingültigen Konsens der Begriffe ausgehen. Erfassen die einen mit den verschiedenen Typen der »Drogen-« bzw. »Substanzabhängigkeit« bloß einen begrenzten Ausschnitt des Drogen- und Suchtproblems, denken die anderen gleich die gesamte Bandbreite der nicht stoffgebundenen Verhaltenssüchte mit.

Setzt jemand aus nachvollziehbaren Gründen »Sucht« mit »Krankheit« gleich, folgt er der medizinisch-klinischen Tradition und liegt obendrein etymologisch, also wort- und sprachgeschichtlich, richtig. Unser deutsches Wort »Sucht« stammt in der Tat vom alt- bzw. mittelhochdeutschen »suht« für Krankheit ab. Außerdem findet sich eine Verbindung zum mittelhochdeutschen »siech«. Eine süchtige Karriere kann längerfristig denn auch mehr mit »siechen« zu tun haben, als der Suchtkranke jemals in sein Kalkül einbeziehen wollte.

Unabhängig vom Sprachstamm bringen nahezu alle deutschsprachigen Menschen »Sucht« innerlich mit »Suche« in Verbindung. Sie erfassen damit intuitiv einen Kern des süchtigen Strebens, der das Phänomen »Sucht« um eine weitere Dimension verkompliziert. Gehen Drogen gebrauchende oder verhaltensabhängige Menschen verstärkt dem Suchaspekt ihres Verhaltens nach, zeigt die Sucht ein zweites Gesicht. Sie braucht sich nicht mehr zum potenziell zerstörerischen Gegner auszuwachsen. Über gelingende Suche und Ausstieg aus der Sucht mithilfe der verstandenen Botschaft vermag sie paradoxerweise sogar zu einem Mehr an Genesung bis hin zu seelischer Heilung zu führen. Selbstverständlich sind eventuelle bereits erlittene körperliche oder hirnorganische Schädigungen nur bedingt reversibel.

Generell geben im öffentlichen Verständnis von Sucht drei Strömungen den Ton an: Die eine fasst die engere medizinisch-klinische Betrachtungsweise der »Suchtabhängigkeit« ins Auge, die andere fokussiert auf ein weiter gefasstes psychosoziales Verständnis des Phänomens. Die dritte versucht die Botschaft von Sucht als Suche zu verstehen.

Als Begrifflichkeiten, denen etwas Statisches anhaftet, sind weder »Sucht« noch »Abhängigkeit« in der Lage, das charakteristische süchtige Geschehen abzubilden. Denn sie lassen den aktiven Handlungs- und Verhaltensteil des süchtig agierenden Menschen aus. Und in der gelebten Wirklichkeit ist die Sucht etwas sehr dynamisch Bewegtes und Bewegendes. Dass sie den Lebensprozess vom Aktiven ins Passive zu wenden oder sogar gänzlich zum Stillstand zu bringen vermag, ist kein Widerspruch. Süchtige Abhängigkeit folgt mit ihrer typischen Dynamik eigenen Gesetzmäßigkeiten und prägt überaus eigenwillig die Beziehungsstrukturen im zwischenmenschlichen Feld.

Abhängigkeit ist omnipräsent

Es gibt noch einen weiteren Aspekt, auf den ich im Zusammenhang mit »Abhängigkeit« hinweisen möchte und der von unserem herkömmlichen Wortverständnis bis heute kaum erfasst wird. Auf vielen Realitätsebenen sind wir weitaus größeren Abhängigkeiten unterworfen, als uns mittlerweile lieb sein kann. Wir sind abhängig von anonymisierten Verwaltungen und dort getätigten Prozessen, die fremdsteuernd in weite Bereiche unseres privaten Lebens eingreifen. Auf übergeordneten sogenannten »Metaebenen« ist die »Abhängigkeit« heutzutage gar zu dem herausragenden Merkmal in der Organisation der globalen wirtschaftlichen, politischen und kommunikativen Vernetzung geworden. Unabhängigkeit ist in vielerlei Hinsicht eine Illusion oder bestenfalls ein relativer Zustand. So verstanden, sind wir realiter zahlreichen Abhängigkeiten ausgeliefert, die mit unserem gewohnten Verständnis von Suchtabhängigkeit auf den ersten Blick scheinbar nichts gemein haben. Aber eben nur scheinbar: Wenn wir das süchtige Virus in all seinen verborgenen Dimensionen erfassen wollen, tun wir gut daran, diese Metaebenen mitzubedenken und im Auge zu behalten. Wir finden nämlich auf allen unser Leben beeinflussenden Organisationsebenen zahlreiche suchtartige Prozesse, wie sie der süchtigen Dynamik eigen sind. Da wir »Abhängigkeit« so universell verstehen können, macht die Realität es uns schwer, den Begriff sauber einzugrenzen. Entscheiden wir uns daher sinnvoller, ihn von allen Seiten und Blickwinkeln her zu »umkreisen«.

Von welchen Ebenen sprechen wir also, wenn wir mit den Wortbedeutungen von »Sucht« und »Abhängigkeit« operieren? Da ist eine Mindestverständigung gefragt. Da Sprache aber auch praktisch handhabbar sein muss, verkürzt sie vieles, mit dem Risiko, ganze Ebenen aus dem mitzudenkenden Diskurs herauszunehmen. Persönlich behelfe ich mir bei unserem Thema damit, dass ich die beiden nebeneinander existierenden Begrifflichkeiten »Sucht« und »Abhängigkeit« zusammenziehe. Mit dem dadurch gedoppelten Terminus »süchtige Abhängigkeit« versuche ich sowohl den seiner Eigendynamik unterliegenden Prozess der süchtigen Entwicklung als auch den Zustand der Abhängigkeit von einer stofflichen Droge bzw. von einem nicht stofflichen Verhalten einzufangen. Aber selbst diese gewählte Bezeichnung ist nur ein beschreibender Kompromiss. Deshalb betone ich meine Sicht der Dinge: Das Wesentliche der Sucht findet sich niemals in den Worten. Es verbirgt sich dahinter. Insofern erscheint es mir als ein zum Scheitern verurteilter Versuch, all das, was die Sucht ausmacht, in eine klare Definition oder Begriffsbestimmung zwängen zu wollen. Ich »weiß« und »verstehe«, was Sucht ist, aber ich erfasse sie zunehmend weniger vom Kopf und Verstand her. Ich spüre vielmehr, wo mir das Wesen und die Dynamik der Sucht begegnen. Ich »rieche« sie förmlich, nehme sie über Kanäle wahr, die dem rationalen Bewusstsein weit vorgelagert sind. Gelegentlich verblüfft es mich noch selbst, wie untrüglich die vorbewusste Wahrnehmung funktioniert.

Erstmals fiel mir das vor etlichen Jahren auf. Als ich ein Seminar zur süchtigen Dynamik und Beziehungsstruktur hielt und noch mit dem Herrichten des Raums beschäftigt war, registrierte ich aus den Augenwinkeln die Ankunft des ersten Teilnehmers. Ich konnte ihn nicht einmal richtig in den Blick nehmen, da er sofort in den Pausenraum zum Begrüßungskaffee abbog. Nichtsdestoweniger fühlte ich mehr, als dass ich es dachte: »Da sind wir schon mittendrin im Problem. Der erste Ankömmling ist trockener Alkoholiker.« In der Vorstellungsrunde bewahrheitete sich meine Ahnung, da er sich ohne Zögern als trockener Alkoholiker zu erkennen gab. Über zwei Tage hinweg war er mit seiner Klarheit in der Sache eine wertvolle Bereicherung für die Fortbildungsgruppe.

Seither hat sich diese Wahrnehmung ständig verfeinert. Jugendliche sind brennend daran interessiert, ich möge ihnen doch verraten, wie ich an ihrer Mimik, der Gestik, dem Blick, ihrer Körpersprache, ihrem gesamten Habitus den Kiffer wittere, während ich mir bei anderen ziemlich sicher bin, dass sie noch keine Berührung zu Cannabis oder anderen stofflichen Drogen hatten. Ähnlich filtere ich die jungen Leute heraus, die den Knopf zum Abschalten beim Spielen an der Konsole nicht mehr finden. Das Interesse der jungen Leute an dieser Frage gilt natürlich ihrer eigenen noch besseren Tarnung.

Das emotionale, intuitive Erfassen der Sucht macht und hält mich auf völlig andere Weise arbeitsfähig als ihr kognitives Verstehen durch das absichtsvolle Bemühen des immer nur rational vorgehenden Verstandes. Da mir das Spüren des Wesentlichen die unverzichtbare Voraussetzung scheint, um der Sucht als Lebensfeind wirkungsvoll entgegentreten zu können, werde ich das Wesen der Sucht sowie die ihr eigene Dynamik und Beziehungsstruktur später in einem Kapitel beschreiben, das diesem Wesen nachspürt.

5 — *Diagnostische Leitlinien: Das Verfehlen des ganzen Menschen*

Es entspricht dem technisierten wissenschaftlichen Welt- und Menschenbild, möglichst alle Phänomene unserer Welt zu untersuchen, zu kategorisieren und sie schließlich zeitgeistgemäß »in Schubladen zu ordnen«. Nach gleicher Logik rückt der medizinisch-klinische Blick der süchtigen Abhängigkeit auf den Leib. Die zunehmende Entschlüsselung des Phänomens hat in den letzten Jahren zu einer ständig ausgefeilteren »Verschlüsselung« der süchtigen »Störungs-« und Krankheitsbilder geführt. Der Modus Operandi mit seinem dahintersteckenden »Mainstream« erinnert dabei selbst nicht bloß zufällig an suchtartige Prozesse. Nach dem Motto »mehr desselben« sind bis heute zwei umfangreiche internationale Diagnosesysteme zur Erfassung psychischer Störungen entstanden, welche fortlaufend aktualisiert und umgeschrieben werden. Mit ihrer Hilfe werden auch die vielfältigen Erscheinungsbilder der süchtigen Abhängigkeit differenzialdiagnostisch abgegrenzt, um sofort anschließend verschlüsselt codiert zu werden. Vor dem Hintergrund real existierender Gesundheits- bzw. Krankheitssysteme mit allen organisatorisch abhängig darin verwobenen gesellschaftlichen, politischen und wirtschaftlichen Institutionen, Unternehmen, Krankenkassen, Kostenträgern usw. mögen wir das pragmatisch sehen. Die Handhabung diagnostischer Manuale ist Bestandteil der Realität geworden, in welcher wir leben und arbeiten. Ohne ordnungsgemäß verschlüsselte Differenzialdiagnose, ohne Gutachten oder Sozialbericht keine Kassenleistung. Vor diesem Hintergrund kommt kein Arzt, Therapeut oder Sozialarbeiter im Suchthilfesystem daran vorbei, sich mit den klinisch-diagnostischen Leitlinien der »Internationalen Klassifikation psychischer Störungen« (ICD-10 bzw. 11) sowie des »Diagnostischen und Statistischen Manuals Psychischer Störungen« (DSM-V) vertraut zu machen.

Diese jeweils zur Anwendung gebrachten Diagnoseschlüssel sind aber bestenfalls pragmatische Hilfsinstrumente in den Strukturen eines durchrationalisierten medizinisch-therapeutischen Leistungssystems. Das Wesen der süchtigen Abhängigkeit, die höchst eigenwillige Dynamik des süchtigen Geschehens sowie das Besondere der süchtig getönten Beziehungsstrukturen erfassen sie nicht. Und schon gar nicht sind sie dienlich, der inneren Landkarte oder dem Seelenkompass eines individuellen Menschen gerecht zu werden, welcher Suchtmitteln oder Suchtverhalten einen Platz in seinem Leben einräumt.

Vom eigenen Erleben her bezeichnen sich viele Suchtmittelkonsumenten als abhängig, wenn sie gescheiterte Versuche hinter sich haben, ihren Gebrauch psychoaktiver Stoffe dauerhaft zu begrenzen oder gar ganz aufzugeben. Eine solche Erfahrung ist das für sie entscheidende Kriterium für ihre subjektiv empfundene Abhängigkeit.

In den diagnostischen Handbüchern wimmelt es nur so von Negativzuschreibungen und Störungsbildern. »Störung« – welch ein krasses, hässliches und völlig arbeitsuntaugliches Wort, sowohl im zwischenmenschlichen als auch besonders im therapeutisch-heilenden Bereich. Stärker und stärker empfinde ich diesen Begriff als einen einzigen Fehlgriff. Wären wir nicht schon so daran gewöhnt, könnten wir noch die Ungeheuerlichkeit empfinden, Menschen als »gestört« zu bezeichnen. Was ist bloß in die Köpfe von Medizin und Psychiatrie gefahren, es als das Normalste auf der Welt zu betrachten, sich solcher Ausdrucksweisen zu bedienen? Es ist bemerkenswert, wie wenig Bereitschaft existiert, diese Fehlhaltungen zu korrigieren. Psychisch kranke Menschen sind nicht »gestört«, sondern ihr Geist oder ihre Seele sind verletzt. Für mich sind das nicht bloß verbale Unterschiede. Es sind fundamental menschliche Unterschiede in der inneren Herangehensweise und der Begegnung mit sozialen, auf Resonanz angelegten Wesen. Käme die klinische Pathologisierung der diagnostischen Manuale in optisch bewegte Bilder übersetzt daher, hätten wir ein Schreckensszenario mit Horrorfilmcharakter vor Augen. Träten wir aus der Tretmühle des Tagesgeschäfts heraus, müsste uns als fühlenden Menschen das klinisch nüchterne Sezieren süchtig agierender Mitmenschen gruseln machen. Standardisierte Diagnosen gehen in unserem nach geldwertem Denken strukturierten Gesundheitssystem zudem mit der Vorgabe einher, sie könnten mit ebensolchen standardisierten Therapien behandelt werden. Das suchtartige Motto heißt in dem Fall: »Immer kürzer, immer schneller, immer billiger, mit immer weniger Personal und jeglicher Logik zum Trotz immer effektiver.« Das individuelle Eingehen auf individuelle Menschen, die in ihrem Da-Sein gesehen werden möchten, wird von ökonomisch begründeten Sachzwängen zunehmend verunmöglicht. Als Folge finden sich zunehmend mehr süchtig abhängige Menschen im Suchthilfesystem nicht mehr wieder.

Die Diagnose »Süchtige Abhängigkeit« ist bloß eine Seite einer schillernden Medaille. Im weiten Spannungsbogen zwischen einem abstinenten, gänzlich suchtmittelfreien Leben und einem Leben in totaler Abhängigkeit von Suchtstoffen pflegen Menschen nämlich einen überaus eigenwilligen und privat geprägten Umgang mit psychoaktiven Genuss-, Rausch- oder Betäubungsmitteln. Diagnosesysteme tun sich damit schwer und verfehlen das Selbstverständnis der User. Es gibt weder eine Notwendigkeit noch eine fachliche Begründung dafür, jedes Rauscherleben von vornherein zu ächten, es als etwas Kritikwürdiges, Gestörtes, Abnormales zu klassifizieren. Dennoch wird der durch eine akute Substanzintoxikation bewirkte Rausch als substanzinduzierte Störung (ab)qualifiziert. Positiv verstandenes Rauscherleben oder gar seelisches Wachstum befördernder Drogengebrauch, welcher in der Einsatzpalette psychoaktiver Substanzen sehr wohl existiert, kommen in störungsfixierten, pathologisierenden Denksystemen nicht vor.

Trotz Kritik an Diagnosen im Format diagnostischer Manuale gibt es in unserem Gesundheits- und Suchthilfesystem einen zwangsweise praktizierten Konsens. Wer Leistungen von Krankenkassen, Rentenversicherungsträgern oder sonstigen Kostenträgern erhalten möchte, ist genötigt, sich den Gepflogenheiten zu unterwerfen. Es gehört dabei leider zur »guten alten deutschen Tradition«, dass dabei ein Wust an Bürokratie zu bewältigen ist. Das System funktioniert nach seiner eigenen unbarmherzigen Logik, in der das penible Einhalten von Formalien hierarchisch über den Menschen rangiert. Bei unschlüssigen Klienten mit noch brüchiger Motivation kann das trotz Unterstützung durch Drogenberatungsstellen oder nahe Angehörige bereits die Hürde sein, welche die notwendige Therapie frühzeitig scheitern lässt, bevor sie auch nur beantragt, geschweige denn in Gang gesetzt werden konnte:

> Einer meiner aktuellen Klienten, ein 18-jähriger cannabisabhängiger junger Mann, war von den Folgewirkungen seiner Sucht derart genervt, dass er hochmotiviert war für eine ambulante Entwöhnungsbehandlung. Das Antragsverfahren war für ihn schon eine harte Prüfung, zumal er damit völlig überfordert war. Doch mit meiner Hilfe und der seiner Mutter bewahrte er die Geduld. Antrag und Sozialbericht gingen der Kasse zu, und eigentlich hätte es mit der Genehmigung keine Probleme geben sollen. Alle freuten sich mit dem jungen Mann, welchen Schwung er phasenweise entwickelte, wie er seine Abstinenz festigte, wie aufgeräumt er wirkte. Der Klient hatte in seinem Leben viel Fremdbestimmung erleben müssen. Sobald er sich heute ausgeliefert und überfordert fühlt, resigniert er und reagiert mit heftigster Aggression. Als seine Krankenkasse, der alle notwendigen Formulare vorlagen, den Antrag auf ambulante Behandlung wider Erwarten und auf der Sachbearbeiterebene wohl in ziemlicher Unkenntnis des Verfahrens verschleppte und immer neue Motivationsbögen nachgereicht haben wollte, gingen Wochen ins Land. Es kam, wie es kommen musste: Das Motivationsfenster des Klienten schloss sich, und er rebellierte auf die einzige ihm mögliche Weise, indem er einen heftigen selbstschädigenden Rückfall baute. Derzeit gewährt er niemandem aus dem Hilfesystem einen Zutritt in seine Welt. Das sachlich wie menschlich befremdende Vorgehen seiner Krankenkasse zeugt von wenig Einfühlungsvermögen in das Erleben eines 18-jährigen Kiffers.

6 — *»Schuld sind immer die anderen«. Individuelle wie kollektive Abwehrbündnisse in der süchtigen Gesellschaft*

Wer hat Schuld? Die Frage, ob Suchtverhalten ein höchstpersönliches, bestenfalls noch kleinfamiliales oder ein kollektives Problem ist, ruft danach, über den Tellerrand hinauszuschauen und den Blick zu weiten. Zu diesem Zwecke bediene ich mich eines Gedankengangs C. G. Jungs, eines der Gründerväter der analytischen Psychologie von beispielhafter Weitsicht. Ob beobachtbare Probleme mehr persönlicher oder allgemeiner, kollektiver Natur sind, beantwortet er mit messerscharfem Geist:

> »Ein kollektives Problem erscheint – solange es nicht als solches erkannt ist – stets als ein persönliches und erweckt dann gegebenenfalls die Illusion, es sei im Gebiet der persönlichen Psyche etwas nicht in Ordnung. Tatsächlich ist der persönliche Bereich gestört, aber nicht notwendigerweise primär, sondern vielmehr sekundär, infolge einer unzuträglichen Veränderung der sozialen Atmosphäre. Die Störungsursache ist daher in einem solchen Fall nicht im persönlichen Umkreis, sondern vielmehr in der kollektiven Situation zu suchen. Diesem Umstand hat die bisherige Psychotherapie viel zu wenig Rechnung getragen« (Jung 2005).

Jungs Gedanken treffen derart ins Schwarze, dass ich sie gern als Geschenk annehme, um daraus abzuleiten, wie sie sich auf unsere heutigen Probleme mit dem Phänomen »Sucht« übertragen lassen.

Die Behandlung von Drogengebrauch und Sucht ist immer die Arbeit mit einzelnen Drogen gebrauchenden oder süchtig abhängigen Menschen, mit Paaren oder mit Familien, Gruppen und sozialen

Systemen. Auch wenn Suchttherapie wie jedwede Psychotherapie bedeutet, über gemeinsam angestoßene Prozesse Veränderungen in der Innenwelt der Menschen zu bewirken, dürfen wir niemals außer Acht lassen, dass niemand eine Insel ist. Suchttherapie als Innenschau darf das seelische Befinden des süchtig Verstrickten nicht aus der Welt herausnehmen, um es als rein private Angelegenheit zu behandeln. Der Abhängige und seine Befindlichkeit bleiben in die Außenwelt hineingestellt. Zwar ist die Außenwelt therapeutisch nicht direkt beeinflussbar, doch sollten wir ihren suchtfördernden Einfluss auf den jeweiligen Menschen stets mitbedenken.

Viele Drogen gebrauchende junge Menschen wie süchtig abhängige Erwachsene klagen über ähnliche Symptome: Leiden an der Welt, an der Gesellschaft, in welcher sie ihren Platz nicht finden. Gefühle von innerer Leere, Ohnmacht, Hilflosigkeit, Resignation, Überforderung, Perspektivlosigkeit, Sinnlosigkeit im wahrsten Sinne des Wortes kennzeichnen den Lebensmodus des süchtig kranken Menschen. Wo sich noch diffuse Sehnsucht nach aktiver Lebensteilnahme regt, überlebt dahinter auch noch zarte Hoffnung auf dauerhafte Veränderung. Doch was ist Ursache und was Wirkung? Ist der suchtkranke Mensch als Individuum krank, oder wird er quasi mit System krank gemacht, weil er nicht über ausreichende Lebenskompetenzen verfügt, um in einer auf allen Ebenen nach suchtartigen Mechanismen agierenden Gesellschaft sein Seelenheil zu bewahren?

Ich stehe eindeutig für die Position, dass der Drogen gebrauchende Mensch zwar in begrenztem Sinne eine Wahl hat. Niemand zwingt ihn schließlich mit Brachialgewalt zu seinem süchtigen Verhalten. Doch der Dynamik der strukturellen Gewalt unserer süchtigen Konsum- und Verbrauchsgesellschaft zu widerstehen erfordert als Vorbedingung ein so hohes Maß an seelischer Gesundheit und Widerstandsfähigkeit, dass zunehmend mehr Menschen nicht mehr in der Lage sind, sich diesen Kräften wirkungsvoll zu entziehen.

Ich halte es für keine unzulässige Übertreibung, zu behaupten, dass die am meisten unterschätzte Form süchtigen Verhaltens weltweit die Macht-, Herrsch- und Kontrollsucht in all ihren vielfältigen

Gesichtern und Ausprägungen ist. Als offiziell anerkannte »Störung« mit Krankheitswert wird man sie in sämtlichen Diagnosemanualen allerdings vergeblich suchen, und selbst in jüngeren Veröffentlichungen zu Verhaltenssüchten findet sich gegenüber diesem eher politisch gefärbten Suchtverhalten wenig bis nichts. Meine Sichtweise ist eher, dass die Macht- und Herrschsucht als politische und wirtschaftliche Suchtaktivität auf den organisierenden Metaebenen von Gesellschaft, Politik und Wirtschaft ursächlich an der rasanten Zunahme stofflicher wie nicht stofflicher Süchte auf der individuellen wie familiären Ebene beteiligt ist. Es sind selten die menschlich wie fachlich Besten, welche die Schlüsselpositionen und die Schaltstellen der Macht in Politik und Wirtschaft besetzen. Macht wird weltweit allzu häufig von emotional reduzierten wie professionell inkompetenten Menschen ausgeübt, die im Grunde völlig »machtuntauglich« sind.

Meine Sicht der Dinge erfährt Zuspruch von altersweiser Seite: Mit zittriger Handschrift schreibt mir ein betagter Rentner nach der Lektüre meines Buches »Drogen & Sucht«, wie sehr es ihn, der noch den Zweiten Weltkrieg erlebt und überlebt habe, im hohen Alter bedrücke und empöre, mit ansehen zu müssen, wie schwer es seine Kindeskinder und Urenkel hätten, im Leben ordentlich Fuß zu fassen. Die »Macht- und Geltungssucht in Politik und Wirtschaft führen von Krise zu Krise«. Die »Habsucht und unersättliche Gier opfern alles, aber auch wirklich alles auf der Welt dem eigenen Gewinnstreben. Es ist nie genug. Macht kennt keine Grenzen mehr. Die sie haben, treiben immer unverblümter und aggressiver ihr Unwesen auf Kosten der nachwachsenden Generationen.

In meinem Alter bleibt mir nicht mehr so viel Zeit. Ich wünsche mir, ich kann trotz meines Zorns meinen Frieden finden, wenn ich dann gehen muss.«

Von daher landen wir immer wieder bei der Frage, wie »machttauglich« oder »machtuntauglich« die Metaebenen unserer Kultur und Zivilisation gestaltet werden und welche Bedingungen das für die Ausbildung individueller Suchtkarrieren mit sich bringt. Denn was den Menschen als soziales Wesen erst vollends zum Menschen macht, sind seine Empfindungsfähigkeit, das Teilen von Gefühlen in Gemeinschaft mit anderen. Leben in Gemeinschaft bedeutet notwendigerweise auch das Eingebundensein in eine politische und wirtschaftliche Gemeinschaft.

Selbstverständlich können Drogengebrauch und süchtige Abhängigkeit ein untauglich gelebter Ausdruck persönlicher Probleme bzw. individueller oder familiärer Überlastungen sein. Doch die Schuld oder Verantwortung für das Problem ausschließlich beim Individuum zu suchen, wie das der medizinisch-klinisch-therapeutische Blick auf die Sucht tut, ist zu kurz gedacht. Viele suchtabhängige Menschen wehren sich übrigens selbst gegen die einseitige Verteilung von Schuld, wenngleich längst nicht immer durchdacht begründet. Ziehen sie sich auf den Standpunkt zurück, schuld an ihrem Verhalten seien die anderen, erfüllt ihr Angriff für sie eher die Funktion, sich selbst illusorisch von ihrem individuellen Verantwortungsteil zu entlasten. Sie beziehen sich argumentativ in aller Regel nicht auf die kollektive Störung unserer Gesellschaft, welche Sucht tagtäglich neu hervorbringt. Mit ihrem individuellen Abwehrverhalten bedienen sie vorzüglich das kollektive Abwehrbündnis, die gesellschaftspolitischen Ursachen von Suchtverhalten gebührend zur Kenntnis zu nehmen. Mit wenigen Ausnahmen wird alle Welt danach trachten, ihnen ihr süchtiges Treiben als ihr persönliches Problem, als Versagen vor den Anforderungen des Lebens bewusst zu machen. Solange wir die ursächliche Verantwortung für die vielen Gesichter der Sucht nicht gerechter zu verteilen bereit sind, drehen wir uns trefflich im Kreis, und das Symptom vermag weiterhin zu triumphieren.

7 — *Die frühe Störung – Mythos und Wirklichkeit*

Drogengebrauch und süchtige Abhängigkeit zeigen sich in vielen Facetten. Wer mit offenen Augen und wachen Sinnen durch die Welt geht, begegnet allerorten offenem wie maskiertem Suchtverhalten. In seiner Alltäglichkeit kommt es völlig »normal« und undramatisch daher. In der Theorie und Praxis der Arbeit mit suchtkranken Menschen wird der Blick auf das Phänomen allerdings schnell eingeengt. Süchtige Abhängigkeit wird ihrer Alltäglichkeit entkleidet, individualisiert und psychiatrisiert. Die Welt jugendlicher wie erwachsener Suchtkranker wird bevölkert von Psychosen, Borderline-Persönlichkeitsstörungen, Schizophrenien, Narzisstischen Störungen, Psychotraumata, Ängstlich-Vermeidenden-, Generalisierten- und Bipolaren Persönlichkeitsstörungen, Aufmerksamkeitsdefizit-/Hyperaktivitätsstörungen, Sozialen Phobien und diversen weiteren Komorbiditäten. Zwangsläufig wird der Blick durch solche klinischen Diagnosen auf bloß eine Seite der süchtigen Medaille fixiert, indem die Grundursache manifesten Suchtverhaltens in primär angelegten »frühen Störungen« oder »Traumatisierungen« nebst deren Folgen gesucht und gefunden wird. Dass sorgfältig erstellte psychiatrische Diagnosen einschließlich der daraus abgeleiteten Schlussfolgerungen sachlich gleichzeitig ebenso zutreffend wie an der Realität vorbei zielend sein können, weitet das Problem auf eine Art und Weise aus, die uns alles andere als willkommen sein kann. Niemand mag ernsthaft bestreiten, dass »schwere Grundstörungen« in Form seelischer Fehlentwicklungen, die Lebensbewältigungsmechanismen eines Menschen übersteigende »traumatisierende Erfahrungen« oder »komorbide Störungen« bei vielen stationär behandelten Jugendlichen wie Erwachsenen zur Erklärung ihrer süchtigen Dynamik beitragen. Doch sobald sich der Blick nur auf die klinische Bedeutsamkeit einer »frühen Störung« richtet, blendet er einen

Großteil der Drogen- und Suchtwirklichkeit im Alltag aus. Insofern verselbstständigen sich die frühe Störung und Traumatisierung zu einem viel beschworenen Mythos, der einerseits das Augenmerk stark defizitorientiert auf die seelische Beschädigung ausrichtet und andererseits die Lebensrealität des überwiegenden Teils jugendlicher wie erwachsener Rauschmittelnutzer verfehlt.

Weitverbreitetes »ganz normales« nicht stoffgebundenes Suchtverhalten oder die »ganz normale« Verwendung »ganz normaler« stofflicher Substanzen durch »ganz normale« Menschen aus »ganz normalen« Familien mit »ganz normalen« Erfahrungen in unserer »ganz normalen« Gesellschaft, die »ganz normale« Probleme nach sich ziehen, wird von einer verengten Fixierung auf frühe Störungen nicht eingefangen. Der »Normalfall« unserer die Sucht stets reproduzierenden Gesellschaft findet außerhalb des engen klinischen Alltags statt. In den psychiatrischen Kliniken und den stationären Einrichtungen des Suchthilfesystems findet sich mit den im süchtigen Niemandsland Umherirrenden bloß die Spitze des Eisbergs. Der überwiegend »normale« Drogengebraucher oder sich suchtartig Verhaltende ist weder früh gestört noch traumatisiert. Er lebt nur eingebunden in den »ganz normalen« Wahnsinn unserer ebenso »gestörten« wie verstörenden Gesellschaft. In diesem Sinne ist es also »ganz normal«, falls er unter bestimmten Umständen und in der Konfrontation mit sich in verändertem Gewand präsentierenden Lebensthemen während kritischer Lebenszeitpunkte in für ihn schädliche Drogengebrauchsmuster oder in süchtige Verhaltensabhängigkeit entgleitet. Im Zusammenwirken mit den unterschätzten eigenmächtigen Wirkungen der Mittel seiner Wahl sieht er sich unversehens mit Turbulenzen in seinem Leben konfrontiert, die alles übersteigen, was er sich bis dato vorzustellen vermochte. Für die Erklärung des »normal« schädlichen Drogengebrauchs im Hier und Heute müssen wir jedenfalls weitreichendere Überlegungen heranziehen, als es die Konzepte der frühen Störungen nahelegen.

Mit meinen im Laufe der Jahre entwickelten Gedanken zu einem »roten Faden in der Sucht« (Kuntz 2009), welcher für die schillernden Seiten der süchtigen Medaille einen kleinsten gemeinsamen Nenner formuliert, habe ich einen einfachen, praktikablen Ansatz gefunden, den ich Ihnen gleich nach einem kleinen Zwischenschritt vorstellen werde.

8 — *Kein Mythos, nur eine falsche Vorstellung: Das Suchtgen*

Regelmäßig erscheinen in Fachzeitschriften wie anschließend in der Tagespresse groß aufgemachte Artikel, Wissenschaftler einer Universität oder eines Forschungsprojekts hätten ein neues Suchtgen entdeckt. Groß herausgekommen sind schon ein allgemeines Suchtgen sowie spezifischer ein Alkohol- und Nikotingen. Die beiden Letzteren wurden besonders Männern zugeschrieben. Neuerdings wollen die Forscher eine Genmutation entdeckt haben, nach der die Internetsucht weiblich sei, weil das verantwortliche Gen vermehrt bei Frauen zu finden sei. Die Realität gibt auf solche Meldungen ihre eigenen Antworten.

Es wird also erstaunlich viel Energie und Aufwand darauf verwandt, zu verhindern, die Sucht als das zu betrachten, was sie ist: eine Emotions- und Beziehungskrankheit mit gesellschaftlichen Ursachen. Ideologisch wäre es eine unendliche Erleichterung, wenn interessegeleitete Forscher finden würden, wonach sie so eifrig und unermüdlich suchen: das »Suchtgen«, dem man alle Übel des Phänomens »Suchtabhängigkeit« anlasten könnte. Das kollektive Aufatmen wäre groß, müsste die Gesellschaft als soziales Gemeinwesen sich doch keine lästigen Fragen mehr stellen lassen zu ihrem verantwortlichen Beitrag hinsichtlich Erzeugung, Aufrechterhaltung und Förderung der süchtigen Dynamik. Fakt ist: Ein einzelnes verantwortliches Suchtgen ist eine Fiktion, eine falsche Vorstellung. Die süchtige Abhängigkeit mit ihrer zerstörerischen Dynamik findet sich nicht in den menschlichen Erbanlagen, weil Sucht ein multifunktionales Geschehen ist.

Was es gibt, sind genetische Veranlagungen bei Männern wie Frauen bezüglich des Abbaus von Alkohol sowie Veranlagungen, wie wir unser Stresssystem regulieren, das bei der Entstehung von Suchtabhängigkeit eine Rolle spielt. Außerdem gibt es eine schier unübersehbare Fülle von Wechselwirkungen zwischen unseren körpereigenen Botenstoffen und Rezeptoren sowie den psychoaktiven Wirkstoffen potenzieller Suchtmittel. Gänzlich ungeklärt ist die Frage, wie nicht stoffliches Suchtverhalten langfristig zu genetischen Veränderungen bei Menschen führen kann. Dass es über die maßlose Nutzung Neuer Medien, die eine ständige Überreizung unseres Gehirns als des Mediators zur Welt mit sich bringen, zu Veränderungen kommen wird, ist hochwahrscheinlich. Aber bei solchen Mutationen im Erbgut handelt es sich um einen evolutionären und damit sehr, sehr langfristigen Prozess.

Im Übrigen bedeutet das Vorhandensein eines Gens noch nicht automatisch, dass es aktiv wird. Damit die Information eines Gens abgelesen und wirksam werden kann, braucht es einen Genschalter. Aus der Epigenetik wissen wir mittlerweile, dass angelegte Gene ausschließlich dann wirksam werden, wenn sie von bestimmten Genschaltern eingeschaltet werden. Ansonsten bleibt die Information, die sie tragen, unwirksam. Zum An- wie Abschalten von Genen durch das komplexe Zusammenspiel von Promoter, Enhancer und Silencer tragen wiederum viele soziale und Umweltfaktoren bei. Es gibt keine einfachen Antworten auf komplexe Fragen.

Was wir in einem gewissen Sinne als Vererbung der Sucht bezeichnen können, ist eher ihre soziale Vererbung in einer systemischen familiären Dynamik. So ist es durchaus möglich, dass sich in einer Familie eine »Suchtspur« durch die Generationen zieht. Die soziale Vererbung entfällt erst ab dem Moment, in dem die suchterzeugende familiäre Dynamik verstanden, aufgelöst und geheilt wird. Schon aus diesem Grund macht es immer Sinn, die Familie in die Behandlung der Suchtproblematik eines Familienmitglieds einzubeziehen. Leider ist das in der Praxis des Suchthilfesystems nicht überall die Regel.

9 — *Der rote Faden: Die kürzeste Theorie der Sucht*

Eine stimmig nachvollziehbare Theorie der süchtigen Abhängigkeit ist unverzichtbar, wenn wir das Phänomen mit seinen vielen Gesichtern in seinem Ursachengeflecht tatsächlich verstehen wollen.

Die *eine* allgemeingültige Theorie der Sucht aber gibt es nicht. Es wäre maßlos vermessen, solches vorzugeben oder zu beanspruchen. In der Geschichte der Suchttheorien finden wir etliche wertvolle Gedankengänge, die unser modernes Verständnis des Phänomens, jeder für sich, bereichert haben. Persönlich halte ich es über die Jahre meiner präventiven, beratenden und therapeutischen Suchtarbeit indes immer stärker mit der Devise: »Weniger ist mehr.« Mit dem erklärten Ziel, die Komplexität erforderlicher Suchttheorie auf ein verträgliches Maß herunterzubrechen, schlage ich einen kleinsten gemeinsamen Nenner als alltagstauglichen theoretischen Konsens vor.

Die Grundlage meines Vorschlags sowie meines Verständnisses von Drogenmissbrauch und süchtiger Abhängigkeit sind auf theoretischer Basis die Forschungsergebnisse, Erkenntnisse, Vermutungen und Hypothesen der mittlerweile als Wissensstand weitgehend akzeptierten jüngeren Säuglingsforschung und Entwicklungspsychologie. Im Blick habe ich auch manche spannenden Erkenntnisse der modernen Hirnforschung, soweit sie eingebunden bleiben in ein Bild vom Menschen als sozialem Wesen. Vom Lebensvollzug her frage ich mit Blick auf unseren Vertrag mit dem Leben ganz offen, wie wir als soziale Wesen in dieser Welt stehen. Mein Augenmerk gilt insbesondere der Art, wie wir Menschen unser Selbst, unseren Kern sowie uns als Menschen unter Menschen begreifen. Darauf gegründet, fasse ich mit einigen persönlichen Freiheiten meine Theorie der Sucht so:

1. Unser wichtigstes Selbstgefühl als Menschen ist das im Kern unversehrte Gefühl von Urheberschaft und Wirksamkeit. Gemeint ist: Wir sind Herr im eigenen Haus, wir halten die Fäden unseres Lebens in der Hand und spinnen sie weiter im Verfolgen von Lebensplänen und Zielen. Mit dem eigenen Handeln können wir erfolgreich etwas bewirken und unsere zwischenmenschlichen Beziehungen gestalten. Intakte Wirkmächtigkeit ist der Bauleiter eines integrierten Selbst. In das Selbstgefühl von Urheberschaft und Wirksamkeit eingebettet sind sämtliche Tönungen, Farben und Klänge unserer Gefühlswelt, unsere Wahrnehmung für den Körper mit seinem ihm eigenen Körpergedächtnis sowie ein »Update« unserer gesamten Lebensbiografie.

2. Wird unser Grundgefühl von Urheberschaft und Wirksamkeit, also unser organisierender und motivierender Lebensmotor, über Gebühr eingeschränkt, beschädigt oder zerstört, werden wir anfällig für die Versprechungen psychoaktiver Wirkstoffe oder die manipulative, selbstregulierende Wirkung nicht stofflichen Suchtverhaltens. Lassen wir leben oder werden wir gelebt, statt unser Leben eigenmächtig zu gestalten, und fühlen wir uns stärker fremdbestimmt oder gar ohnmächtig statt wirkmächtig, können wir unsere Mitmenschen gefühlsmäßig nur noch unbefriedigend erreichen, dann weicht der aktive Lebensmodus mehr und mehr einer »passivierten« Lebensteilhabe.

3. Da menschliche Grundthemen, zum Beispiel der Konflikt zwischen Abhängigkeit und Autonomie, Lebensthemen sind, kann grundsätzlich jeder Mensch zu jedem Zeitpunkt im Leben süchtig entgleiten, sobald er in seinen Lebensbewältigungsmechanismen überfordert wird und sein Selbstgefühl von Urheberschaft und Wirksamkeit Einbrüche über die Toleranzgrenzen hinaus erleidet.

4. Drogenberatung und Suchttherapien wie jedwede Form von Selbsthilfe fördern zweckmäßigerweise die Wiederbelebung bzw. Stärkung des Selbstgefühls von Urheberschaft und Wirksamkeit. Legen wir in der praktischen Arbeit darauf einen Fokus und orientieren wir uns obendrein an einem ganzheitlichen Verständnis von Heilung, steigen die Chancen auf Erfolg.

Diese wenigen Thesen sind meine suchttheoretischen »Essentials«. Mit einem Augenzwinkern zwar, aber mit einem durch die Praxis überzeugten Grundton füge ich hinzu: Meines Wissens ist es die derzeit kürzeste existierende Suchttheorie. Mehr braucht es für mich nicht. Meine Sicht der Dinge birgt keine Nachteile, ist in sich kohärent und in gewissem Sinne nicht zu widerlegen, da sie sich durch gelingende Veränderungsprozesse aus sich heraus bestätigt. Insofern halte ich sie für konsensfähig. Gleichwohl schottet sie sich nicht ab, sondern bleibt offen für theoretischere Gedankengänge von anderer Seite, die ich sehr wohl zu schätzen weiß. Den theoretisch interessierten Leser verweise ich deshalb auf mein Grundlagenwerk »Der rote Faden in der Sucht« (2009), in welchem ich maßgebliche ältere und jüngere Suchttheorien einer würdigenden Gesamtschau unterzogen habe, um sie als kleinsten gemeinsamen Nenner auf meine »Essentials« zurückzuführen. Im gleichen Zuge habe ich etliche »lieb gewonnene« theoretische Konzepte der Suchtarbeit einer kritischen Prüfung unterzogen und einige »heilige Kühe geschlachtet«. Meinem Ziel, die Theorie der Sucht alltagstauglich verstehbar und mit einem heilsamen Fokus anwendbar zu machen, glaube ich dadurch näher gekommen zu sein.

Dabei bekomme ich auch Unterstützung von einer Seite, von der ich sie so nicht erwartet hätte: vonseiten der Philosophie. In seinem Bestseller »Mit sich selbst befreundet sein« setzt sich Wilhelm Schmid (2004) sehr engagiert mit unseren »Moderne(n) Zeiten« (a tribute to Charles Chaplin, der unserer Kultur schon viel früher einen Spiegel vorhielt) auseinander.

Schauen wir uns mit wachen Sinnen um, springt uns besonders

ein Phänomen des modernen Menschen in die Augen: Es ist eine Lebenshaltung vieler Menschen geworden, möglichst perfekt zu funktionieren, penibel die an sie gestellten Erwartungen zu erfüllen und nach Möglichkeit keinerlei Schwäche und Blöße zu erkennen zu geben. Jeder möchte ein »winner« sein. Wer »loser« ist, verliert alles. »Coolness« ist angesagt, als bloße Fassade wie verinnerlichte Lebensmanier. Schauen wir hinter die Fassaden, was aufgrund der geballt um uns herum zur Schau getragenen »Unechtheit« nicht schwer ist, stoßen wir augenblicklich auf eine entscheidende innere Schwäche vieler sich modern gebender Menschen. Wilhelm Schmid beschreibt sie zutreffend als den *»Verlust von Mächtigkeit«*, von Urheberschaft und Wirksamkeit als einem Verfügen über Gestaltungsmöglichkeiten im Leben. Über diese Möglichkeiten zunehmend weniger verfügen zu können ruft peinigende Gefühle von Unzulänglichkeit und Ohnmacht hervor. Ohnmacht als Abhandenkommen individueller Wirkmächtigkeit innerhalb anonymisierter, jedoch Macht ausübender gesellschaftlicher Organisationsstrukturen kennzeichnet das grundlegende Lebensgefühl vieler Menschen. Als zersetzende Kraft dringen Ohnmachtsgefühle tief in den inneren Selbstkern von Menschen ein. Ruinös entfalten sie ihre Wirkung im Physischen wie im Psychischen, und in der Auflösung von Sinngefügen greifen sie auf unser Denken bis hin ins Spirituelle über. Was immer bislang einen Wert hatte, wird wertlos. Was lange Zeit als sinnhaft galt, wird nichtig. Letztlich wird das Selbst für sich selbst, der Mensch für sich genommen, fragwürdig. Er verliert seinen Selbstwert, sein Selbstbewusstsein. Gefährdungspotenziale in dieser Hinsicht tragen viele von uns in sich. Bei Drogen missbrauchenden und süchtig abhängigen Menschen wird ihre innere Strukturschwäche, ihr empfindlicher Verlust von Urheberschaft und Wirksamkeit, zum Nährboden ihres kompensatorischen, Heil suchenden Agierens.

Ist das alles schicksalhaft? Sind die Anforderungen der Moderne zu bewältigen? Können wir in einer kranken Gesellschaft gesund leben? Was kann der einzelne Mensch tun, um trotz widriger Umstände Lebenszufriedenheit oder gar Glück zu finden? Aktive, eigenwillige Lebensgestaltung setzt zuvörderst Selbstverfügung voraus, den Gewinn und die überdauernde Aufrechterhaltung von »*Macht über sich selbst*«. Schmid fasst die Macht des Selbst über sich selbst auf »als Potenz und Akt der Einflussnahme auf etwas oder jemanden, auf ein Verhalten oder Verhältnisse«. Selbstmächtigkeit ist »ein Können und Vermögen, und es zeigt sich nun, dass Macht sehr viel mit Kunst zu tun hat«, mit angewandter Lebenskunst nämlich.

Schmids philosophische Überlegungen decken sich en detail mit meinen Gedanken zu unserem tragenden Selbstgefühl von Urheberschaft und Wirksamkeit, welche in der Konsequenz dazu geführt haben, sie zum Dreh- und Angelpunkt meiner gesamten Suchttheorie zu machen. Der absolute Gegenpol jeglicher Suchtgefährdung oder -abhängigkeit ist die Bewahrung einer Wirkmächtigkeit, die sich über Achtsamkeit, Selbstfürsorge und Mitgefühl in täglich praktizierter Lebenskunst verwirklicht. Es ist die Kunst, im besten Sinne die körperliche, seelische und geistige Sorge für sich selbst wahrzunehmen. Das ist ein in den Alltag integriertes, psychosozial gelebtes Anti-Sucht-Programm.

Teil 2

10 — *Das heilsame zwischenmenschliche (sucht)therapeutische Alphabet, das aus dem Herzen kommt*

Als täglich gelebtes privates wie berufliches Achtsamkeitsprogramm schlage ich in diesem Kapitel die Orientierung an einem heilsamen zwischenmenschlichen Alphabet vor. Bezogen auf unsere Problemfelder Sucht und Abhängigkeit wirkt es spezifisch (sucht)therapeutisch. Wir werden als Menschen mit so viel Negativem konfrontiert, dass es dem eigenen Wohlergehen dient, weitestgehend negative Gedanken und Groll zu vermeiden und sich stattdessen in positiven Tugenden zu üben. Schließlich nimmt die Seele die Farbe unserer Gedanken und Gefühle an. Mein Alphabet, das die Sprache des Herzens spricht, erhebt keinen Absolutheitsanspruch. Es ist gedacht als ein Angebot zum zwischenmenschlichen Innehalten und Durchatmen, als Werben für eine innere Haltung uns selbst und unseren Mitmenschen gegenüber. Auf süchtig abhängige Menschen vermag eine solche Haltung heilsam verändernd zu wirken, sei es im privaten oder im psychosozialen beruflichen Bereich.

Es liegt allerdings im Wesen der Sprache begründet, dass sie für Missverständnisse anfällig ist. Folglich werden Sie und ich bei kaum einem Wort oder »Sprachbild« des von mir zusammengestellten heilsamen Alphabets genau das Gleiche darunter verstehen. Darüber hinaus habe ich in das kurativ gedachte Abc sehr subjektiv besetzte Worte aufgenommen, die mir in meiner persönlichen Arbeit am Herzen liegen. Selbstverständlich haben weder Sie noch ich im Alltag ständig, gleichzeitig und gleich bedeutend das komplette, aus dem Herzen kommende Abc präsent, schon gar nicht im bewussten Sinne. Da es sich aber im Laufe der Zeit zu einer stets wirksamen inneren Haltung verdichtet, verrichtet diese Haltung im Hintergrund ihr beständiges wohltuendes Werk.

Wie bei der Einstiegsübung zu Beginn des Buchs registrieren Sie bitte auch beim heilsamen zwischenmenschlichen Alphabet Ihre erste innere Reaktion. Grundsätzlich haben Sie die Wahl: Sie können sich das Alphabet sozusagen langsam auf der Zunge zergehen lassen. Dabei wägen Sie die Worte ab. Was Sie glauben, nicht gebrauchen zu können, sortieren sie aus. Aber entwerten Sie es nicht, und werfen Sie es nicht achtlos beiseite. Bewahren Sie es einfach auf, falls Sie es zu einem geeigneten Zeitpunkt doch noch brauchen. Vielleicht signalisiert Ihnen Ihre innere Uhr als Ausdruck Ihres persönlichen Umgangs mit Ihrem Zeitbudget aber auch: »Das kannst du eilig überlesen oder ganz überspringen. Das hält dich nur unnütz auf.« Mein Vorschlag in diesem Fall: Eilen Sie trotzdem mit Weile von A nach Z:

Abgrenzung, Abstinenz (von selbstschädigendem Verhalten oder negativer Diagnostik), Achtsamkeit, Achtung, Affektivität, Akzeptanz, Allparteilichkeit, Andacht, Anerkennung, Anstand, Anteilnahme, Atem, Aufbauer, Aufmerksamkeit, Aufrichtigkeit, Auftanken, Auftrag, Ausdauer, Authentizität ... **B**armherzigkeit, Bedacht, Begabung, Begeisterung, Begleitung, Beharrlichkeit, Behutsamkeit, Bejahung, Berührung, Beseelung, Besonnenheit, Beständigkeit, Bestätigung, Bewältigung, Bewusstheit, Bewusstsein, Beziehung, Bildung, Blick ... **C**hance, Charakter, Charme, Containment ... **D**ankbarkeit, Denkfähigkeit, Demut, Deutlichkeit, Dosierung, Duldsamkeit ... **E**chtheit, Ehrlichkeit, Einfühlung, Einschätzung, Emotionalität, Energie, Engagement, Entlastung, Entwicklung, Erbarmen, Erfahrung, Ermunterung, Ermutigung, Ernsthaftigkeit, Ethos ... **F**achlichkeit, Fairness, Familie, Fantasie, Findung, Flexibilität, Flow, Förderlichkeit, Freude, Freundlichkeit, Freiheit, Frohsinn, Fürsorge ... **G**eduld, Gefühl, Geist, Gelassenheit, Gemeinsamkeit, Gemeinsinn, Genussfähigkeit, Gerechtigkeitssinn, Gestaltung, Gesundheit, Glaube, Glaubwürdigkeit, Gleichmut, Glücksfähigkeit, Gnade, Gnädigkeit, Großzügigkeit, Güte ... **H**alt, Haltung, Hand, Handlungsfähigkeit, Heiterkeit, Heilsames, Heilung, Herzensöffnung, Herzenswärme, Herzlichkeit, Hilfe, Hoffnung, Humor ...

Identität, Imagination, Improvisationsgabe, Impuls, Information, Integration, Interesse, Intuition ... **J**ugendlichkeit ... **K**indlichkeit, Klarheit, Klärung, Klugheit, Kohärenz, Kommunikation Kompetenz, Können, Konfliktfähigkeit, Konsequenz, Kontakt, Konzentration, Kooperation, Körper, Kreativität, Kritikfähigkeit ... **L**achen, Langmut, Lebendigkeit, Lebensbejahung, Lebenskunst, Leichtigkeit, Liebe, Liebesfähigkeit, Lob ... **M**achttauglichkeit, Männlichkeit, Menschenbild, Menschenkenntnis, Menschlichkeit, Methodik, Mimik, Mitgefühl, Motivation, Muse, Musikalität, Mut ... **N**achsicht, Neugier, Normalität ... **O**ffenheit, Organisiertheit, Originalität ... **P**erspektive, Persönlichkeit, Positionierung, Positionsfindung, Problembewusstsein ... **Q**ualifikation, Qualität, Querdenken ... **R**ealperson, Redlichkeit, Respekt, Ressource, Richtigkeit, Ruhe, Rhythmus ... **S**anftmut, Selbstständigkeit, Selbstbewusstsein, Selbstfürsorge, Selbstlosigkeit, Selbstmitgefühl, Selbstvertrauen, Selbstwert, Seele, Sensibilität, Seriosität, Sicherheit, Sinnhaftigkeit, Sinnstiftung, Sorgfalt, Spannung, Spiel, Spiritualität, Sprache, Standhaftigkeit, Stärkung, Stimmigkeit, Stolz, Struktur, Substanz, Suche, System ... **T**aktgefühl, Talent, Tanz, Tiefe, Toleranz, Ton, Trost ... **Ü**berprüfung, Übersicht, Übung, Unterscheidung, Unterschiedlichkeit, Unterstützung, Urheberschaft, Ursprünglichkeit, Urteilsvermögen ... **V**eränderung, Verantwortlichkeit, Verantwortungsgefühl, Verbindung, Verbindlichkeit, Verbundenheit, Vergebung, Vergnügen, Verstand, Verständnis, Verlässlichkeit, Versöhnlichkeit, Verträglichkeit, Vertrauen, Vertrauenswürdigkeit, Verzeihen, Vision ... **W**achsamkeit, Wachstum, Wandlung, Warmherzigkeit, Weiblichkeit, Weisheit, Weitsicht, Weltbild, Wertigkeit, Wertschätzung, Wille, Wirkmächtigkeit, Wirksamkeit, Wohlbefinden, Wohlwollen, Würde, Würdigung ..., **X** ..., **Y** ..., **Z**entrierung, Ziel, Zufriedenheit, Zugewandtheit, Zusammenhang, Zutrauen, Zuverlässigkeit, Zuversicht, Zuvorkommen, Zuwendung ...

Dieses ohnehin schon ausführliche Alphabet für eine heilsame Zwischenmenschlichkeit ist längst nicht vollständig. Sie können es sicherlich mühelos mit Ihnen wichtigen Tugenden oder Begriffen ergänzen. Das ist sogar beabsichtigt und sinnvoll, weil es Ihnen Ihre handlungsleitenden Prämissen noch einmal neu oder wiederholt verdeutlicht. Wie Sie beim Lesen des Abc unschwer feststellen können, tauchen an keiner Stelle negativ gefärbte Begriffe auf, obgleich es in unserem Alltag, besonders wenn er von Sucht überschattet ist, von belastenden Lebenserfahrungen, dunkel gefärbten Gefühlen, schwarzen Löchern, Monstern und Traumata nur so wimmeln kann. Negatives, Schweres, Leidvolles, Erkranktes ist indes nur durch Positives, Leichtes, Besänftigendes, Heilendes zu verändern. Das hat in keiner Weise etwas mit »Ausblenden« zu tun. Ich verstehe es nur als Plädoyer dafür, das Positive nie aus der Hand zu geben, selbst dann nicht, wenn wir privat oder beruflich mit süchtig abhängigen Menschen konfrontiert sind, die in uns eine Fülle unangenehmer Gefühle zu wecken vermögen. Die durch Drogenmissbrauch oder Sucht Gebundenen tun sich verständlicherweise am schwersten, in ihrem Leben die eben aufgeführten Tugenden auszuleben. Für sie haben die Worte ihren beseelten Sinn verloren, zumindest so lange, bis sie ihnen während eines Wandlungsprozesses ein neues Leben einzugeben vermögen. Wir sollten uns dennoch in keinem Fall verleiten lassen, ihnen mit negativ getönter Haltung zu begegnen. In dieser Hinsicht sollten wir gänzlich abstinent bleiben. Falls es süchtig agierenden Menschen gelingt, negative Affekte in uns wachzurufen, sind wir als Privatmenschen ebenso wie als in psychosozialen Helferberufen Tätige gehalten, sie auf dem Hintergrund der süchtigen Dynamik und Beziehungsstruktur zu verstehen, um sie über diesen Weg zu entgiften. Beziehungsfallen wie negative Zuschreibungen lassen sich so wirksam vermeiden.

11 — *Was macht die Sucht so mächtig? – Die Eigendynamik der süchtigen Beziehungsstruktur und wirksame »Antidotes«*

Von nun an geht es ans »Eingemachte«, an die emotionalen Grundlagen jedes süchtig getönten zwischenmenschlichen Zusammen- oder Auseinanderlebens. Das »Eingemachte« zu verstehen, als süchtig Abhängiger, als Angehörige oder Helferin, ist ein entscheidender Schritt zu Selbsthilfe wie Selbstheilung. Er hilft den Überblick zu bewahren.

Die Dynamik der süchtigen Beziehungsstruktur folgt einer eigenwilligen Syntax und spricht eine eigene Sprache. Wer ausreichend mit den Gesetzmäßigkeiten des süchtigen Geschehens vertraut ist, behält leichter den Boden unter den Füßen und tappt nicht in sämtliche Beziehungsfallen, welche sich ihm stellen.

Der erste therapeutische Praktiker, der die Eigendynamik der süchtigen Beziehungsstruktur in ein verstehbares Theoriegebäude gefasst hat, war Rainer Baudis (1994). In seiner »Grammatik der Sucht« richtet Baudis seinen systemischen Blick auf das Selbst und sein psychosoziales Umfeld. Seine Analyse der süchtigen Beziehungsmuster verdeutlicht die zum Extremen neigende Dynamik des suchtkontaminierten Geschehens.

Nahezu jeder Drogen Gebrauchende oder süchtig Abhängige versucht sein Treiben über lange Zeit hinweg zu bemänteln, zu schönen oder zu begründen. Durch die unbestimmte Vieldeutigkeit der von ihm gestreuten Informationen stiftet er in Beziehungen unter Umständen eine derartige Verwirrung, dass die menschlichen Bande unterzugehen drohen. Drogen und Sucht sind Beziehungssprengstoff. Sie erzeugen extreme Gefühle von untergründiger Spannung und Ambivalenz bis hin zu offenem Hass. Als »passivierter« Lebensmodus verengt Sucht die Lebensräume und zieht den Verlust von Werterfahrung und Lebendigkeit nach sich. Die süchtige Beziehungs- und Kontextgestaltung ist von besonderer Mächtigkeit, indem sie schwer erträgliche Gefühle von Ohnmacht und Hilflosigkeit weckt. Sie entwertet alle Beziehungsangebote, und mit ihrer Tendenz zur Überschreitung jedweder Grenzziehungen löst sie für niemanden zu gewinnende Machtkämpfe aus. In einem schleichenden Prozess, der sich im »psychosozialen Gewebe« ausbreitet, vermag das süchtige Virus das Selbst des süchtig Agierenden sowie jeden gemeinsam geschaffenen Beziehungsraum derart zu infizieren, dass es schlussendlich zur »Schismogenese« kommt, durch welche das Selbst, die Beziehung, die Familie, die Gruppe oder das soziale System gespalten werden. Das komplette zwischenmenschliche Feld wird desorganisiert. Der Suchtprozess trennt sich vom Lebensprozess und findet im Extremfall sein Ende in der Selbst- und Fremdzerstörung. Für mich besteht das Entscheidende an der süchtigen Dynamik darin, dass sie nicht über den Kopf geht, sondern über unsere Emotionen mitten ins Herz trifft; da, wo es wehtut oder wir befreit aufatmen, wenn der Spuk vorübergeht.

Die treibenden Kräfte der süchtigen Dynamik lassen sich selbstverständlich nur zur idealtypischen Beschreibung voneinander abgrenzen. In der gelebten Realität greift eines ins andere, wobei längst nicht alle treibenden Kräfte zu jeder Zeit in gleicher Intensität aktiv sind. Phasenweise mag ein Merkmal dominieren, bevor sich alle wieder gegenseitig aufschaukeln und gemäß ihrer eigenen Logik weiterwirken. Es gilt, das Gesamtbild im Auge zu behalten, um nach Möglichkeit einen günstigen Zeitpunkt auszumachen, positiv verändernd einzugreifen.

Wer sich als direkt Betroffener, als Angehöriger oder Helfer der süchtigen Dynamik ausgesetzt sieht, legt sich mit einem mächtigen Gegner an. Bisweilen scheint er lässig und locker daherzukommen, in anderen Fällen trägt er die Fratze eines gefräßigen Ungeheuers. Ich erinnere noch einmal an die zum Auftakt erwähnten Worte von Friedrich Nietzsche: »Wer mit Ungeheuern kämpft, mag zusehen, dass er nicht dabei zum Ungeheuer wird. Und wenn du lange in einen Abgrund blickst, blickt der Abgrund auch in dich hinein.«

Um beim Blick in den Abgrund nicht vom Sog nach unten erfasst zu werden, bietet sich im Kontakt mit süchtig agierenden Menschen der Rückgriff auf wirksame »Antidotes« an, welche die virulente Eigendynamik der süchtigen Beziehungsstruktur zu entkräften helfen. Deshalb habe ich im Lauf der Jahre, während deren die süchtige Dynamik zu einem Dreh- und Angelpunkt meiner Arbeit geworden ist, der Grammatik der Sucht immer entschiedener mein heilsames Alphabet menschlicher Tugenden entgegengesetzt. Was es Ihnen nutzt, wenn ich Sie Schritt für Schritt mit beidem vertraut mache? Es vermag Ihnen eine Menge unnötiges Leid zu ersparen!

Die Kunst der Tarnung: Verwirrspiel durch die unbestimmte Vieldeutigkeit der Information

Menschen, die suchtartiges Verhalten praktizieren oder gewohnheitsmäßig Suchtmittel benutzen, suchen ihr Tun in aller Regel zu tarnen. Das meint nicht einmal die Tatsache des Konsums überhaupt. Viele Drogengebraucher stehen offen zu ihrem Konsum von Rauschmitteln, demonstrieren ihn sogar geradezu. Wer Augen hat, zu sehen, und eine Nase, zu riechen, kann nur erstaunt zur Kenntnis nehmen, wie unverblümt offen beispielsweise in allen Grünanlagen der Republik die Sympathisanten von Cannabis ihrem Freizeitvergnügen nachgehen. Getarnt wird also nicht immer die Tatsache als solche, sondern vor allem das Ausmaß sowie die sich einschleichenden Folgen eines sich chronifizierenden Rauschmittelgebrauchs. Solche Tarnung mag bis zur Perfektion entwickelt werden. Wer mit Suchtmittel gebrauchenden oder verhaltensabhängigen Menschen näher zu tun hat, ist permanent gehalten, eine Fülle von Worten, Geschichten, Taten, Gesten, körperlichen Anzeichen und sonstigen Beziehungsinformationen einzuschätzen, um sich ein möglichst stimmiges Bild von deren Person sowie Konsum- oder Verhaltensmustern zu machen. Die Widersprüchlichkeit und unbestimmte Vieldeutigkeit der Beziehungsinformationen auf unterschiedlichen Wahrnehmungskanälen vermögen eine Verwirrung zu schaffen, welche letztlich jede verlässliche Tragfähigkeit der Beziehung aushöhlt. Die Glaubwürdigkeit des Drogengebrauchers oder suchtartig Agierenden ist dann bloß noch mit Fragezeichen verknüpft. Zweifel, Hoffnung, Enttäuschung und Leiden liegen in der Beziehung zu ihm eng beieinander.

Rauschdrogen gebrauchende oder verhaltenssüchtige Jugendliche wie Erwachsene sind überaus geschickt im Erfinden von äußerst glaubwürdig klingenden Geschichten und Strategien zur Durchsetzung ihres Verhaltens. Mütter und Väter stehen oft ratlos und verunsichert vor dem Gebaren ihrer Töchter und Söhne, und Angehörige helfender Berufe gleichen beständig die Raster der Informationen auf der Sachebene mit den intuitiven Eindrücken auf der Beziehungsebene ab, um sich ein Bild von der Vertrauenswürdigkeit ihrer Klienten zu machen. Gewachsene Erfahrung sowie ein Sichverlassen auf das eigene Gefühl sind bei der Orientierungssuche von Nutzen. Doch geben wir uns keinerlei falschen Illusionen hin: List und Tücke, Verschweigen, Unaufrichtigkeit oder versuchte Manipulation sind als »Falschspieler« in der Dynamik der süchtigen Beziehungsstruktur so oft mit von der Partie, dass Restzweifel am Wahrheitsgehalt von Sach- sowie Beziehungsinformationen niemals auszuschließen sind.

Meistens sind es nicht einmal besonders tragische oder dramatisch verlaufende Situationen, die uns am ehesten mit ihrer verwirrenden Vieldeutigkeit der Beziehungsinformation herausfordern. Derlei Dramen liefern eher klare Informationen. Viel schwieriger einzuschätzen sind subtile, versteckte, kaum merkliche Signale bzw. Wahrnehmungen, die unsere Überlegungen in Anspruch nehmen:

> Wenn Kinder flügge werden, testen sie die Grenzen der Eltern aus. So wird ein etwa 16-jähriger Sohn irgendwann geradezu zwangsläufig zum ersten Mal deutlich verspätet von einer Party nach Hause kommen. Als Mutter sind Sie vermutlich einerseits verärgert, anderer-

seits erleichtert, wenn Sie hören, dass Ihr Sohn die Tür öffnet und wohlbehalten zurück ist. Ihre leichte Beunruhigung wegen des längeren Wartens auf Ihren Sohn klingt ab, und Sie könnten jetzt eigentlich beruhigt schlafen gehen. Als Sie ihm im Flur noch kurz »Gute Nacht« wünschen möchten, fährt Ihnen allerdings ein bislang ungekanntes Gefühl in den Bauch. Sie haben den unbestimmten, aber heftigen Eindruck, dass etwas nicht stimmt, anders ist. Rational bekommen Sie es nicht zu fassen. Ihr Sohn wirkt eigentlich fast wie immer. Und doch sind Sie alarmiert: »Wie schaut mich mein Sohn denn an?« Er schaut Sie zwar an, aber ist sein Blick nicht fast unmerklich verschleiert, schaut er nicht ganz leicht, fast etwas verschlagen, an Ihnen vorbei? Vielleicht rutscht Ihnen, ehe Sie überhaupt überlegt haben, heraus: »War was Besonderes? Hast du was genommen? Ich finde, du wirkst komisch.« Er könnte antworten: »Ach, Mama. Was du wieder denkst. Du weißt doch, dass ich das nie machen würde«, und versuchen, an Ihnen vorbeizuhuschen. Sie hören seine Worte, würden sich gern beruhigen lassen, aber Sie schenken den Worten nicht mehr wirklich Glauben. War seine Aussprache nicht sogar ganz leicht verwaschen, fragen Sie sich vielleicht noch? Es ist kaum etwas passiert. Ihr Sohn ist wohlbehalten zu Hause. Sie könnten sich erleichtert freuen. Aber Sie gehen unruhigen Herzens ins Bett und fragen sich, was Sie gerade erlebt haben.

So oder so ähnlich erleben vorwiegend Mütter den ersten Einzug von Cannabis in ihre Familie. Würden wir die Geschichte weiterspinnen, würde sich Ihr intuitives Gefühl, dass etwas im Verborgenen geschieht, vermutlich verdichten. Sie würden zukünftig in mancher Situation misstrauisch, in denen Ihr Sohn Ihnen geschickt ausgedachte, glaubwürdig klingende Geschichten präsentieren würde, die als einziges Ziel hätten, seinen beginnenden regelmäßigen Cannabisgebrauch zu tarnen. Sie könnten erst einmal keine argumentativen Lücken oder Widersprüche ausmachen. Aber Ihr Gefühl, dass etwas nicht stimmt, wollte einfach nicht mehr weichen.

Würde Ihr Sohn Ihnen beim Nachhausekommen antworten: »Ja,

Mama. Auf der Party ging ein Joint rum, und ich habe mitgemacht und probiert«, wären die Karten von vornherein anders gemischt. Dann gäbe es eine Gesprächsbasis.

Aus dem heilsamen zwischenmenschlichen Abc: Vertrauen auf das eigene Gefühl und Nachsicht

ABC

Was hilft, um in der drohenden Verwirrung durch die unbestimmte Vieldeutigkeit subtiler Sach- wie Beziehungsinformationen den Durchblick zu bewahren? Es braucht mindestens drei »Antidotes«: Erstens ein wachsendes Maß an Erfahrung mit diesem »Gesicht« der süchtigen Beziehungsstruktur, zweitens – und das ist das Hauptkriterium – Menschenkenntnis und das unbedingte Sichverlassen auf die eigene intuitive Intelligenz, unser berühmtes »Gefühl im Bauch«, selbst wenn notorische Skeptiker ihm ohne Unterlass entgegenhalten, dass es kein objektivierbares Kriterium sei. Drittens tut gelassene Nachsicht mit sich selbst gut, wenn wir uns trotz klarer innerer Stimme, Intuition, Erfahrung oder auch Professionalität im konkreten Einzelfall haben täuschen lassen. Halten Drogen oder Suchtverhalten in eine Familie Einzug, müssen Eltern und weitere Angehörige erst lernen, die Signale zu deuten. Selbst der erfahrenste Suchttherapeut ist im Einzelfall nicht davor gefeit, gegenüber dem Erfindungsreichtum und der Durchsetzungsfähigkeit eines Klienten den Kürzeren zu ziehen, falls dieser seine Tarnung nicht aufzugeben bereit ist. Wir können es spüren, aber nicht wirklich zu greifen bekommen. Es bleibt dann das Gefühl von etwas Offenem, untergründig Ungeklärtem.

Beziehungssprengstoff: Extreme Gefühle, zum Zerreißen gespannt

Es ist beileibe nicht so, dass Suchtmittel gebrauchende Menschen ein völlig ungetrübtes Beziehungsverhältnis zu dem bevorzugten

Mittel ihrer Wahl hätten. Viele pflegen sogar eine regelrechte Hassliebe zu ihrem stofflichen Objekt oder ihrem nicht stofflichen Suchtverhalten. Widerstreitende Gefühle sind als Ambivalenz gegenüber regelmäßigem Gebrauch von Rauschdrogen bzw. als Abstinenzfantasien sogar ein systemischer Bestandteil des süchtigen Lebensmodus. Der kurze Brief eines eingefleischten Cannabisgebrauchers an sein Lieblingsmittel verdeutlicht den Widerstreit im eigenen Inneren:

> »Falscher Freund,
> jahrelang hast du die Pläne für mich entschieden, alles hat sich um dich gedreht. Aber damit ist Schluss, ich nehm' mein Leben selbst in die Hand. Mir ist klar, dass wir uns besser 'ne Zeit lang nicht mehr seh'n dürften, das würde alles leichter machen, aber das will ich nicht. Du bist immer noch gerne gesehen bei mir. Also bis denn ...«

Sobald der Suchtmittelgebrauch eines Menschen oder suchtartige Verhaltensweisen wie Spielen, Ritzen, Kaufen oder Hungern außer Kontrolle geraten und sich verselbstständigen, muss sich das gesamte soziale Umfeld darauf einstellen, von den machtvollsten, extremsten Gefühlen durchgeschüttelt zu werden. Zum Zerreißen gespannte Gefühle bergen enormen Beziehungssprengstoff.

In Familien, die durch den Suchtmittelgebrauch eines Kindes an ihre Belastungsgrenzen stoßen, finden wir fast durchweg eine stark geschlechtsspezifische Besetzung der widerstreitenden Affekte: Mütter stehen eher dafür, Drogen gebrauchende Söhne oder Töchter möglichst lange in der Familie halten zu wollen, um den befürchteten Totalabsturz zu vermeiden. Väter machen sich eher für expulsive Ausstoßungstendenzen stark, wenn auch bloß aus reiner Ratlosigkeit heraus. Die E-Mail einer Rat suchenden Mutter, die mich nach der Lektüre meines Haschischbuches (2012) anschrieb, verdeutlicht die Polarität:

»Das größte Problem, das wir im Moment haben, ist die konträre Einstellung von mir und meinem Mann zu unserem Sohn bzw. dessen Problem und die weitere Umgehens- bzw. Vorgehensweise damit. Für meinen Mann gibt es im Moment nur noch die Lösung, unseren Sohn mit der Jugendhilfe aus dem Haus zu bekommen: Zum einen, weil er selbst nicht mehr kann und zum anderen aus Schutz unseren beiden anderen Söhnen gegenüber. Meine Intention ist nach wie vor, an unseren Sohn zu glauben und ihm den Aufenthalt in der Familie weiterhin zu geben, damit er den Halt nicht vollständig verliert. Vielleicht liege ich vollkommen falsch damit, aber mein Gefühl sagt mir, dass wir mit einer anderen Unterbringung nur Antihaltung und Protest erreichen, und unser Sohn seine gesamte Energie darauf verwenden wird, sich zu revanchieren.«

Hier tritt das Problem offen zutage und kann benannt werden. Aber ambivalente Gefühle werden längst nicht immer deutlich erkennbar an der Oberfläche gelebt. Im familiären Kontext können sie auch sehr latent im Untergrund wirken oder immer wieder verschleppt und nur mit größter innerer Anstrengung unter Kontrolle gehalten werden:

Fühlen Sie sich als Vater in die Situation ein, dass Sie mit Ihrem etwa 20-jährigen Sohn im Wohnzimmer sitzen. Seit Jahren ringen Sie mit ihm wegen seines täglichen Cannabiskonsums. Der Schule verwiesen, hat er mithilfe Ihrer Schwester einen Praktikumsplatz gefunden. Dort funktioniert er, aber zu Hause hängt regelmäßig der Haussegen schief. Völlig lasch, ohne Körperspannung hängt er vor Ihnen in seinem Sessel, droht fast herauszurutschen. Auf den Knien balanciert er Ihren Laptop, auf dem er herumtippt. Auf jeden Ihrer Gesprächsversuche antwortet er einsilbig, nuschelnd, vage und ausweichend. Seine ganze Haltung ist eine einzige Provokation für Sie und signalisiert Ihnen: »Papa, du gehst mir auf die Nerven.« Einerseits fühlen Sie sich in Ihren Sessel gedrückt, gelähmt, zur Untätigkeit und Wirkungslosigkeit verurteilt. Andererseits brodelt es in Ihnen, die Wut kocht hoch im Bauch, kaum noch zu bezähmen. Am liebsten würden Sie aufspringen, es aus Ihnen herausbrechen lassen, Ihren Sohn anbrüllen, ihn an den Schultern packen, ihn durchrütteln, um ihn in die Gänge zu bringen, ihn an die Wand klatschen vor lauter Hilflosigkeit und Demütigung. Umgekehrt könnten Sie vor Angst um Ihr Kind vor ihm auf die Knie gehen. Sie fragen sich, wie lange Sie diese Spannung noch aushalten.

Widerstreitende Gefühle, wie sie auch in Drogen gebrauchenden oder süchtig abhängigen Menschen selbst wirksam sind, machen nicht selten den Beweggrund aus, zusammen mit vermittelnden Eltern oder sonstigen Angehörigen in Beratung zu gehen. Intakte Zuneigung, Überredungskunst sowie mehr oder weniger sanfter Druck mögen die ausschlaggebenden Gründe dafür sein, weshalb solche Klienten den Weg in die Drogenberatung oder eine Psychotherapie antreten. Damit ist die Chance gegeben, hochgradig ambivalente Gefühle in ihrer Zerstörungskraft zu mildern und an deren Stelle hoffnungsvollere Gefühle zu stärken.

ABC Aus dem heilsamen zwischenmenschlichen Abc: Beständigkeit, Langmut und Gelassenheit

Sie kennen den Spruch: »Ruhe ist die erste Bürgerpflicht.« In politisch wie wirtschaftlich angespannten Zeiten, wäre das wohl besser die Unruhe. Aber im Spannungsfeld widerstreitender Gefühle gilt: »Ruhe ist die erste Elternpflicht.« Das meint nicht, alles zu ertragen und über sich ergehen zu lassen, sondern im Handeln die Ruhe zu bewahren, selbst wenn es schwerfällt. Hilflose Wutausbrüche, Schreien, Toben nähren das Problem. Dagegen sind wirksame Gegenmittel gegen einen Beziehungsabriss durch das Zerreißen der Beziehungsbande infolge extrem überlasteter Gefühle Beständigkeit und Langmut, welche die Hoffnung auf ein gutes Ende nicht absterben lassen.

Wir haben bereits gesehen, dass in familiären Systemen, in denen ein Drogen gebrauchendes Kind für heftigste Turbulenzen sorgt, am einen Pol der Gefühlsskala Ausstoßungstendenzen Platz greifen. Suchen Mütter oder Väter in einer derart angespannten Situation bei Drogenberatungsstellen, Ärzten oder niedergelassenen Psychotherapeuten Hilfe für ihre Kinder, geschieht es nicht selten, dass Helfer in entsprechenden Beratungs- oder Therapieprozessen die gleichen aggressiven Ausstoßungsimpulse gegen den Symptomträger mobilisieren wie dessen Eltern. Sind sie nicht suchtdynamisch bewandert genug, um ihre Gefühle angemessen analysieren und einordnen zu können, gehen sie oft vorschnell ein unreflektiertes inneres Bündnis mit den Eltern ein, das in dem Ratschlag »Rauswerfen« an diese kulminiert. Die Beziehungsfalle ist zugeschnappt, das Symptom triumphiert. Immer noch sind zu viele Drogenberater und therapeutisch arbeitende Kollegen zu schnell mit diesem Problemlösungsvorschlag bei der Hand. Ich muss gestehen, dass es mir am Anfang in der Suchtarbeit gelegentlich ähnlich ging. Insbesondere aufreizend renitente, sich provokativ gebärdende, jegliche Veränderungsmotivation vermissen lassende Cannabiskonsumenten weckten gelegentlich einen solchen Gefühlssturm in mir, dass ich mich versucht fühlte, mit ihren Eltern zusammen zu überlegen, ob ein »Rauswurf« nicht die sinnvollste aller Interventionen sei. Helfer können sich sogar zu der ultimativen Forderung versteigen, dass der Rauswurf des Kindes die Voraussetzung sei, um weiter mit den Eltern zu arbeiten. Den einen mag es schwerfallen, das zu glauben. Andere haben es leidvoll erfahren müssen:

> Eine völlig aufgelöste, ebenso ratlose wie empörte Mutter kam zu mir in die Drogenberatung, weil es ihr genau so ergangen war. In einer anderen Einrichtung des Suchthilfesystems war sie vom dortigen Gruppentherapeuten vor die Wahl gestellt worden: »Entweder Sie setzen endlich Ihren Sohn vor die Tür, oder ich breche die Therapie mit Ihnen hier ab.« Die Mutter hielt zwar in der Tat enorm an ihrem sich gänzlich danebenbenehmenden cannabisabhängigen Sohn

> fest, fühlte sich aber in ihrer Mutterliebe derart beschämt und herabgewürdigt, dass sie ihrerseits keine Basis mehr sah für die weitere Arbeit mit diesem Kollegen, zumal sie sich obendrein selbst noch mit dem Etikett »schwer depressiv« versehen sah. Da ich den sehr rigiden Arbeitsansatz dieser Einrichtung kannte, sah ich keinen Anlass, die Äußerungen dieser Mutter in Zweifel zu ziehen. Ein Vater verließ die Gruppe ebenfalls, weil er sich wenig einfühlsam von etlichen anderen nur mit Vorwürfen überhäuft fühlte, wie falsch er doch mit seinem Sohn umginge. Er hätte ihn längst rauswerfen müssen. Er ging mit den Worten: »Das muss ich mir hier nicht antun lassen.«

Meine Einstellung gegenüber vorschnellen Ausstoßungsreflexen hat sich über die Jahre hinweg merklich verändert. Zum einen hat mich das wachsende Verständnis für die spezifische Dynamik suchtartig agierter Beziehungsmuster gelehrt, dass Schnellschüsse vorwiegend eines fördern: nämlich das Weiterdrehen der süchtigen Spirale. Zum anderen habe ich selbst eine Menge durch jahrelange Familien- und Elterngruppenarbeit dazugelernt. Es waren wild entschlossene, um das Seelenheil ihrer Kinder kämpfende Mütter und Väter, welche mit ihrer Beständigkeit und Langmut bewiesen, dass auch hoffnungslos erscheinende Drogenfälle gelöst werden konnten, ohne das »Problemkind« verfrüht aus der Familie zu werfen. Ein langer Familienbericht über solch einen steinigen Erfolgsweg findet sich in meinem »Haschischbuch«. Private wie psychosozial oder therapeutisch professionelle Beständigkeit erfordert Ausdauer, Mut und Geduld sowie die häufige Eindämmung heftigster Gefühle. Fehlerfreiheit ist nicht erforderlich, bloß ein Lernen aus begangenen Fehlern, um bei wiederkehrender Situation mit Konsequenz neues Verhalten auf seine Wirksamkeit zu erproben.

Junge Menschen, die Drogen konsumieren oder sich in suchtartigem Verhalten verfangen, haben mit ihren Irrungen und Wirrungen durchaus ein Anrecht darauf, dass wir sie durch eine für sie schwierige Lebenszeit begleiten, ohne frühzeitig dem Gefühl stattzugeben, sie loswerden zu wollen, weil sie uns das Leben schwer machen. Zum Glück haben in den vergangenen Jahrzehnten immer wieder Mütter und Väter aus intuitivem Elternschaftsgefühl heraus dem vorschnellen Ratschlag vieler Bekannter, Drogenberater und Therapeuten widerstanden, ihre Problemkinder kurzerhand vor die Tür zu setzen. Ansonsten wären vermutlich etliche von ihnen auf der Strecke geblieben, die durch die Langmut ihrer Eltern letztlich wieder Boden unter den Füßen fanden. Diesen Eltern zolle ich meine ausdrückliche Hochachtung. Die Identifikation mit Ausstoßungstendenzen ist verführerisch. Sie in die Tat umzusetzen ist allerdings etwas gänzlich anderes. Zudem macht es einen gewaltigen Unterschied, ob ich als professioneller Helfer aus der sicheren Distanz ein derartiges Verhalten empfehle oder ob ich selbst als Mutter oder Vater davon betroffen bin und es mir im Ernstfall das Herz zerreißen könnte.

Um unmissverständlich klarzustellen: Ich plädiere nicht für Aufopferungsbereitschaft und Märtyrertum. Es ist durchaus ein ebenso probates wie legitimes Mittel der versuchten Problemlösung, einen chronisch Drogen gebrauchenden Jugendlichen oder jungen spielsüchtigen Erwachsenen aus dem Elternhaus oder einer Wohngruppe zu verweisen. Aber es sollte erst das letzte Mittel der Wahl sein, wenn sich erwiesen hat, dass alle anderen Strategien versagt haben. Langmut heißt folglich nicht, auf Dauer unerträglich gewordene Situationen leidvoll zu ertragen, sondern nicht frühzeitig vor dem Gegner zu kapitulieren und die Hoffnung aufzugeben. Langmütig in die eigenen menschlichen Fähigkeiten, in das eigene Durchhaltevermögen und die eigene achtsame Selbstfürsorge zu vertrauen erleichtert die Beständigkeit in schwierigen Situationen ebenso wie das Zutrauen in die sich durchsetzenden Selbstheilungskräfte bei eigenen Kindern oder Klienten. Alle Erfahrungen mit Familien- und Elterngruppenarbeit bestätigen, dass die Ermutigung zu Beständigkeit, Langmut und Gelassenheit langfristig zu weitaus besseren Erfolgen führt als das verführerische Agieren von Ausstoßungsimpulsen. Ich setze jedoch klärend hinzu, dass ich das Gesagte vorwiegend auf jugendliche Cannabis- und Alkoholkonsumenten beziehe. Bei härteren Drogen wie Heroin, Kokain, Crack, Crystal Meth oder bei extremer Zockermentalität von Spielsüchtigen obsiegen häufiger die nicht länger einzudämmenden expulsiven Kräfte. Da geht es dann in der Tat nicht mehr miteinander, sondern bloß noch ohneeinander.

Lebensverneinung: Rückzug durch Verengung der Räume

Der süchtige Lebensmodus, bei welchem psychoaktive Substanzen oder suchtartiges Verhalten zunehmend die Oberhand über das Denken, Fühlen und Handeln eines Menschen gewinnen, bietet niemals Lebensfülle. Tatsächlich ist er die Verweigerung der aktiven Teilnahme am Leben durch eine sich verselbstständigende Form innerer Lebensverneinung. Im Zusammenspiel zwischen der Psyche des sich abhängig Machenden, den eigenmächtigen Wirkungen potenter Suchtstoffe und den äußeren Realitäten vermögen sich die Lebensräume derart zu verengen, dass die stoffliche Substanz oder das stoffungebundene süchtige Verhalten zum einzigen Lebensinhalt gerinnen. Ein weiter, nach vorn gewandter, perspektivisch hoffnungsvoll stimmender Blick ist unter dieser Voraussetzung kaum länger möglich.

Willentliche wie unbewusste Lebensverweigerung findet im Suchtbereich in zahlreichen Spielarten statt. Im Kontext dieses Kapitels möchte ich jedoch auf die Nöte einer spezifisch abgrenzbaren Gruppe lebensverneinender oder -vermeidender Menschen eingehen, da sie uns als Eltern, sonstige Angehörige oder Helfer vor besondere Herausforderungen stellen. Es handelt sich um chronischen Cannabiskonsum betreibende junge Erwachsene zwischen etwa 16 und höchstens 24 Jahren, wobei Männer eindeutig in der Mehrheit sind. Bei unbezweifelbarer Vorliebe für Cannabis sind viele dieser jungen Erwachsenen dennoch nicht abgeneigt, sich auch »in andere Drogenimperien hineinzunaschen«. Die Lebensumstände und biografischen Hintergründe dieser Zielgruppe streuen zwar stark, doch eines ist ihnen allen gemeinsam: Ihre hartnäckig vorgetragene Verachtung und Ablehnung eines Lebens in unserer Gesellschaft:

> »Ich will und kann in dieser Gesellschaft nicht leben. Das macht mich krank, so ungerecht ist das alles«, oder: »Ich habe doch hier mit meiner Meinung und mit meinen Wünschen nach Gerechtigkeit ohnehin keine Chance. Am liebsten würde ich auswandern, irgendwohin, wo ich ein einfaches Leben führen könnte, ohne all diese Zwänge und Verlogenheit.« Prinzipiell wird das menschliche Geburtsrecht auf »Glück« in Abrede gestellt: »Wie soll es mir hier denn gut gehen dürfen, wenn überall die Welt nur zerstört und alles kaputt gemacht wird?«

Im Kern aller Lebensäußerungen findet sich bei diesen jungen Erwachsenen eine tiefe Verzweiflung, ein sie völlig ausfüllendes Leiden an der Welt. Ihr Unglück ist authentisch und daher mit Händen zu greifen und nachzuempfinden. Es ist ausdrücklich kein »Image« und keine »Schauspielerei« in einer »Loser-Rolle«, ganz im Gegensatz zu einer gleichfalls vertrauten Gruppe »notorischer Nörgler« und »Jammerer«, die mit ihrer vorgebrachten Kritik an der Gesellschaft vorwiegend ihr eigenes Nichtstun in Form von Zögern, Zaudern, Unentschlossenheit bemänteln, während sie gleichzeitig die von ihnen angeprangerten Strukturen geschickt nutzen, um sich darin einzurichten. Menschenkenntnis und Einfühlungsvermögen wissen die einen von den anderen zuverlässig zu unterscheiden.

Bei den hier vorgestellten jungen Erwachsenen wird die Ablehnung der Gesellschaft so weit zur Lebensverneinung an sich generalisiert, dass die Ablehnung letztlich auch die eigene Person einbegreift. Ihren Drogengebrauch sehen diese jungen Leute als »politisch« verursacht, womit sie jedem Hinterfragen eines individualpsychologischen oder familiären Kontextes einen Riegel vorschieben. Jedes sachliche Argument bezüglich ihres Verhaltens kontern sie mit zehn Gegenargumenten. Da sie darin äußerst geschickt und ihre Argumentationsketten logisch oft selten zu widerlegen sind, argumentieren sie Eltern, Lehrer, Ausbilder, Ärzte und Helfer mundtot. Weil das Gefühl, gegen die Wand zu rennen, schwer zu ertragen ist, geben die meisten Bezugspersonen völlig entnervt auf, was die jungen Leute in ihrer Ansicht bestärkt: »Mit dir ist ja sowieso nicht zu reden. Du verschließt ja die Augen vor allem und willst gar nicht sehen, was Sache ist.« Drogenberatung lehnen sie kategorisch ab, weil sie ihnen nichts bringe. Sie haben schließlich kein Problem mit Drogen, sondern bloß mit der Gesellschaft, die ohnehin nicht veränderbar ist. Folglich brauchen auch sie sich um keine Veränderung mehr zu bemühen. Weil diese jungen Leute in ihrer Weltsicht und der Verweigerung jeglicher Akzeptanz normativer Grenzen so anstrengend erlebt werden, reißt den Mitmenschen in ihrem sozialen Umfeld leicht der Geduldsfaden – menschlich verständlich, aber kontraproduktiv. Im Grunde handelt es sich bei diesen jungen »Suchenden« um im innersten Kern tief nachdenkliche, hochsensible und aufgrund ihrer Feinfühligkeit äußerst liebenswerte Menschen. In ihrer Selbstablehnung wissen sie das alles nur gut zu verbergen, falls wir nicht dahinterschauen. Sie haben nicht gelernt, beziehungsweise niemand hat ihnen bisher beigebracht, wie sie mit ihrem Leiden an der Welt alternativ umzugehen vermögen, ohne sich selbst als Menschen mit einem Geburtsrecht auf »Glücksfähigkeit« und »Lebensteilhabe« zu verneinen. Die typischen langfristigen Wirkungen chronischen Cannabiskonsums gehen ein perfektes Zusammenspiel mit ihrer inneren Vermeidungsstruktur ein.

Es ist auch beileibe keine marginale Gruppe von jungen Leuten, denn aufgrund der tief greifenden Veränderungen in den gesellschaftlichen Rahmenbedingungen ist sie stark im Wachsen begriffen. Wo immer uns diese jungen Menschen begegnen, es lohnt sich, sie nicht aufzugeben und im Stich zu lassen. Sie sind ansprechbar, wenn es uns gelingt, einen Fuß in die Tür zu ihrer Welt zu bekommen. Im Grunde genommen fällt dies sogar ausgesprochen leicht. Da sie gewohnt sind, dass ihnen praktisch niemand mehr zuhört, sind sie schon freudig überrascht, wenn wir uns als wohlwollende, noch langmütige Angehörige oder Helfer auf ein Gespräch mit ihnen einlassen. Nicht im Sinne von Diskussionen mit »Totschlagcharakter«, um ihnen ihre vermeintliche Unreife zu demonstrieren, sondern im Sinne eines tatsächlichen zwischenmenschlichen Austauschs mit Interesse an ihrer Person und ihrer Sicht der Welt. Das braucht allerdings ein Quantum Geduld. Für Ungeduldige und »Zeitsparer« ist das nichts. Die Arbeit mit diesen speziellen jungen Leuten gleicht einem »Leistungskurs« in »politischer Philosophie«, »philosophischer Politik« oder vielfach auch einer Einführung in die Spiritualität. Sobald es uns an einer Stelle gelingt, ihren guten Argumenten, mit denen sie sich selbst eine Zufriedenheit gestattende Beteiligung am Leben in dieser Gesellschaft verwehren, noch bessere Gründe für eine aktive Positionierung in dieser Welt entgegenzusetzen, sind sie fast schon neu für das Leben gewonnen. Ihre eigene Logik ist etwa in der Art aufzubrechen, dass das Leiden in der Welt nicht weniger wird dadurch, dass sie selbst mitleiden, oder dass sie das Übel in der Welt durch »mehr desselben«, nämlich durch das eigene Übel, nur vergrößern, anstatt die Welt im Kleinen mit zu verändern, indem sie das Maß an positiver Energie durch ein höheres Maß an eigener Zufriedenheit erhöhen. Diese Welt wird nicht besser durch Verneinung und Abwendung, sondern ausschließlich durch die Kraft der Liebe, zu der sie fähig sind. Derart in ihrer eigenen Denkstruktur überrascht und sich ernst genommen fühlend, sind Begegnungsschienen möglich, die ihr selbstschädigendes Verhalten in eine Richtung gesteigerter Achtsamkeit und Selbstfürsorglichkeit zu bahnen vermögen. Tief in ihrem Inneren sehnen sie sich nach kaum etwas mehr als nach einer »Überredung zum Leben«, die ihnen Wege aufzeigt und gestattet, die ihre berechtigte Kritik an »Gott und der Welt« vereinbar werden lässt mit der Suche und dem Finden eines eigenen Platzes in der Welt, ohne indes das Gefühl zu bekommen, sich selbst untreu zu werden und die eigenen Werte zu verraten. Der etappenweise Rückzug aus dem Leben wird gestoppt. Er wandelt sich mit dem aufkeimenden Mut zur eigenen Lebensbejahung und daraus folgernd zum Neueintritt in einen aktivierten Lebensmodus.

ABC

Aus dem heilsamen zwischenmenschlichen Abc: Lebensbejahung, Weitsicht und Dankbarkeit

Der Umgang mit Menschen, deren Lebensspielräume sich durch eine Verselbstständigung süchtiger Lebensmodi immer weiter verengen, glückt umso mehr, je überzeugender ein lebendiges Gegenüber seine eigene unbedingte Lebensbejahung zu vermitteln weiß. Glücksmomente, zufriedene Lebensphasen oder eine im Kern positive Lebenseinstellung sind keine unvereinbaren, »ideologisch nicht korrekten« Gegensätze zu einer kritischen Haltung gegenüber unserer Gesellschaft mit ihren krank machenden Tendenzen. Ihr »Ja« zum Leben trotz aller Widrigkeiten lassen Menschen spürbar werden, welche die Worte »Achtsamkeit«, »Selbstfürsorge« und »Mitgefühl« mit privater Lebenskunst füllen. Schwer fällt das eingefleischten Pessimisten, verkappten notorisch Unzufriedenen, gehetzten Zeitökonomen, unduldsamen Menschenverächtern, ideologischen Puristen oder engherzigen Rigoristen und unglücklich Resignierten. Sie halten sich aufgrund eigener »Lebensverengung« vorwiegend im Schatten des Lebens auf. Wer selbst mit dem Leben hadert, wird Menschen mit einem süchtig verengten Blick in die Welt wenig Heilsames zu bieten haben. Weitsicht setzt den offenen, möglichst unvoreingenommenen Blick auf das Leben mit seinen Möglichkeiten dagegen. Weitsicht erfasst Chancen wie Risiken und Grenzen, steht für Lebensmut, Zuversicht und ein überlebensfähiges Maß an Hoffnung. Wenn wir als Angehörige oder helfend Tätige an unserem Platz in der Welt eine solche innere Haltung ausstrahlen, die einer »Öffnung des Herzens« gleichkommt, werden weniger lebensbejahende beziehungsweise am Leben verzweifelnde Menschen uns des Öfteren sinngemäß oder wörtlich fragen: »Wie machst du das eigentlich in einer solchen Situation?« Wir dürfen ziemlich sicher sein, dass sie in solchen Augenblicken weniger den überlegt, geschweige denn überlegen daherredenden Besserwisser und schon gar nicht den Zweckoptimisten in uns suchen, sondern vielmehr die reale Person, welche selbst mit Höhen und Tiefen im Leben steht. Es ist ein Bestandteil der Realität, dass die Welt und das Leben nicht perfekt sind. Aber es nutzt ungemein der Lebensbejahung, jeden Tag aufs Neue Dankbarkeit zu empfinden und zu bezeugen für all das Schöne und Wunderbare, welches das Geschenk des Lebens für uns bereithält. Alles für selbstverständlich zu halten bringt jegliche Dankbarkeit zum Verstummen.

Innere Wüste: Das Verlorengeben der Glücksfähigkeit

Mit der gezielten Verwendung von Rauschdrogen und Suchtmitteln greifen die Nutzer der jeweiligen Stoffe regelhaft in ihren Gefühlshaushalt ein. Das machen die Konsumenten der legalen Droge Alkohol nicht anders als die Gebraucher illegalisierter psychoaktiver Substanzen. »Allein die Dosis macht das Gift«, denkt und sagt jeder, der den Gebrauch des Mittels seiner Wahl vor sich und anderen damit verteidigt, dass er ja die Kontrolle darüber habe. Im Übrigen ist es beileibe nicht die Dosis allein, welche das Gift ausmacht.

Alle Umstände im Wechselspiel zwischen der psychischen Struktur des Nutzers einer Substanz, den Ursachen, Umständen und Gepflogenheiten seines Konsums sowie den eigenmächtigen Seiten des gewählten Mittels können das »Gift« ausmachen, entscheiden mit darüber, welchen Weg der Mensch ab dem Zeitpunkt, zu dem er eine psychoaktive Droge in sein Leben hineinnimmt, letztlich geht. Da finden sich schöne »Reisewege« ebenso wie die Wege in die hässlichsten Abgründe. Es ist weder zu leugnen noch wegzudiskutieren, dass spezifische Substanzen himmlische Gefühle zu vermitteln imstande sind. Einschlägige Internetseiten sind voll von Erfahrungsberichten von Drogennutzern, die auf ihr Mittel schwören und bei seiner Einnahme das Blaue vom Himmel versprechen. Es gibt diese positiv erlebte Seite bei der Nutzung von Rauschdrogen, doch Lüge, Beschönigung und Selbstbetrug sind ständig drohende Begleiter in Liebesverhältnissen zu psychoaktiven Substanzen.

Die schöne oder »bestimmungsgemäße« Seite hochwirksamer

psychoaktiver Stoffe erleben nur ihre kompetentesten Nutzer, welche sowohl über das nötige Persönlichkeitsgerüst wie die erforderlichen allgemeinen Lebenskompetenzen und unabdingbaren drogenspezifischen Kenntnisse verfügen, um ihren Substanzgebrauch nicht bloß in eingebildeter Selbstüberschätzung, sondern in realiter so zu begrenzen, dass er sie in keine Turbulenzen in ihrem Leben stürzt.

Ein Großteil der Konsumenten legaler wie illegalisierter Stoffe zahlt über kurz oder lang einen höheren Preis für die Bekanntschaft mit den gewählten Mitteln, als ihnen lieb ist. Was im Kontakt mit chronischen und hoch dosierenden Suchtmittelgebrauchern immer wieder auffällt und betroffen macht, ist ihr Verlust der inneren Lebendigkeit. Mögen sie sich zu Beginn ihrer Karriere in ihrem Gefühlserleben sogar noch beflügelt sehen, im »siebten Himmel« oder »über den Wolken« schweben, ihre Droge »als das geilste Ding im Leben« empfinden, auf Dauer bewirkt der chronische Einsatz psychoaktiver Stoffe eine empfindliche Einschränkung der natürlichen Glücksfähigkeit. Die Gefühle verflachen, verarmen, ihre Farben und Tönungen verblassen. Grau- und Schwarztöne werden vorherrschend. Da Drogengebrauch ein aktives Geschehen ist, zu welchem der User seinen Teil beisteuert, gibt er seine eigene Lebendigkeit verloren, ohne je damit zu rechnen, dass er diesen Preis wird zahlen müssen:

> Einen jungen Mann, 25 Jahre, der sich jahrelang durch sämtliche Rauschdrogen durchprobiert hatte, die ihm die Natur und die Chemie anzubieten hatten, schüttelt es noch einmal durch, als er in einer Rückschau nach erfolgreicher Therapie, während der er seinen abgestorbenen Gefühlen wieder zum Leben verhalf, erklärt: »Am Schluss war ich nur noch ein einziger Eisklotz. Wenn jemand fest da draufgeschlagen hätte, hätte es nur noch geklirrt, und ich wäre in 1 000 Stücke zersprungen. Ich hab mich selber frieren machen, als ich keine Gefühle mehr gespürt hab. Ich konnte mich zwar noch dunkel erinnern, dass da irgendwann mal was anderes war, so was

> wie Glück, aber das war nur unscharf, weit weg im Nebel. Wenn ich am Anfang richtig gewusst hätte, wohin ich mit den ganzen Drogen geraten würde, ich glaube, ich hätte die Beine unter die Arme genommen und wäre gerannt, hätte da schon versucht, mich vor all dem zu retten, und nicht erst, als ich schon endgültig am Erfrieren war.«

Ein anderer, der noch tief im Drogensumpf drinsteckt, formuliert zumindest schon einmal seine Sehnsucht danach, was er noch erinnert: »Ich spul den Film zurück, bis zu dem Tag, bis zu jener Stunde, als es noch nicht weg war, das Glück.«

> Ein polytoxikomaner Klient, Anfang 20, stellt gleich seiner ganzen Generation ein wenig schmeichelhaftes Zeugnis aus, was deren Sensibilität und den Umgang mit Gefühlen anbelangt: »Ich finde, wir sind schon eine ziemlich krasse Generation. Unser Umgang miteinander ist eigentlich gnadenlos, selbst wenn wir so tun, als wären wir Freunde. Wenn wir miteinander reden, dann meistens mit dem schwärzesten Humor, voller Ironie, Spott, Zynismus. Das ist Fertigmachen pur, aber ganz normal. Entweder man wird verletzt, oder man gibt Paroli. Ob da jemand Drogen nimmt oder nicht, ist gar kein so großer Unterschied. In dem Ton reden alle miteinander. Die Schlimmsten sind allerdings die, die jeden Tag Speed, Pep oder Koks ziehen. Die halten sich für die Allergrößten. Alle anderen sind in deren Augen nur kleine Scheißer, die ohnehin von nichts eine Ahnung haben. Wirklich über Gefühle reden oder sie gar zeigen, das macht bei uns doch keiner. Die stehen alle vor ihrem Leben wie vor einem Ding.«

Weil viele, allzu viele, ein solches Empfinden teilen, entwickeln Rauschdrogen ihren eigenen Reiz, der verheißt, sich selbst besser zu spüren. Bei Bedarf zusätzlich verbrämt mit philosophischen Gedanken und Mythen, sollen sie die Welt aushaltbarer und bunter machen. Falls die Innenwelt der Konsumenten aber schon wenig belebt ist, bewirken selbst die psychoaktiv potentesten Drogen keine »blühenden Landschaften« mehr. Ein Amphetamin- und Kokainkonsument, der knapp an Heroin vorbeischrammte, meint denn auch:

> »Das war ein Kalter mit meinen Drogen, versprechen am Anfang alles und halten am Ende überhaupt nichts. Sie haben meine Seele angenagt, bis fast nichts mehr davon übrig war. Ich hab mich schließlich nur noch vor mir selbst geekelt. In mir war nur noch innere Wüste, alles wie ausgedörrt und vertrocknet. Ich schäme mich heute noch dafür, dass ich mal so drauf war. Und ich hatte ja noch Glück. Hätte mein Freund, der selber so einiges an Stoff genommen hat und es geschafft hat, davon loszukommen, mir nicht immer wieder von seiner Therapie hier erzählt, wer weiß, wo ich dann heute wäre. Das war schon die krasseste Flucht aus der Welt, die ich da betrieben habe.«

Chronisches Herummanipulieren an den eigenen Gefühlen durch den Einsatz psychoaktiver Stoffe verschluckt in einem schleichenden Prozess die lebendigen Höhen und Tiefen der Gefühlswelt. Wer sich in dieser Welt lange genug bewegt hat und aussteigen möchte, kommt nicht an der Notwendigkeit wie Selbstverständlichkeit vorbei, seine Kontakte zum Milieu aufzugeben und sich ein weitgehend drogenfreies Umfeld zu schaffen. Als Nüchterner hält es niemand mehr lange in Drogencliquen aus. Abstinent oder nüchtern in einer Clique gemeinsam Rauschdrogen gebrauchender Menschen zu sein, die vorwiegend durch diese Gemeinsamkeit zusammengehalten werden, »ist eine komische, kalte Welt. Eine Welt ohne Logik und Verstand, und eine Welt, in der du als nüchterne Person nicht mehr wahrgenommen wirst«. Eine, die genug davon hatte, resümiert nach dem erfolgreichen Ausstieg: »Ich könnte Wörter kotzen über diese kalte Welt.«

Besonders kalt und abgestorben erlebt wird die Welt auf Dauer durch den Gebrauch »weißer Drogen«, was eine 27-jährige Frau, die Zeugin war, wie sich ihr Partner an die entsprechenden Drogen verlor, fast poetisch in die Worte fasst: »Weiß ist nicht immer die Farbe des Friedens.« »Weißlich« ist auch eine Farbe machtvoller Rauschdrogen wie Kokain, Amphetamine oder Crystal, die dem Leben alles andere als Frieden bescheren.

Aus dem heilsamen zwischenmenschlichen Abc: Taktgefühl, Zuwendung und Güte

Eltern und sonstige Angehörige laufen Gefahr, zu verzweifeln und abgrundtief mitzuleiden, wenn sie hilflos mit ansehen müssen, wie die Menschen, die ihrem Herzen nahestehen, innerlich erfrieren und ersterben, bis jegliche Fähigkeit zur Freude aus deren Leben entschwunden ist:

> »Ich vermisse das Lachen bei meinem Sohn. Seit Jahren, als das mit den Drogen so schlimm wurde, kann mein Sohn nicht mehr wirklich lachen. Das ist das Schlimmste für mich. Wie soll ich aushalten, meinen Sohn nicht mehr lachen zu sehen?«, beklagt eine Mutter diesen Verlust.

Wie umgehen mit Drogenkonsumenten, die durch den chronifizierten Konsum der Mittel ihrer Wahl statt innerer Bereicherung Vereisung oder Verwüstung erfahren haben? Wie sich jemandem zuwenden, der wie »ein Häufchen Elend« dasitzt: hoffnungslos, gefühlsverarmt, verwirrt, unsicher, ängstlich, sich selbst anekelnd. Das hat nichts Geniales oder Grandioses mehr wie zu dem Zeitpunkt, »als man sich noch wie Gott fühlte und der Herrscher über das Universum sein konnte«. Es sei denn, es handelte sich um dissoziale Persönlichkeiten, die sich unbeirrt weiterhin überheblich aggressiv und arrogant zeigten. Ernüchterte süchtig Abhängige, die verzweifelt nach ihren Gefühlen suchen, gar überzeugt sind, niemals wieder welche verspüren zu können, weil sie so kaputt sind, benötigen hohe Dosen an Taktgefühl, Zuwendung und Güte. Die erste Zuwendung besteht darin, ihnen das Gefühl zu vermitteln, trotz ihres momentanen Zustandes als Mensch mehr und etwas anderes zu sein als ein bloß süchtig Abhängiger. Hinter dem Abhängigen bleibt ein Mensch, der liebenswert und willkommen sein kann. Wer die ungläubigen, zweifelnden, aber sehnenden Blicke derjenigen, die sich verloren haben, kennt, weiß, wie wichtig es ist, dass dieses »Willkommen« innerlich bei ihnen ankommt.

Eine nächste Zuwendung kann beinhalten, ihnen auf der Sachebene die Zusammenhänge zwischen ihrem Drogengebrauch und ihrer verlorenen Glücksfähigkeit und Lebendigkeit zu erklären. Viele Nutzer von Drogen haben zwar alles Mögliche über die Stoffe gelesen. Dennoch haben sie keinen Schimmer davon, was die spezifischen Wirkstoffe der Substanzen im Zusammenspiel mit ihren ebenso spezifischen Rezeptoren im Gehirn dort an Unordnung und Regulierungschaos angerichtet haben. Die neuere Hirnforschung gibt uns hier Informationen an die Hand, aus denen wir Hoffnung erlaubende Argumentationshilfen abzuleiten vermögen. Das tut mitbetroffenen Angehörigen ebenso gut wie den Abhängigen selbst. In der Regel ermöglichen verständliche, nachvollziehbare Erklärungen eine erste zögerliche innere Aufrichtung der Menschen, die zu sich zurückzufinden versuchen. Sie brauchen sich nicht länger hoffnungslos ausgeliefert zu fühlen an ihre schlechten Drogenfilme, in welchen sie die tragende Hauptrolle spielen, wenn sie ihr dunkles Loch sowie ihren Weg zurück ans Licht sachlich wie zeitlich angemessener einzuschätzen wissen. Wo tiefste Resignation durch ein Samenkorn Hoffnung ersetzt wird, keimen anschließend weitere Gefühle. Diese Gefühle erhalten Namen. Die Worte kehren zurück und bedeuten wieder etwas Fühlbares. Taktgefühl bei der Wahl der Worte und Zuwendung in Gestalt von Güte und Herzenswärme unterstützen das »Auftauen« der »Erfrorenen«.

Kommen Sie als Angehörige oder Familie in dieser Phase an Ihre Grenzen, suchen Sie sich professionelle Unterstützung. Begegnen Sie dabei einem Helfer mit innerer Güte, sind Sie an einer richtigen Adresse. Güte als unbeirrbare innere Haltung wirkt aus sich heraus verändernd. Wer als Helfer, Sucht- oder Psychotherapeut nicht bloß gesprächstherapeutisch verbal, sondern alternativ auch mit imaginativen Methoden und dem Körper zu arbeiten versteht, verfügt über zusätzliche Instrumentarien, die Gefühle der Klienten anzusprechen, sie aus der »Unterkühlung« wieder in »wärmere Gefilde« und an die Grenzen der Haut zu locken.

Mit Menschen, die aus eigener Motivation oder mit Unterstützung von Angehörigen oder sonstiger Dritter in Beratung oder Therapie kommen, gelingt der Prozess der Revitalisierung in aller Regel. Es sind Highlights in jeder Drogen- und Suchttherapie, wenn durch chronischen Substanzgebrauch gefühlsverarmte Klienten ihr Lachen wiederentdecken und die Erlebnisfähigkeit, sich durch eigene Gefühle statt durch die flüchtigen Wirkungen von Rauschmitteln »anturnen« zu lassen.

Verächtlichkeit: Die Preisgabe von Werterfahrung

Als menschliche Wesen sind wir ständig – bewusst wie unbewusst – darum bemüht, unserem Selbstwertgefühl eine stabilisierende Richtung zu verleihen. Normalerweise regulieren wir unseren Selbstwert in einer tolerierbaren Bandbreite so, dass wir zwar Höhen und Tiefen durchleben, uns mal mehr, mal weniger gut mit uns selbst fühlen, aber grundsätzlich nicht die Achtung vor der eigenen Person verlieren. Unser Selbstwert bleibt stabil erhalten. Wer sich in seinem Leben von Geburt an willkommen und wertgeschätzt fühlt, wird sich selbst und andere im Wesentlichen achten lernen. Menschen, welche jedoch kein ausreichendes Maß an Wert stiftender Zuwendung erfahren durften, sind genötigt, mit einem Selbstheilungsversuch darauf zu reagieren. Entweder es gelingt ihnen über emotional korrigierende Erfahrungen, sich ein Selbstwertgefühl zu erarbeiten, oder sie leben dauerhaft mit einem brüchigen Selbst, das sie nur unfertig zu stabilisieren vermögen. Im Extremfall verinnerlichen sie durch eine Überdosis erfahrener Missachtung ein nicht aushaltbares Maß an Selbstverachtung als Bürde fürs Leben. Sie fühlen sich bloß unwert: »Keine Achtung vor mir selbst, keine Achtung von anderen mir gegenüber, VERACHTUNG«, wird dann im Leben buchstäblich großgeschrieben. Der verzweifelte Zugriff auf ausgesuchte psychoaktive Substanzen, welche aufgrund ihrer spezifischen Wirkungen geeignet sind, das verletzte Selbstwertgefühl illusionär aufzublähen, mag ihnen als zeitweilige Notlösung dienen. Auf Dauer zaubert allerdings keine Droge Selbstachtung herbei. Der magische Problemlösungsversuch scheitert auch in seiner ständigen Wiederholung kläglich. Auf lange Sicht führt er sogar zu noch tieferer Selbstverachtung. Andere Menschen können aus dieser Position heraus idealisiert oder für wenig wert erachtet werden. Die sich generalisierende Preisgabe aller Wertigkeiten umschließt am Ende das eigene Leben, die seelische und leibliche Unversehrtheit anderer Menschen sowie die Bewahrung fremden Eigentums. »Egoshooter«-Drogen beschleunigen den Prozess des Verlusts von Werterfahrung über die Grandiositätsschiene. Das Ego schwingt sich zum alleinigen Maß der Dinge auf. Rücksicht wird zum Fremdwort. Alkohol dagegen fordert langfristig seinen Preis, indem er den süchtigen Trinker gegen Ende seiner Karriere jeglichen Rests an menschlicher Würde beraubt.

Die egomanische Verächtlichkeit für menschliche Werte erlebte ich in den Anfangsjahren meiner Arbeit als Suchttherapeut sehr ausgeprägt in der Person eines Kokain gebrauchenden Sohnes aus begüterter Familie. Er kam zu mir in die Drogenberatung, weil ihm das Wasser aufgrund mehrerer Haft- und Vollstreckungsbefehle bis zum Halse stand und ein naher Verwandter ihm abverlangte, mich aufzusuchen. Vor mir saß ein groß gewachsener Mann, Anfang 30, smart, modisch, aber nicht übertrieben gestylt. Er machte zwar einen gewinnenden Eindruck auf mich, aber ich ahnte, dass er mit allen Wassern gewaschen war. Mich fröstelte etwas in seiner Gegenwart. Er sah mich lange abschätzend an und war um dominante Überlegenheit bemüht. Hinter seiner Fassade wirkte er wie ein zu groß geratener Junge, der zu verbergen suchte, wie sehr er innerlich am Rockzipfel seiner verstorbenen Mutter hing. Der Klient verfügte über ausgesuchte Umgangsformen. Mit ihrer Hilfe sowie seinem jungenhaften Charme war es ihm zeitlebens gelungen, alle Menschen um ihn herum auf Anhieb für sich einzunehmen, privat wie beruflich. Er wickelte sie nach allen Regeln der Kunst um den Finger. Niemand traute ihm Böses zu, obgleich er frühzeitig das Spiel beherrschte, die Menschen nach Strich und Faden auszutricksen und ohne Rücksicht auf Verluste seine Interessen durchzusetzen.

Dort, wo andere Urlaub machen, war er jahrelang in windigen Finanzgeschäften tätig. Er lebte auf großem Fuß, brachte in Casinos und im täglichen Luxusleben schwindelerregende Summen durch, orderte eine Nobelkarosse nach der anderen. Er kokste sich durch die Dauerparty seines Lebens und verlor über den Kokaingebrauch zunehmend die Kontrolle über seine Geschäfte. Sein Crash kam, als der ganze betrügerische Schwindel platzte, seine Frau ihn verließ und die gemeinsame Tochter mitnahm. Allein wenn er von dieser Tochter sprach, kam Wärme in seine Stimme. Ansonsten strahlte er kalte Gleichgültigkeit gegenüber den von ihm geschädigten Menschen aus. Er ließ keinerlei Verantwortlichkeit gegenüber seinen krummen Geschäften erkennen, sah sie eher wie Geniestreiche und arbeitete weiterhin trickreich daran, sich jeder Verantwortung entziehen zu können. Durch geschicktes Taktieren gelang ihm sogar die Umgehung der gegen ihn anhängigen Vollstreckungs- und Haftbefehle. So konnte er sein eigenes inneres System weiterverfolgen, ohne sich zu irgendeiner freiwilligen Veränderung veranlasst zu sehen.

Seine Termine bei mir waren für ihn eine Kompromissbildung. In einem Rest von Selbsterkenntnis suchte er zwar meine Einschätzung hinsichtlich seines Kokainkonsums, einen klaren Arbeitsauftrag seine Person betreffend wollte er mir aber nicht erteilen. Sein Ziel war eher, durch einige Termine in der Drogenberatungsstelle bei seiner Frau im laufenden Scheidungs- und Sorgerechtsprozess für »gut Wetter« zu sorgen. Er hätte seine Frau gerne zurückgehabt, wenn auch mehr aus narzisstischen Gründen denn aus echter Zuneigung heraus. Beratung und Therapie wurden vom Klienten verbucht wie

Partyfeiern. Er suchte keine realistische Konfrontation mit sich selbst und seinem zu verantwortenden Verhalten, sondern ein konfliktloses Schlaraffenland von »Milch und Honig« nach dem Motto: »Wasch mir den Pelz, aber mach mich nicht nass.«

Ich verhielt mich dem Klienten gegenüber glasklar. Selbst wenn er nicht ganz freiwillig gekommen war, lag in seinem Kommen doch eine winzige Chance, seinem Leben durch veränderte Wertigkeiten eine neue Richtung zu geben. Ich vereinbarte mit ihm zehn »Probesitzungen« unter der Bedingung, dass er über jede Stunde ein schriftliches Protokoll seiner Gedanken und Kommentare anfertigte. Er willigte in diese Aufgabe ein und absolvierte sie auf seine unnachahmliche Art, die den Zwiespalt zwischen Veränderungsabsicht und Distanzierung von jedweder Verbindlichkeit unterstrich.

In seinen Protokollen blitzten kurzzeitig Esprit, Nachdenklichkeit und Abwehr gleichermaßen auf. Doch nach den ersten Terminen setzte sich bereits die alte Struktur des Klienten wieder durch. Er begann, mich, seine Frau, seinen Vater, Staatsanwälte, Gerichtsvollzieher und Gläubiger zu entwerten, erschien nicht zu vereinbarten Stunden, rief Tage später an und bat: »Geben Sie mir bitte noch eine Chance« Mal kam er, mal nicht, seine Motivation fiel in sich zusammen wie ein Kartenhaus. Zumal er trotz inzwischen aufgebauter Drohkulisse gegenüber seiner Frau weder erreichte, den Scheidungs- und Sorgerechtsprozess in seinem Sinne zu beeinflussen, noch vermeiden konnte, eine hohe Zahl von Arbeitsstunden antreten zu müssen. Alles wurde ihm lästig und zu viel. Schließlich brach er die gemeinsame Arbeit ganz ab, um weiterhin unter seinem Eispanzer zu bleiben. Das Letzte, was ich von ihm hörte, war, dass er wieder als Mitarbeiter in eine Finanzdienstleistungsfirma eingestiegen war. Statt sich aus seinem Kokon auszuwickeln und zu entwickeln, spielte er also lieber das vertraute Einwickeln weiter.

Diese kurze Behandlung war schnell beendet, weil sie nicht glückte. An keinem Punkt ließ ich meinen Klienten im Unklaren darüber, wie ich mich ihm und seinem berichteten Verhalten gegenüber positionierte. Doch verlor ich als Therapeut und Mensch, den er zu Beginn noch schätzte, schnell an Unterhaltungswert für ihn, als er konstatieren musste, dass realistische Neuperspektiven für ihn die missliebige Vertreibung aus seinem illusionären »Land von Milch und Honig« bedeutet hätten.

Im Nachhinein kann ich dem Klienten innerlich dankbar sein, weil er mich lehrte, nicht mit Ablehnung, Zorn oder moralischer Überlegenheit auf seine Provokationen zu antworten. Was würde ich heutzutage anders machen? Ich würde dem Klienten anbieten, seinen »Eispanzer« anzutauen durch Methoden, wie ich sie weiter hinten im Buch als Hilfe zur Selbstheilung vorstellen werde, z. B. durch die Imaginationsübung »Die goldene Schale der Vergebung«.

Aus dem heilsamen therapeutischen Abc: Positionierung im Alltäglichen nebst Mut und Kraft zur Vergebung

ABC

Gegenüber Verächtlichkeit ausstrahlenden »Ichlingen« und »Egomanen«, die durch offenkundige illegale oder kriminelle Machenschaften, durch gemeinhin moralisch fragwürdiges oder eindeutig grenzüberschreitendes Verhalten den augenscheinlichen Verlust irgendwelcher Wertvorstellungen belegen, sollten wir uns als Angehörige wie Menschen in Helferberufen angemessen zu verhalten wissen. Ihr Verhalten moralisierend zu kommentieren schlägt sie in die Flucht. Obendrein erreichen wir dadurch bloß eine weitere Demontage ihres ohnehin beschädigten Selbstwertgefühls. Betuliches Herumeiern um das, was in ihren Familien wirklich vorgeht, oder auf die Spitze getriebenes Verständnis für ihre Herkunftsgeschichte helfen aber ebenso wenig weiter. Gefragt ist zweifellos unsere eigene feste Positionierung im Alltäglichen. Das schließt das Vorleben menschlich authentischer Werterfahrungen ein. Zwar dürfen wir nicht das Recht für uns in Anspruch nehmen, uns zum alleinigen Maß der Dinge emporzuschwingen. Aber für das unzweideutige Einnehmen von Positionen, was in zwischenmenschlichen und sozialen Beziehungen verträglich ist und was weniger, dürfen wir einstehen.

> Was heißt das im konkreten Fall? Ein Vater erbleicht an der Kasse im Supermarkt, als er den Einkauf bezahlen möchte und schlagartig realisiert, dass sein Drogen missbrauchender Sohn ihm erneut 50 € aus dem Geldbeutel gestohlen hat. Nicht zum ersten Mal, aber er glaubte diese Phase überwunden. Erneut kochen abgrundtiefe Enttäuschung, Trauer und flammender Zorn in ihm hoch. Er erbleicht derart, dass ihn die Kassiererin ganz beunruhigt fragt, ob etwas nicht in Ordnung sei. »Nein, nein«, antwortet er und rettet sich erst einmal aus der ihm peinlichen Situation, indem er mit seiner Kreditkarte bezahlt. Innerlich spielt er schon seine Möglichkeiten durch, wie er seinem Sohn nach diesem erneuten Vertrauensbruch begegnen wird. Zumal er genau weiß, wie dieser reagieren wird: »Bin ich jetzt automatisch für dich wieder der Schuldige? Wieso kann es nicht meine Schwester gewesen sein?«, würde der antworten und obendrein Zweifel und Zwietracht säen.

Was würden Sie tun? Es ist gar nicht so unwahrscheinlich, dass Sie als Elternteil bereits selbst mit Bestürzung und Ungläubigkeit erleben mussten, wie Sie von einem süchtig agierenden Kind bestohlen wurden. Oder die Situation kann noch auf Sie zukommen, weil sie leidvolle Erfahrung für so viele Eltern ist.

Beim ersten Mal werden Sie mit hoher Wahrscheinlichkeit an Ihrer Wahrnehmung zweifeln, überlegen, wo Sie den fehlenden Geldschein vielleicht doch selbst ausgegeben haben. Ihr Mutter- oder Vaterherz wird nicht glauben wollen, dass Ihr eigenes Kind Sie bestiehlt. Aber irgendwann wird Sie die bittere Erkenntnis treffen wie ein Schlag.

Überziehen Sie Ihren Sohn oder Ihre Tochter dann mit heftigen Vorwürfen? Beschuldigen Sie ihn/sie des Diebstahls? Verlieren Sie die Fassung, und schreien Sie Ihr Kind vor Wut und Ohnmacht an? Lassen Sie Ihre Trauer und Enttäuschung spüren? Schlucken Sie die niederschmetternde Erfahrung resignativ hinunter und leiden stumm vor sich hin, Ihrem Kind die kalte Schulter zeigend? Fangen Sie an, Ihr Geld und andere Wertsachen wegzuschließen? Wie sollen vorhandene Geschwister ihr Hab und Gut schützen, das vertickt werden könnte, um an Geld zu kommen? Sehen Sie eher eine Chance oder konkrete Möglichkeit, mit Ihrem Kind eine zeitnahe Vereinbarung zu treffen, den Schaden wiedergutzumachen, damit es selbst wieder von seinem schlechten Gewissen entlastet ist?

Das einzig gültige und stimmige Antwortverhalten gibt es nicht. Eltern probieren im Ernstfall manches aus und vermutlich auch vieles, das nicht weiterhilft. Denn leider werden die meisten Eltern von solchen Situationen völlig unvorbereitet getroffen. Sie stellen sich auf eine derart veränderte Realität erst ein, wenn sie eingetreten ist, und wachsen dann mit den Herausforderungen. Was aber nie weiterhilft, ist zorniges Wüten, da es die Situation bloß eskalieren lässt. Zudem ist es für jeden süchtig abhängigen oder gefährdeten jungen Menschen eine willkommene Einladung, seinerseits aggressiv zu werden, um sich von den an ihm nagenden Selbstvorwürfen zu befreien. Damit drehen sich alle Beteiligten im Kreis.

Der an der Kasse im Supermarkt erbleichende Vater hat mithilfe einer Elterngruppe erst einmal gelernt, seine zornigen Ausbrüche zu mäßigen und in ruhigem, aber entschiedenem Ton mit seinem Sohn zu sprechen. Seine Frau fürchtete die Situationen, in welchen er seinen Sohn des Öfteren ungebremst anschrie und beide sich am Ende nur hilflos wiederfanden. Ruhe bewahren kostet ihn Überwindung, aber seither bessert sich die familiäre Situation langsam, aber stetig.

Auch schwierige, in ihrer süchtigen Dynamik verfangene junge wie erwachsene Menschen haben einen menschlichen Anspruch darauf, dass wir ihnen mit Anstand und Wertschätzung begegnen, unabhängig von ihrem angesammelten »Schuldkonto«. Eine wirksam aufgenommene Dosis an Werterfahrung kann sie ermutigen, ihre innere Landschaft umzubauen und neue Werte im Binnenverhältnis zu sich selbst sowie zu ihren Mitmenschen zu etablieren. Durch hartnäckiges Verweigern von Veränderungsbereitschaft vermögen sie ihre Chancen allerdings auch zu verwirken. In diesen Fällen dürfen Angehörige wie in helfenden Berufen Tätige von sich aus den weiteren Kontakt zu ihnen begründet beenden. Bisweilen ist es eine Gratwanderung, wieweit wir Menschen, die ihren Selbstwert eingebüßt und soziale Werte preisgegeben zu haben scheinen, mit sich selbst konfrontieren. Doch wenn wir über wohldosiertes Fingerspitzengefühl verfügen, gestatten sie uns häufig Erstaunliches und erweisen sich bereit, gemeinsam den Weg der Umkehr zu beschreiten.

Um den Weg der Umkehr einzuschlagen, ist nichts so hilfreich wie Verzeihen und Vergebung. Gleichzeitig ist es für alle Seiten die größte Herausforderung. Nahezu alle Menschen tragen Bürden durch ihr Leben, die bloß noch auf den Schultern, dem Gemüt, dem Herzen oder der Seele lasten, weil wir etwas nicht verziehen und vergeben haben. Wirkliche, von Herzen kommende Vergebung erfordert Mut und Kraft. Ist sie vollzogen, entlastet und befreit sie. Auch im Geflecht von Sucht und Abhängigkeit stellt sich letztlich immer die Frage der Vergebung: »Was möchte und sollte ich mir selbst vergeben?«, »Was möchte und sollte ich meinem Kind vergeben, und wie finde ich die Kraft dazu?«, und: »Was möchte und sollte ich mir selbst als Drogen Missbrauchender oder süchtig Abhängiger mit angesammeltem Schuldkonto vergeben, um umkehren zu dürfen?«

Ohnmacht: Die verheerende Macht der Hilflosigkeit

Das Einpflanzen von Ohnmacht und Hilflosigkeit gehört zu den mächtigsten Waffen im Arsenal Drogen gebrauchender oder süchtig abhängiger Menschen. Hinsichtlich von Handlungsfähigkeit nötigen sie ihrer Umwelt geradezu den Offenbarungseid ab. Wir finden Mütter und Väter ohnmächtig vor ihren Söhnen und Töchtern, Lehrer verunsichert vor ihren Schülern, Ärztinnen ratlos gegenüber Patienten, Therapeuten oder Sozialarbeiterinnen mit ihren Klienten auf der Stelle tretend.

Bei vielen suchtartig agierenden oder abhängigen Menschen ist das eigene überwältigende Gefühl hilflosen Ausgeliefertseins zutiefst empfundene Selbstüberzeugung, da kein Gefühl von Urheberschaft und Wirksamkeit überdauert hat. Wir brauchen bloß zu hören, wie Drogen missbrauchende oder süchtige junge Leute ihr Ohnmachtsempfinden in Worte kleiden: »Ich kann gar nichts mehr tun«, »Ich schaffe das einfach nicht mehr«, »Ich sehe kein Licht mehr im Dunkeln«, »Mir gelingt nie etwas«, »Ich kann nie etwas richtig machen«, »Ich bin ein Versager auf der ganzen Linie«, »Immer ziehe ich bloß die Arschkarte«, »Am liebsten wäre ich gar nicht mehr da«, usw. Nach der wie ein ehernes Gesetz wirkenden Selbstüberzeugung: »Wenn etwas nicht gelingt, gelingt alles nicht«, dreht sich die Versagensspirale immer weiter.

Doch das ist bloß die eine Seite des Hervorrufens von Hilflosigkeit. Die andere Seite zeigt uns Menschen, die in vielen Belangen zwar überaus durchsetzungsfähig sind, aber gezielt, trickreich und absichtsvoll die Karte Hilflosigkeit spielen, um ihr soziales Umfeld, einschließlich beteiligter Helferpersonen, zum Agieren zu bewegen. Unterstützende Angehörige sowie in Helferberufen Tätige mit jeweils unzureichend reflektiertem Helfersyndrom sind ihre bevorzugten Opfer, da sie sehr genau wissen, welche Knöpfe sie bedienen müssen, damit jene für sie aktiv werden.

In ihrem Selbstwertgefühl beschädigte, sich im Kreislauf der Sucht drehende Menschen, welche nur noch über ein rudimentäres Selbstgefühl von Urheberschaft und Wirksamkeit verfügen, lassen auch andere gern Ohnmacht und Hilflosigkeit verspüren. Bei jedem wohlmeinenden helfenden Gegenüber setzen sie bewusst oder unbewusst ihre Energie darein, ihm die Wirkungslosigkeit der angebotenen Hilfe zu demonstrieren. Eltern können sich als völlig unzulänglich, gar als Rabeneltern empfinden, sonstige Angehörige wie an die Wand gefahren. Der Arzt in seiner Praxis erkennt sie als Patienten, an denen alle wohlmeinenden Appelle zu gesundheitsförderlicherem Verhalten fruchtlos abprallen. Als Psychotherapeuten oder psychosoziale Helfer fühlen wir uns von ihnen mitunter schachmatt gesetzt. Sie lassen uns mit allen Interventionen systematisch ins

Leere laufen, zeigen sich hartnäckig widerständig, unmotiviert zu Veränderung, machtvoll in der Verweigerung gemeinsam bewirkter Fortschritte. Wer diesen Mechanismus der süchtigen Beziehungsstruktur nicht so gut kennt, dass er ihn unschädlich zu handhaben versteht, wird sich leicht peinigenden Unzulänglichkeitsgefühlen ausgesetzt sehen. Das Gefühl eingepflanzt zu bekommen, eine Rabenmutter, ein schlechter Vater, ein lausiger Arzt, Therapeut oder sonstiger Helfer zu sein, ist schwer zu ertragen und provoziert Gegenwehr.

Die verheerende Macht der Hilflosigkeit kann nicht nur in asymmetrischen zwischenmenschlichen Beziehungen, sondern auch in symmetrischen Peergroup-Beziehungen von Gleich zu Gleich Stillstand bewirken. Oft sind es Freunde, die massiv unter der Ohnmacht leiden, Drogen gebrauchende Gleichaltrige auf der Beziehungsebene nicht mehr erreichen zu können. So setzt ein junger Mann seine ganze hilflose Klage ins Internet, um seiner Seele Luft zu machen:

> »Ich bin keineswegs ein strikter gegner von drogen oder so, im gegenteil sie faszinieren mich durchaus. ich finde es einfach schade, wenn man sein ganzes leben durch eine droge kaputt macht, von der man im prinzip von anfang an weiss, dass sie das potential dazu hat. für mich persönlich ist es sehr schwierig, zu akzeptieren, dass die menschen, die ich gern habe das wagnis eingehen, ihr leben derart durcheinanderzubringen oder sogar unwiederbringlich zu zerstören. vor allem wenn ich sie von ihren träumen reden höre, von ihren ideen (die leute sind nicht blöd ...) kann ich diese leichtsinnigkeit schwer nachvollziehen. es macht mir angst, macht mich hilflos.«

Das über unseren Selbstwert befindende Gefühl von Urheberschaft und Wirksamkeit ist nicht bloß im Drogen gebrauchenden oder süchtig abhängigen Klienten aktiv, sondern ebenso in jedem Menschen seines sozialen Umfelds. Niemand möchte sich hilflos gemacht sehen, nicht Mütter und Väter, nicht Geschwister, nicht Großeltern, nicht Partner und Partnerinnen, nicht Freunde und schon gar nicht Menschen, deren Beruf es ist, zu helfen. Von ihrem menschlichen Selbstverständnis her werden alle dagegen aufbegehren, es sei denn, sie können sich in wohlverstandener Demut fügen vor Umständen, welche zu verändern ihnen nicht gegeben ist. Wer nicht gelernt hat, sich im Falle eines Falles in Demut zu fügen, tappt leicht in die Falle, unbedingt etwas tun und bewirken zu müssen. Sie ist eine typische Falle im Geflecht der süchtigen Dynamik.

Sind »Sorgenkinder« erfolgreich in ihrem Bestreben, selbst die wohlgesonnensten Eltern oder Helfer zum wirkungslosen Scheitern zu verurteilen, braucht es dringend das Verständnis für die familien- und suchtdynamischen Zusammenhänge sowie ein gerütteltes Maß an menschlicher Erfahrung, um mit den aktivierten Ohnmachtsgefühlen so umzugehen, dass wir sie unschädlich zu machen verstehen. Wir sind gehalten, sie in uns selbst zu entmachten. Lassen wir uns dagegen zum Agieren mit noch größerer Anstrengung bei unseren Hilfsangeboten hinreißen, sind wir in die Falle gegangen. Mit hoher Wahrscheinlichkeit sehen wir uns im Anschluss von Selbstzweifeln und Unzulänglichkeitsgefühlen gepackt, in dem Fall allerdings mit einer gewissen selbst zu verantwortenden Berechtigung, da wir unsere Hausaufgaben an lernender Erfahrung nicht erledigt haben. Um solchen Verwicklungen zu entgehen, ist durchgängige Achtsamkeit im Umgang mit der eigenen Selbstfürsorglichkeit das Mittel der Wahl. Direkt verwickelten nahen Angehörigen fällt das häufig so schwer, dass sie sich einen achtsamen Umgang mit sich selbst kaum erlauben können, wenn es ihrem Kind oder Partner schlecht geht.

Behalten Drogen missbrauchende oder süchtig agierende Menschen die Oberhand über uns, indem sie jedwede angebotene Unterstützung blockieren, erweisen sie sich als machtvoll im Produzieren von Ohnmacht und Hilflosigkeit. Ihr Sieg ist aber ein Pyrrhussieg, der auf sie selbst zurückfällt. Er bindet sie verstärkt an ihr selbstschädigendes Verhalten und trennt sie durch dessen unbeirrbare Weiterverfolgung immer weiter vom Fluss des Lebens. Der Gegner Sucht fordert so immer wieder neue Opfer. Es gehen Menschen verloren, die sich mit keinem Mittel der Welt davon abhalten lassen, ihre süchtige Karriere bis zum bitteren Ende fortzusetzen. Für deren Familien bringt das unfassbares Leid mit sich.

ABC Aus dem heilsamen zwischenmenschlichen Abc: Vertrauen, Zutrauen und Demut

Gegen lähmende Hilflosigkeit ist beständiges, für die Betroffenen glaubwürdig dosiertes Vertrauen und Zutrauen in deren Entwicklungspotenzial ein probates Mittel. Zunächst brauchen Eltern, sonstige Angehörige sowie professionelle Helfer allerdings ein auf realistischer Selbsteinschätzung beruhendes Vertrauen in die eigenen Stärken und menschlichen Kompetenzen. Nur wer an die Erfolge des eigenen Handelns glaubt, vermag sich klein und hilflos fühlende, süchtig agierende Menschen zu bestärken. Entnervte, sich gescheitert fühlende Mütter und Väter können über ein gebrochenes Herz leicht zum Risiko für sich selbst werden. Ausgebrannte Helfer werden zu hilflosen Helfern, welche in keinem Klienten mehr den Glauben an dessen Fähigkeiten zu entfachen vermögen. Hilflosigkeit nährt und unterhält sich selbst, sofern sie nicht durch Zutrauen und die Verbuchung von Erfolgserlebnissen wirksam durchbrochen wird. Die Hilflosigkeit ihrer verheerenden Dauerwirkung zu berauben, indem wir auf die Selbstheilungskräfte und die daraus erwachsenden Chancen von in der süchtigen Dynamik verfangenen Menschen vertrauen, vermag in deren Selbstwahrnehmung erste kleine Wunder zu bewirken. Wer sich aufgrund fehlender Wertschätzung nichts mehr zutraut, ist auf Ermutigung von außen angewiesen, um Schritt für Schritt ein neues Gefühl von Urheberschaft und Wirksamkeit aufbauen zu können. In jedem sich noch so ohnmächtig fühlenden Menschen existieren Inseln von Wirkmächtigkeit, versprengte Fähigkeiten und Ressourcen, an die wir anknüpfen können, damit Entmutigte wieder verstärkt die Erfahrung machen dürfen, mit dem eigenen Handeln doch etwas erreichen zu können. Ist deren Blick einseitig auf die eigene Unfähigkeit fixiert, filtern wir aus all dem, was ihnen misslingt, die Kleinigkeiten heraus, die sie gut oder besser meistern, für die ihnen selbst der Blickwinkel verstellt ist. Je nachdem, von wo wir entmutigte Menschen innerlich abholen, kann bereits die anerkennende Würdigung der winzigsten Fertigkeit für sie eine als »Aufbauer« verbuchte Bestätigung sein. Das ist für alle Beteiligten ein Geduldsspiel, vor allem, wenn die Geduld aufgrund der Brenzligkeit der Situation bereits am seidenen Faden hängt.

Sofern als Selbstüberzeugung verinnerlichte »Killersätze« wie: »Das schaffst du nie«, »Du bist total unfähig«, »Aus dir wird nie etwas werden«, oder: »Du bringst doch nie etwas richtiges zustande«, von den eigenen Eltern ins Lebensskript eingeschrieben wurden, haben diese Eltern verständlicherweise erst einmal wenig Chancen, Drogen gebrauchenden oder verhaltenssüchtigen Kindern noch hilfreich zu sein. Unterstellen wir fehlerhaften Eltern keine Böswilligkeit und gehen wir obendrein davon aus, dass kein Vater und keine Mutter sich zum Ziel setzt, ein eigenes Kind an Drogen oder Suchtverhalten zu verlieren, so sind alle Eltern lern- und selbst veränderungsfähig. Sind erst einmal Drogen im Spiel, werden alle Karten neu gemischt. Kommen dann Sucht- und Drogenberatung oder gar Familientherapie ins Spiel, können alle Beteiligten Hilfe zur Selbsthilfe erfahren.

Sind wir allesamt in Fällen fortgeschrittenen Suchtverhaltens keine Traumtänzer und blind für die Realitäten, kommen wir in zwischenmenschlichen Beziehungen mit vom Leben ausgesprochen benachteiligten Menschen kaum an der Erkenntnis vorbei, dass sie in dieser Gesellschaft tatsächlich nur noch eine eingeschränkte Chance auf ein erfülltes Leben haben. Wir mögen das mitfühlend bedauern, es macht in dem Fall indes keinen Sinn, ihnen Lebensmöglichkeiten vorzugaukeln, von denen sie selbst wissen, dass sie illusionär sind. Es gibt die Grenzen des Erreichbaren, selbst wenn das in unserer Machbarkeitsgesellschaft außerhalb des »politisch korrekten« Diskurses steht. Grenzen anzuerkennen ist weder für die direkt Betroffenen selbst noch für Angehörige oder Helfer ein Eingeständnis hilfloser Niederlage, sondern vielmehr ein Zeichen für die Fähigkeit zu realitätsbezogener Selbst- und Fremdeinschätzung und für wohlverstandene Demut.

Grenzverletzung: Die Macht der chronifizierten Übergriffigkeit

In dieser Welt voller Aggressionsbereitschaft sind Grenzüberschreitungen im konkreten wie übertragenen Sinne an der Tagesordnung. Die Würde des Menschen, seine leibliche wie seelische Unversehrtheit, ist selbst dort antastbar geworden, wo sie per internationalen Übereinkommen oder nationalen Verfassungen feierlich für unantastbar erklärt worden ist. Die gelebte Realität ergibt ein anderes Bild.

Das weltweit bestens organisierte Suchtmittel- und Drogengeschäft ist in seiner hierarchischen Struktur von oben nach unten eine einzige chronisch übergriffige Angelegenheit, welche auf struktureller wie personeller Gewaltbereitschaft beruht und auch noch den letzten kleinen Ameisendealer umfasst. Der Normalbürger hat in diese raue Welt eher wenig Einblick. Selbst seine schaurigsten Fantasien über diese Welt reichen kaum an deren Realität heran.

Chronische Übergriffigkeit begegnet uns in vielerlei Art. Die legale grenzüberschreitende Werbung, mit welcher Kinder, Jugendliche und Erwachsene zum Zugriff auf legale Rauschmittel oder Computerspiele bewegt werden sollen, wird nicht einmal mehr als Übergriffigkeit erlebt. Sie ist als allgegenwärtiger Manipulationsversuch ein marktwirtschaftliches Instrumentarium zur Steigerung des Bruttosozialprodukts. Der Griff Jugendlicher in den Geldbeutel von Eltern ruft privates Entsetzen, Beschämung und Wut hervor. Handtaschenraub, Diebstähle von Rezeptblöcken und Medikamenten in Arztpraxen, Einbrüche in Apotheken erscheinen bestenfalls als Randmeldungen in der lokalen Tagespresse. Die Beschaffungskriminalität mancher Drogenabhängiger richtet sich willkürlich gezielt auf das Hab und Gut sowie die körperliche Unversehrtheit einzelner Menschen, die mehr oder weniger zufällig zum Opfer werden.

Im ganz normalen Alltag sind es vorwiegend die allgegenwärtigen übergriffigen Verbalattacken, die ihren menschlichen Tribut fordern. Sei es als sich gegenseitig fertigmachende »Normalität« von Kindern und Jugendlichen in Schulen, auf der Straße oder in sozialen Netzwerken, seien es die Attacken und Betrügereien von Drogengebrauchern untereinander oder die verbalen Rundumschläge süchtig agierender Jugendlicher sowie Erwachsener gegenüber Menschen, die ihnen ihre Hilfe anbieten.

Süchtig Abhängige, die in ihrer Lebensgeschichte wenig positive Seelennahrung erhalten und sich folglich selbst nicht zu achten gelernt haben, neigen dazu, jedes wohlmeinende Hilfs- oder Beziehungsangebot seitens Dritter gnadenlos zu entwerten und abzuschmettern. Ihre Abwehr ist wie einzementiert. Versuchen wir als Eltern, Angehörige oder Helfer, hinter ihre Abwehr zu gelangen, lassen sie uns nicht selten abblitzen. Tun sie das mit wenig gesitteten Worten, schlägt uns übergriffige Aggression oder Verachtung entgegen. Derart infrage gestellt, sind wir gehalten, menschlich angemessenes Antwortverhalten zu zeigen. Selbst in übergriffiges Verhalten zu verfallen ist die ungeeignetste aller Reaktionsmöglichkeiten, wiewohl die Gegenprovokation vielfach fast reflexhaft aufgerufen wird.

Manche Realitäten sind so sehr Bestandteil unseres Alltags, dass wir sie kaum noch als Übergriffigkeit oder Missachtung werten. Vielleicht kennen Sie den kritischen Fernsehspot: »Schau hin, was dein Kind mit Medien macht.« Die darin gezeigte Aufforderung »Du musst noch fünf Kilo abnehmen, sonst kommst du nie in die Show« ist eine einzige Übergriffigkeit. Wer als junge Frau oder auch als junger Mann versucht, einem vorgegebenen Schönheitsideal zu entsprechen, gerät schnell in die Falle der Magersucht. Magersucht ist eine extreme Form von selbstschädigendem süchtigem Verhalten. Sie verletzt die Grenzen der eigenen Person und ist für Angehörige wie Dritte kaum aushaltbar.

Systematische Übergriffigkeit und Grenzüberschreitungen erfahren und praktizieren Kinder, Jugendliche sowie Erwachsene, die mit Feuereifer Egoshooter- und Gewaltspiele spielen, bei denen es eines der Hauptziele ist, so viele Gegner wie möglich auf die unterschiedlichsten Arten zu töten. Das ist Alltag in unzähligen Haushalten der Republik.

Übergriffigkeiten und Grenzverletzungen auf vielen Ebenen entlarvt auch das authentische Beispiel zweier 13-jähriger Freundinnen, die in angetrunkenem Zustand Bilder von sich in Unterwäsche machen und diese über ihr Smartphone an den Freund eines der Mädchen verschicken. Ihm wiederum fällt nichts Besseres ein, als die Bilder umgehend an einen weiteren Freund weiterzuleiten, der sie, ohne zu zögern, ins Internet stellt, für alle Welt sichtbar. Am nächsten Tag erleben die beiden Mädchen in ihrer Schule ein einziges Spießrutenlaufen. Ihre Beschämung ist mit Händen zu greifen. Mobbing als übergriffige Grenzverletzung in sozialen Netzwerken hat ein Ausmaß angenommen, vor dem sämtliche Schulen des Landes kapitulieren.

Handgreiflich geht es zwischen einem Vater und seiner 17-jährigen cannabisabhängigen Tochter zu. In regelmäßigen Abständen schlagen und verkeilen sich die beiden ineinander, weil sie sich in aus dem Ruder laufenden familiären Auseinandersetzungen nicht besser zu helfen wissen. Ihre Zuneigung füreinander wird erstickt unter »schlagenden Argumenten«.

ABC Aus dem heilsamen zwischenmenschlichen Abc: Abgrenzung, Wertschätzung und Abstinenz von negativen Zuschreibungen

Gegen die Macht chronischer Übergriffigkeit gibt es wirksame Gegenmittel. Kein Mensch, weder Kindernoch Jugendliche noch Erwachsene, muss Grenzüberschreitungen über sich ergehen lassen. Wir alle haben ein angeborenes Recht auf Abgrenzung und Würde. Doch der Ton macht die Musik. Die Fähigkeit zur taktvollen, aber bestimmten Abgrenzung ist ein kostbares Gut. Ruhig und entschieden vorgetragene Abgrenzung wirkt in der Regel mäßigend auf übergriffige, Grenzen missachtende Mitmenschen. Sie kann Letztere allerdings auch umgekehrt bis zur Weißglut provozieren. Wie umgehen mit zwischenmenschlichen Situationen, in denen der Puls schlagartig auf 180 und darüber hinaus schießt? Das gern bemühte »reinigende Gewitter« wird nur dann als reinigend erlebt, wenn alle Seiten es ohne neue seelische Beschädigung erfahren dürfen. Es führt kein Weg daran vorbei: Wertschätzung ist durch nichts zu ersetzen.

Bisweilen verlangt die Aufrechterhaltung von Respekt und Wertschätzung uns eine Engelsgeduld ab, welche schlichtweg nicht von Jedermann und Jederfrau gleichermaßen aufgebracht werden kann. Menschen sind Menschen und daher fehlbar, an welchem Platz in ihrem Leben sie auch stehen mögen. Süchtig abhängige oder suchtartig agierende Jugendliche sowie Erwachsene verstehen sich perfekt darauf, selbst die größte Duldsamkeit in uns überzustrapazieren.

Haben sie im eigenen bisherigen Leben nie ein ausreichendes Maß an Respekt und Achtung erfahren dürfen, tun sie sich schwer mit Akzeptanz und Wertschätzung. Da sie sich bloß als »Fußabtreter« empfunden haben, treten sie selbst dann noch reflexhaft zurück, wenn sie gar nicht mehr getreten werden. Ohne innere Selbstachtung achten sie auch ein Gegenüber nicht. Mit ihrer aus der Not geborenen Übergriffigkeit haben sie ihr Überleben gesichert. Weshalb sollten sie plötzlich davon abweichen? Derartige, in ihrer von negativen Zuschreibungen gefärbten Welt verfangene Menschen können ihnen wohlwollend gegenübertretende Angehörige wie Helfer über lange Zeit erbarmungslos austesten, ob sie ihnen standhalten und sie mit all ihrer Selbstverachtung, ihrem »inneren Dreck und Schmutz« trotzdem noch zu akzeptieren bereit sind. Eltern kann das völlig kopflos machen, und sie halten nicht mehr stand. Vor allem, weil und wenn sie sich unentwegt mit der Frage quälen, ob und wie sie mitverantwortlich – Eltern denken und fühlen »mitschuldig« – daran sind, dass ihr Kind sich so unwert fühlt. Glauben Eltern guten Gewissens, liebevolle, bestätigende Mütter und Väter gewesen zu sein, gerät ihre Welt ins Wanken, wenn sie ungeachtet dessen erleben müssen, dass ihr Kind keinen Selbstwert, keine Selbstliebe verspürt. Dann verstehen sie die Welt schlichtweg nicht mehr und können sich verleitet fühlen, nahezu zwanghaft nach ihren vermuteten »blinden Flecken« zu suchen.

Gelingt Eltern, sonstigen Angehörigen oder helfenden Dritten das Kunststück, sich im Gleichgewicht zwischen taktvoller Abgrenzung und wertschätzender Zugewandtheit stabil zu erweisen, weicht die Übergriffigkeit vieler suchtartig Agierender, und sie lassen uns ihr anderes Gesicht dahinter sehen, vielleicht sogar wieder ihr »sonniges Gemüt«. Der heilsam verändernde Umkehrprozess kommt in Fluss. Negative Zuschreibungen werden von emotional korrigierenden zwischenmenschlichen Erfahrungen überschrieben. Verfehlen sich die Beteiligten allerdings innerlich, halten süchtig agierende Menschen so blindwütig an ihrer Welt fest, dass sie selbst auf aufrechterhaltenes Wohlwollen mit durchgängiger Abwehr antworten. Ansonsten schleift Wohlwollen Härte und Granit und öffnet Türen zu wachsender Selbstakzeptanz.

Hochrisiko: Machtvorbehalt und Machtspiele

Sucht ist etwas Machtvolles, wobei hier in erster Linie nicht die Ausübung von Macht im Sinne politischer oder wirtschaftlicher Herrschaftsverhältnisse gemeint ist, obwohl Machtgier und Herrschsucht die sträflichst unterschätzten Formen nicht stofflichen Suchtverhaltens überhaupt sind. In der Dynamik der süchtigen Beziehungsstruktur meint Macht im engeren Sinne, wer in zwischenmenschlichen Beziehungen beansprucht, das Sagen zu haben. Ob gewollt und absichtsvoll oder unbewusst, Drogen missbrauchende oder süchtig abhängige Menschen üben zerstörerische Macht auf ihr soziales Umfeld aus. Sucht ist demnach ein Ringen um Macht und Kontrolle. Selbst wenn der Drogen gebrauchende Mensch die Kontrolle über die Nutzung seines bevorzugten Stoffes zu verlieren droht oder dieser bereits sein unerbittliches Regime über ihn ausübt, ist er bestrebt, sich in seinen verbleibenden sozialen Bezügen den Machtvorbehalt zu sichern.

So verschiebt sich in Familien überaus häufig das Machtzentrum weg von den Eltern und hin zu den Drogen gebrauchenden oder verhaltensabhängigen Söhnen oder Töchtern. Ein einzelner süchtig abhängiger Mensch vermag eine gesamte Familie, soziale Einrichtung oder Therapiestation zu beherrschen und regelrecht zu terrorisieren, sofern es niemandem gelingt, den Druck seines Symptoms einzugrenzen. Das erbitterte Ringen um die Macht im psychosozialen Umfeld kann jede zwischenmenschlich notwendige Verständigung im Keime ersticken und die Eskalationsspirale der süchtigen Dynamik einige Umdrehungen weiterbefördern. Ein typisches Alltagsbeispiel, welches die »Machtspiele« in einer »ganz normalen« Familie offenbart, entnehme ich der E-Mail einer ratlosen Mutter an mich:

> »Unser 16-jähriger Sohn hat ein gravierendes Cannabisproblem. Seit wir davon wissen, haben wir wohl so ziemlich alles falsch gemacht, was man als Eltern nur falsch machen kann. Unser Sohn missachtet sämtliche Auflagen, sowohl die in der Familie wie die seiner Schule. Kürzlich habe ich, um eine neue Grenze zu setzen, einen Bong, den ich in seinem Rucksack gefunden habe, entsorgt. Ich hätte nie geglaubt, dass unser Sohn so aggressiv reagieren könnte. Er hat mein Handy an sich genommen und fordert von mir, dass ich ihm seinen Bong wiedergebe, sonst würde er mein Handy zerstören. Ich denke, dass es falsch wäre, auf diesen Deal einzugehen. Im Moment fühlen wir uns völlig machtlos, wir haben kaum noch die Mittel, uns gegen unseren Sohn durchzusetzen. Er droht uns ganz offen damit, wir würden schon sehen, was wir davon hätten, wenn wir weiter versuchen würden, gegen ihn vorzugehen.«

Die Mütter und Väter aus meinen Gruppen für Eltern Cannabis gebrauchender Söhne und Töchter wüssten Hunderte ähnliche Geschichten beizusteuern. Sie alle, einschließlich sämtlicher eventuell beteiligter Helfer aus den sozialen Hilfesystemen, kennen den Widerstand von Söhnen oder Töchtern dagegen, Hilfsangebote zuzulassen, welche sie als Einmischung in ihr Leben empfinden. Wer sich selbst nur noch als eingeschränkt wirkmächtig erlebt, mag sich zwar von den Wirkungen einer eigenmächtigen Substanz, die er in sein Leben hineingenommen hat, fremdgesteuert fühlen. Gegen Einmischung von außen aber, welche schlussendlich das Ziel verfolgt, diese Substanz wieder aus seinem Leben zu verbannen, verwahrt er sich unter Umständen mit aller Macht. Solange er aus sich heraus wenig zu Veränderung motiviert ist und sich, sich dagegen verwahrend, um Überlegenheit in jedweder Beziehung bemüht, gehen die Bälle hin und her.

Ein 20-jähriger junger Mann kämpft mit sich, seiner Freundin, seinen Eltern, der Welt im Allgemeinen und Besonderen. Seine bislang von ihm für heil erklärte Cannabiswelt gerät mit Macht aus den Fugen. Seine Freundin, die durch ihn an Cannabis und Pillen geraten ist, hat sich mittlerweile an den Rand einer Psychose gekifft und in ihrem Verhalten total verändert. Sie übt Druck und Macht auf ihren Freund aus. Dieser versucht, sich ihrer Unberechenbarkeit anzupassen. Doch die Begegnungen zwischen den beiden eskalieren immer öfter so laut und heftig, dass die Eltern des jungen Mannes regelmäßig zu unfreiwilligen Zeugen werden. Als wieder ein Streit entflammt, muss der junge Mann zur Arbeit. Seine Freundin macht ihm eine fürchterliche Szene und verbietet ihm, zur Arbeit zu gehen. Der junge Mann fügt sich und meldet sich krank. Beruhigung tritt nicht ein. Die Freundin wird handgreiflich. Im Streit zerreißt eines ihrer Kleidungsstücke. Wie eine Furie herrscht sie ihren Freund an, ihr augenblicklich ein neues Kleid kaufen zu gehen. Er geht nicht bloß, er läuft. Sie schließt sich im Zimmer im Haus der Eltern ihres Freundes ein. Als jener mit Kleid und Blumen zurückkommt, setzt ihn die junge Frau weiter unter Druck, bis er sich zu seiner Mutter flüchtet, vor ihr in Tränen ausbricht und einen Rat erhofft, was er noch tun könnte. Das ist neu für ihn. Seine bislang zur Schau getragene coole Fassade bröckelt, weil er nicht mehr weiterweiß. Mutter und Vater verharren seit Wochen ebenso unentschlossen. Sie können weder ihren Sohn hilfreich unterstützen noch seine Freundin in die Grenzen weisen oder sie vorübergehend aus ihrem Haus verbannen, damit der Druck von ihrem Sohn abfallen könnte. Denn dieser hält mit Macht an der unglücklichen Beziehung fest: »Ich will meine Freundin trotz allem nicht verlieren. Ich halte es alleine nicht aus. Dann will ich lieber nicht mehr leben.«

Niemand in dieser Familie weiß aktuell die aufgerufenen Geister und Mächte zu bändigen. Alle verharren, aus unterschiedlichen Gründen verängstigt, in abwartender Unentschlossenheit.

Aus dem heilsamen zwischenmenschlichen Abc: Machttauglichkeit und Mut zur Entschlossenheit

ABC

Wollte jemand behaupten, süchtige Abhängigkeit und deren Behandlung habe nichts mit Machtstrukturen zu tun, müsste er die Augen gleich vor mehreren Aspekten der Realität gewaltig verschließen. Unser gesamtes Gesundheitssystem, und das Suchthilfesystem ist ein Bestandteil davon, wird von den machtvollsten Interessen gesteuert. Nicht grundlos wird bereits immer öfter von einer wachsenden »Gesundheitsmafia« gesprochen. Gesundheit ist ein Milliardengeschäft. Da aber so viele völlig machtuntaugliche »Spieler« im System mit von der Partie sind, Spieler, die unfähig sind, mit ihrer Macht verantwortungsvoll umzugehen, ist es auch ein Milliardengrab.

Machtvorbehalt und Machtspiele können auch in familiäre, psychosoziale oder therapeutische Beziehungen drängen. Als Angehörige oder »Mitspieler« in helfenden Berufen sollten wir uns als das Gegenteil dessen erweisen, was für die Gesellschaft weitestgehend Normalität geworden ist: Statt unreflektiert in die vorherrschende

Machtuntauglichkeit einzustimmen, gebietet uns eine menschlich wie fachlich überzeugende innere Haltung, täglich aufs Neue machttaugliches Verhalten an den Tag zu legen. Das ist ein hoher Anspruch, zumal wir selten noch unsere eigene Rolle im »Spiel« und unsere ganz persönliche Machttauglichkeit hinterfragen.

Erweisen wir uns als halbwegs tauglich zum Umgang mit Macht, ersparen wir uns selbst sowie den süchtig Agierenden in unserem Umfeld, uns heillos in die der süchtigen Beziehungsdynamik innewohnenden Machtspielchen verstricken zu lassen. Durch Klarheit und Mut zur Entschlossenheit gelingt es uns obendrein eher, die gewünschte Akzeptanz für erforderliche Regeln und Veränderungen im familiären oder beruflichen Rahmen zu finden. Wir vermeiden, bei deren Verweigerung reflexhaft den Druck zu erhöhen, um unsere Ziele durchzusetzen. Druck erzeugt Gegendruck, was das Gegenteil von machttauglich förderlichem Verhalten ist, wie alle nach gewohnten Mustern ablaufenden Auseinandersetzungen und Eskalationsspiralen dieser Welt bezeugen, im Großen wie im Kleinen. Erweisen wir uns als realer Mensch, als Mutter, Vater oder Helferin klar, offen und gleichzeitig stabil, wenn ein süchtig agierender Mensch, mit dem wir in Beziehung stehen, uns kränkt, verbal aggressiv angeht, sich von uns enttäuscht zeigt, uns zur Wirkungslosigkeit verurteilt oder gnadenlos austestet, um zu prüfen, ob er Vertrauen zu uns aufbauen kann? Oder reagieren wir vorschnell gereizt, sind wir leicht zu provozieren, schießen wir in Verteidigungshaltung, uns rechtfertigend, zurück?

Wir haben eine große Chance, mit dem ebenso raren wie kostbaren Gut zwischenmenschlicher Machttauglichkeit zum Positiven im Leben beizutragen, sofern wir konsequent das tun, was in zwischenmenschlichen Beziehungen ohnehin selbstverständlich sein sollte: uns selbst wie alle anderen Menschen gut zu behandeln. Das ist beste (Über-)Lebenskunst.

Ansteckungsgefahr: Das süchtige Virus

Suchtmittelgebrauch und süchtige Dynamik können so hoch ansteckend sein wie ein aggressives, pandemisches Virus. Das Virus vermag nicht bloß einzelne Menschen, Familien oder überschaubare soziale Gruppen zu befallen. Auf einer Metaebene breiten sich suchtartige Prozesse ungehindert im öffentlichen wirtschaftlichen wie politischen Leben aus. Im Gewand der Globalisierungsideologie wuchern sie sogar über alle Kontinente. Mit unersättlicher Gier droht dabei die Zukunft ganzer Generationen aufgefressen zu werden.

Schauen wir aber nicht im Großen, sondern bleiben wir beim überschaubaren zwischenmenschlichen Kontext, um an zwei Beispielen unterschiedlicher Art zu erfahren, wie und auf welchen Ebenen sich eine Kontamination durch das süchtige Virus in das Denken, Fühlen und Handeln einschleichen kann.

Die offensichtlichste Form der Ansteckung durch das süchtige Virus betrifft den konkreten eigenen Umgang mit Suchtstoffen. Kiffende junge Männer verleiten eine neue Freundin nur zu gern zum Mitkiffen. Die möglichen Folgen bleiben unbedacht. In Cliquen junger Leute wirken Alkohol- und Drogengebrauch ansteckend, weshalb ein chronisch kiffender 16-Jähriger seiner Mutter achselzuckend erklärt: »Wenn die Gruppe, in der jemand ist, kifft, hat man als Eltern eh verloren.« Aber auch Kinder können verlieren, wenn die Cannabis gebrauchenden eigenen Eltern ihnen ihr Erbe vermachen, sodass die Söhne oder Töchter nicht selten schon mit 12 oder 13 Jahren selbst beginnen, Haschisch oder Marihuana zu benutzen. Die Abhängigkeiten von Smartphones und Internet breiten sich unaufhaltsam, rasend schnell und weltweit aus. Der Sog, den Neuen Medien immer mehr Lebenszeit zu opfern, ist enorm. Weiterhin ist es kein Geheimnis, dass Helfer, die viel mit Drogen missbrauchenden oder süchtig abhängigen Menschen arbeiten, auf zweierlei Weise reagieren: Viele verändern sehr stark ihren eigenen Gebrauch stofflicher Substanzen. Sie hören auf, zu rauchen, oder trinken bewusst weniger Alkohol, weil sie täglich mit den verheerenden Folgen konfrontiert sind. Andere dagegen trinken Unmengen Kaffee oder rauchen selbst verstärkt, um ihren Belastungshaushalt zu regulieren. Wer noch weiter geht, dringt in den gelben oder roten Bereich seines privaten Alkoholgebrauchs vor, kifft vielleicht sogar seinerseits, surft sich stundenlang durchs Internet oder geht überdurchschnittlich häufig auf sonstige Weise wenig achtsam mit sich um.

> In lebhafter Erinnerung geblieben ist mir ein namhafter Psychotherapeut, den ich in seinen bereits betagteren Jahren auf einer mehrtägigen Fortbildung kennenlernte. Zu seiner Klientel, vorwiegend Privatpatienten, zählten unter anderem betuchte Männer mit Alkoholproblemen. Ihn selbst sah ich jeden Abend allein eine Flasche Wein austrinken, was ihm im Gespräch kaum anzumerken war. Er pflegte dieses Ritual bereits über viele Jahre hinweg, nach dem Motto: »Am Abend eine Flasche Wein und der Tag ist dein.« Damals war ich selbst noch neu »im Geschäft«, registrierte eher vorbewusst oder wie nebenbei die Trinkgewohnheiten dieses namhaften Therapeuten. Auf keinen Fall machte ich mir zum damaligen Zeitpunkt die Gedanken darüber, die ich heutzutage dazu habe. Vermutlich hätte ich überdies das Gefühl gehabt, es stehe mir nicht zu, mich dazu zu äußern, weil ich ihn als »sakrosankt« über mir stehend empfand. Ich registrierte allerdings mit Aufmerksamkeit, dass auch niemand der anderen, »gestandeneren« Kollegen seinem Verhalten gesteigerte Beachtung schenkte. Gleichwohl müssen alle ebenso wie ich ihm den langjährigen Konsum seiner täglichen Flasche Wein deutlich an den einschlägigen Anzeichen im Gesicht angesehen haben. Das Beschweigen des Sichtbaren war sicherlich kein Zufall, denn das Thema rührt an ein kollegiales Tabu.

Eine ebenfalls mächtige Variante der Ansteckung durch das süchtige Virus ist die drohende gegenseitige Vergiftung durch negative Gefühle. Mütter und Väter können anfangen, ihre eigenen Kinder abzulehnen, zu fürchten, zu hassen. In helfenden Berufen empfinden wir nur allzu leicht Abneigung gegen süchtig agierende Menschen, sofern wir nicht auf der Hut sind:

> Vor einigen Jahren begleitete mich eine unserer Praktikantinnen in der Drogenberatung durch einen offenen Sprechstundenmorgen, zu dem Klienten zwecks »Clearing« ohne reguläre Ersttterminvergabe kommen können. Die Praktikantin stand mit 36 Jahren kurz vor ihren Abschlussprüfungen in Psychologie. Theoretisch war sie erfahren und eine kluge Gesprächspartnerin. Über direkte Erfahrung im Kontakt mit Süchtigen verfügte sie noch wenig, weshalb sie gern an Erstgesprächen teilnahm, welche sie in der Nachbesprechung hellwach kommentierte. An besagtem Morgen bemerkte ich, dass sie von Klient zu Klientin zunehmend verstummte, ratlos, ja sogar innerlich tief erschrocken wirkte. Als ich sie nach dem vierten Gespräch fragte, was in ihr vorgehe, gestand sie, dass sie gar nicht mehr richtig wisse, was mit ihr los sei: »Ich spüre schon die ganze Zeit, seit dem ersten Klienten heute, starke Verachtung für die, die da waren. Ich bin richtig entsetzt über meine eigenen Gefühle. Ich kenne das so gar nicht von mir. Ich will die Klienten doch nicht verachten. Das darf doch nicht sein. Ich fühle mich so schuldig. Und es geht mir im Moment so richtig mies mit mir selbst.« Die Praktikantin spürte etwas, was sie sich nicht mehr zu erklären wusste. Sie fing sichtlich an, ihre eigene fachliche wie menschliche Kompetenz zu bezweifeln, vermochte ihre Gefühle in keinen für sie entlastenden Zusammenhang einzuordnen.
>
> Sie hatte zwar während ihres Studiums viel über Sucht gelesen, aber bislang nie an Leib und Seele erfahren, welch negative Gefühle suchtabhängige Menschen in ihr zu wecken vermochten. Folglich vermochte sie sich auch nicht zu erklären, was an diesem Morgen zwischen den speziellen Klienten und ihr geschehen war. Sie spürte nur ihren Ekel, ihre Ablehnung und Verachtung der Klienten und war überzeugt davon, es handle sich um ihre eigenen Gefühle, weshalb sie sich innerlich heftige Vorwürfe machte. Weil sie so etwas noch nie erlebt hatte, konnte sie nicht einmal denken, dass es sich um

unreflektierte Reaktionen auf der Ebene süchtiger Beziehungsstrukturen handelte.
An besagtem Morgen kam es mit den vier aufeinanderfolgenden Klienten in der Tat »knüppeldick«. Es handelte sich ausnahmslos um Klienten, die förmlich um Ablehnung und Verachtung ihrer Person bettelten, weil sie ihrerseits jegliche Selbstachtung und Würde preisgegeben hatten: ein sich absolut hilflos präsentierender alkoholabhängiger etwa 40-jähriger Mann, der sich bemüht zeigte, alle Klischees eines haltlosen Trinkers überzuerfüllen; einer jener vom Leben desillusionierten, vom Arbeitsamt in einer Beschäftigungsinitiative geparkten, auf dem realen Arbeitsmarkt aber chancenlosen Jugendlichen, der sich täglich besinnungslos kiffte, um sich »wegzumachen«; eine abgemagerte Partydrogenkonsumentin mit erkennbar unschönen körperlichen wie hirnorganischen Folgen ihres hoch dosierten Drogengebrauchs; ein sich grandios bis latent bedrohlich gebärdender, bodygestylter, aber im Kern völlig verunsicherter Mann, der in angetrunkenem Zustand regelmäßig in tätliche aggressive Auseinandersetzungen geriet. Keine der vier Personen war aus eigenen Antrieb in die Beratungsstelle gekommen, sondern entweder wegen eines familiären Ultimatums oder wegen einer arbeitsrechtlichen bzw. gerichtlichen Auflage. Selbst ich spürte an diesem Morgen die »geballte Ladung«, die wenig von der Würde der Menschen übrig ließ. Ich merkte, wie die Selbstablehnung und -verachtung der Klienten mich förmlich anspringen wollte.
Dennoch erlebte ich etwas völlig anderes als die Praktikantin, in der sich die Gefühle der Klienten der eigenen Person gegenüber als »Fremdimplantat« auszubreiten begannen und die diese fälschlicherweise als ihre eigenen Gefühle ansah. Da mir die Mechanismen vertraut waren, empfand ich keinerlei Verachtung gegenüber den Klienten, sondern vorwiegend Mitgefühl bezüglich ihrer Situation. Ich konnte für keinen der Menschen Entscheidendes tun, zumal sie mir auch keinen Arbeitsauftrag erteilten. Was ich vermochte, war, sie Respekt im Umgang mit ihnen spüren zu lassen, um dem, was

ihnen an Abwertung vertraut war, nicht eine weitere Dosis desselben hinzuzufügen.
Nachdem ich der Praktikantin die für die süchtige Beziehungsdynamik typischen Mechanismen aufgedeckt hatte, atmete sie erleichtert durch. Sie brauchte nicht mehr länger an sich selbst zu zweifeln und konnte sich wieder von ihren Schuldgefühlen entlasten.

Aus dem heilsamen zwischenmenschlichen Abc: Achtsamkeit und Selbstfürsorge

ABC

Als zuverlässig wirksames Gegenmittel gegen jegliche Form der Ansteckung durch das süchtige Virus hilft die durchgehende Aufrechterhaltung der eigenen Achtsamkeit. Von innen kommende Achtsamkeit sowie Fürsorge für das eigene Wohlergehen lassen uns selbst Menschen mit Anstand behandeln, die fast winselnd um Verachtung betteln, weil sie in ihrem Leben kaum je etwas anderes im zwischenmenschlichen Kontakt erfahren haben, und die sich folglich unablässig selbst abwerten. Sobald wir zu verstehen gelernt haben, wie stark solche Menschen im psychosozialen Gewebe zu Ablehnung und Verachtung einladen, können wir derart negative Gefühle vermeiden und Respekt walten lassen. Entwertungsgefühle würden letztlich auf uns selbst zurückfallen, weshalb sich Eltern dann auch als schlechte Eltern fühlen oder es in manchen Berufsgruppen so viele Zyniker gibt. Unsere Achtsamkeit und Selbstfürsorge dienen also nicht bloß den Menschen, denen wir mit Anstand begegnen, sondern gleichermaßen der Bewahrung der eigenen positiven Weltsicht. Ein simples, aber überaus gesundheitsförderndes Motto dabei lautet: »Ärger, den ich nicht gehabt habe, habe ich nicht gehabt.« Behandeln wir uns selbst sowie andere gleichermaßen gut, macht das nahezu jeden Ärger entbehrlich.

Eskalation: Die Spaltung

Eskalationsprozesse in Form von Spaltung können sich in der Eigendynamik des süchtigen Geschehens in vielen Facetten vollziehen. Die konkrete Spaltung der Haut mittels Rasierklingen oder Glasscherben durch »Ritzerinnen« ist eine extrem körperbezogene Form des selbstschädigenden suchtartigen Verhaltens. Spaltungen können als Riss in der Seele das innere Erleben sowie die gesamte Persönlichkeit eines Drogenkonsumenten entzweien oder gar zersplittern:

> Ein 17-jähriger langjähriger Cannabiskonsument schildert sein Ringen mit der Droge gegenüber seiner Mutter: »Eigentlich bin ich immer zwei. Der eine bin ich, wie ich gerne wieder wäre. Der andere ist der übergroße Joint, der mich nicht mehr loslässt, den anderen ständig auslacht, und so viel Macht hat, dass ich es nicht schaffe, aufzuhören«.

Spaltungstendenzen vermögen mit Macht in Familien Einzug zu halten, dort für Leiden und Verzweiflung zu sorgen, Mutter- und Vaterherzen brechen zu lassen, um die Beziehungen schlussendlich zu sprengen. Die Konsumenten eigenmächtiger Drogen haben für das Leiden ihrer Eltern oder Geschwister in der Regel nur ein eingeschränktes Gespür. Eine am Scheideweg stehende Mutter berichtet in einer Elterngruppe über die drohende, ihr ausweglos erscheinende Situation, sich zwischen ihrer Drogen gebrauchenden Tochter und ihrem Ehemann sowie dem Rest der Familie entscheiden zu müssen:

> »Ich weiß nicht mehr weiter. Ich sehe meine Tochter Tag für Tag ein wenig mehr sterben an ihrer Droge. Sie kommt von dem Zeug nicht mehr runter. Wie soll ich das aushalten, wenn ich zusehen muss, wie sie stirbt? Wenn ich von Sterben spreche, meine ich im Moment vorwiegend, dass sie seelisch abstirbt. Sie ist gar nicht mehr da als der

Mensch, der sie mal war. Rein körperlich verfällt sie allerdings auch immer sichtbarer. Gegenüber früher ist sie nur noch ein Schatten ihrer selbst. Es fehlt nicht mehr viel, und sie ist ein Wrack. Das tut mir in der Seele weh. Nichts hält sie mehr auf. Natürlich hat sie auch die Schule als Folge ihres Drogengebrauchs hingeworfen, dabei war sie früher bei den Lehrern sehr beliebt. Sie war begabt, intelligent und hatte viel kreative Fantasie. Leider hat sie gar nichts daraus gemacht. Wie soll sie in ihrem Zustand jemals noch einen Schulabschluss nachholen, geschweige denn einer geregelten Arbeit nachgehen? Sie ist doch nur noch unterwegs und drauf.

Was mich als Mutter krank macht ist, dass ich ihr nicht helfen kann. Sie lässt mich gar nicht mehr an sich ran, obwohl wir früher eine gute, innige Beziehung zueinander hatten. Ich liebe meine Tochter trotz allem immer noch, das kann ich sicher sagen. Ich glaube auch nicht, dass wir – also mein Mann und ich – ihr jemals zuwenig Liebe gegeben haben. Aber man fragt sich trotzdem ständig, wo man eigene Fehler begangen hat. Wieso haben wir als Eltern nicht verhindern können, dass sie an dieses Teufelszeug geraten und daran hängen geblieben ist. Das hat sie völlig verändert, keine Spur mehr von ihrem früheren Wesen und ihrem Verstand. Meine Tochter ist todkrank und merkt es nicht. Sie scheint das immer noch für ein Spiel zu halten, tut alle Angebote, mit ihr zu reden, nur ab. Sie denkt wohl, dass wir alle spinnen, und sie ist die Größte, der nichts passieren kann.

Eigentlich terrorisiert sie mit ihrem Drogengebrauch die ganze Familie. Mittlerweile reicht es denen. Schon seit Wochen werde ich von meinem Mann und meinen beiden anderen Kindern bedrängt, meine Tochter endlich aus dem Haus zu werfen, weil die die ständigen Streitereien und den Anblick meiner Tochter nicht mehr aushalten. Aber ich bringe das nicht über mich. Meine Tochter ist doch krank, einen kranken Menschen kann man doch nicht vor die Tür setzen und sagen: Geh. Sie hat doch nichts mehr außer uns. Alle sagen mir, was ich tun soll, aber ich kann sie nicht auf die Straße werfen. Ich weiß, hier denken alle anderen, ich bin hoffnungslos coabhängig.

> Aber hier in der Gruppe erlebe ich zum ersten Mal, dass ich auch noch mit meiner Liebe zu meiner Tochter gesehen werde. Wenn ich dem Druck meiner Familie und Verwandten nachgebe und sie rauswerfe, dann ist sie wirklich ganz unten, am Ende. Versuche ich weiter, zu ihr zu halten, verlässt mich wahrscheinlich bald mein Mann, weil er das nicht mehr aushält. Ich will aber weder meine Tochter noch sonst jemanden in meiner Familie verlieren. Wenn das passiert, zerreißt es mir das Herz. Dann zersplittert alles in mir. Wie ist das möglich, dass eine Droge es schafft, die Menschen, die man liebt, und alles, wofür man bisher gelebt hat, zu verlieren?«

Der Spaltpilz ist sogar in der Lage, das systemische Gleichgewicht ganzer Institutionen und Gesellschaften zu gefährden. Derartige Prozesse finden sich selbst in Einrichtungen des Suchthilfesystems, welche von Haus aus eigentlich einen professionellen Blick für die Gefährdung haben sollten.

ABC Aus dem heilsamen zwischenmenschlichen Abc: Klarheit und Besonnenheit

Nicht jede Spaltung ist zu verhindern, weder privat noch in helfenden Berufen. Nicht jede Spaltung sollte sogar verhindert werden. Bisweilen ist eine vollzogene Spaltung erst der Beginn einer Entwicklung zu etwas gesünderem Neuen. In Familien, in welchen ein Elternteil ein nicht zu veränderndes Alkoholproblem hat, macht es auf Dauer keinen Sinn, wenn die mitleidenden Angehörigen coabhängig in der Familie verbleiben. Für Einzelne ist eine Trennung in dem Fall nicht schmerzlos, aber eine neue Lebensmöglichkeiten eröffnende Alternative.

In Familien ist das erste Ziel jedoch niemals die Spaltung, sondern die Bewahrung der Familienbande. Klarheit wie Besonnenheit können wirksame Gegenmittel gegen Spaltungstendenzen sein. Dafür benötigen Mütter, Väter sowie andere Familienangehörige aber einen Einblick in diese Facette der süchtigen Beziehungsdynamik.

Wer um die mögliche Wucht von Spaltungsprozessen weiß, wird nicht unvorbereitet davon überrascht, sondern kann von Beginn an gegensteuern. So brauchen Eltern zwar nicht in allen Fragen der gleichen Meinung zu sein, sind sich aber einig, an einem gemeinsamen Strang zu ziehen. Über Klarheit und Besonnenheit bewahren sie die eigene Beziehung vor dem Gespaltenwerden durch ein süchtig agierendes Kind. So lassen sich Loyalitäts- und Liebesdilemmata vielleicht nicht klaglos, aber schadlos überstehen. Klarheit und Besonnenheit mäßigen auch die verständliche Tendenz, die eigene Wahrnehmung zur einzig wahren zu erklären und dafür in jedem weiteren Beteiligten einen Bündnispartner zu suchen. Setzt sich eine solche Tendenz durch, mündet sie nur allzu schnell in die Alternative: »Und bist du nicht für mich, bist du gegen mich.« Am Ende stünde die nicht mehr zu verrückende Forderung: »Er/sie oder ich.« Manövrieren sich Familien durch Unklarheit über das, was sie wollen, und Unbesonnenheit unaufhaltsam an diesen Punkt, haben sie verloren.

Angehörige helfender Berufsgruppen haben in Familien und sozialen Gruppen, in denen durch die Macht der süchtigen Dynamik die Beziehungen gespalten zu werden drohen, keinen leichten Stand. Sie bedürfen aber des festen Stands, und dies gleichfalls in Form von Klarheit und Besonnenheit. Hinzu kommt für Helfende die Notwendigkeit zur Allparteilichkeit, und sei die Versuchung noch so groß, für die eine oder andere Seite Partei zu ergreifen. Klarheit in der Sache kann Spaltungen verhindern, sofern zeitgleich wohlwollende Allparteilichkeit einer festgefahrenen, zum Stillstand gebrachten Kommunikation wieder Leben einhaucht. Allparteilichkeit ist nicht mit strikter Neutralität zu verwechseln. Neutralität bedeutet ein Sichheraushalten. Allparteilichkeit geht darüber hinaus und meint Farbe bekennen in den konflikthaften Beziehungskonstellationen. Allparteilichkeit ist angemessen dosierte Rückenstärkung für alle Beteiligten, bei der sich gleichzeitig alle Seiten fair behandelt und nicht benachteiligt fühlen. Allparteilichkeit demonstriert, wie Verständnis für die berechtigten Interessen der widerstreitenden Parteien aussehen kann. Sie moderiert, setzt Grenzen, unterstützt und verbindet.

Mir fällt dabei auf Anhieb eine abgeschlossene Familientherapie mit dadurch eröffneter ambulanter Entwöhnungsbehandlung eines cannabisabhängigen Sohnes ein. Die Familie war durch den Drogengebrauch des jungen Mannes und sein nicht mehr einzugrenzendes überdemonstratives Agieren mit erhöhten selbstschädigenden Tendenzen so heftig an ihre Belastungsgrenzen gestoßen, dass die Spaltungstendenzen die Eltern-Sohn-, die Bruder-Schwester- sowie die Paarbeziehung der Eltern ernsthaft bedrohten. Als die Familie in die Therapie kam, beharkten sich Vater und Sohn verbal wie aufeinander losgelassene Furien. Über die Mutter in ihrer wenig beneidenswerten Funktion als Puffer walzten beide einmütig hinweg. Anfangs schien es durch kaum eine Intervention möglich, die Streithähne zu einem Waffenstillstand, geschweige denn zu einem verträglicheren Umgang miteinander zu bewegen. Beide suchten in mir den Bündnispartner gegen den anderen. Was sie fanden, war ein parteilich zu verstehendes Verständnis für den jeweils berechtigten Teil ihrer Sicht der Dinge, aber ebenso ein klares Ansprechen ihrer Grenzüberschreitungen, durch welche sie den anderen völlig entwerteten und seiner Würde beraubten. Mein konsequentes Prozedere von Klarheit, Besonnenheit und Allparteilichkeit musste ich über mehrere Stunden hinweg durchziehen. Es war des Öfteren ein hartes Stück Arbeit, wenn sich Vater und Sohn am liebsten wieder die Köpfe eingeschlagen hätten, was von außen betrachtet umso paradoxer wirkte, als spürbar war, welch enges inneres Band und welch tief enttäuschte Zuneigung beide miteinander verband.
Da beide sowie die Mutter als Dritte im Bunde meine Allparteilichkeit als ihnen gegenüber fair zu akzeptieren gewillt waren, gelangten wir schließlich zusammen an einen Punkt, von dem ab sich die Stimmung in der Familie wandelte. Vater und Sohn begannen wieder normaler miteinander zu kommunizieren. Sie konnten auch die Not der Mutter anerkennen, die klar vermittelte, dass sie sich weder als

Frau für ihren Mann noch als Mutter für ihren Sohn entscheiden könnte. Ihre Liebe gelte beiden. Die drohende Gefahr der Spaltung war gebannt, die Vater-Sohn-Beziehung und damit die gesamte familiäre Beziehungskonstellation so weit stabilisiert, dass die sich anschließende notwendige Auseinandersetzung des jungen Mannes mit seinem kritischen Cannabiskonsum und dessen Folgen auf einem solideren Fundament stattzufinden vermochte. Ohne die Grundsteinlegung einer wieder in Gang gesetzten Kommunikation innerhalb der Familie, bei der die Liebe über die Enttäuschung siegte, hätte sich der Sohn niemals zu einer Entwöhnungsbehandlung als Hilfe zur Selbstheilung entschlossen.

Rache am Leben: Selbst- und Fremdzerstörung

»Vergeh dich ruhig, vergeh dich an dir selbst und tu dir Gewalt an, meine Seele« – diese Selbstbetrachtung einer Seele entstammt nicht etwa einem neuzeitlichen Zwiegespräch, sondern den »Selbstbetrachtungen« des philosophisch bewanderten römischen Kaisers Mark Aurel. Sie trifft ins Schwarze: Wer unbeirrbar den Weg der Sucht beschreitet, tut sich, seiner Seele und seinem Körper Gewalt an.

Es auszusprechen ist in diesem Zusammenhang ein wenig makaber, aber jede Sucht kommt an ihr Ende. Entweder weil der süchtig Abhängige davon ablassen kann, sich an sich selbst zu vergehen, und sich von seiner Sucht zu befreien vermag, oder weil sie ihn das Leben kostet. Der alle Klischees bedienende Drogentote, der in seiner Wohnung oder in einer öffentlichen Toilette gefunden wird, erfährt eine letzte flüchtige Aufmerksamkeit als Randmeldung im Lokalteil einer Zeitung. Ansonsten ist er eine bloße Ziffer in der jährlichen Statistik. Seine Lebensgeschichte interessiert kaum weiter. Die ungezählten jungen wie älteren Menschen, welche an den Folgen ihres legalen Alkoholgebrauchs versterben oder sich zu Tode hungern, sind nicht einmal eine Kurzmeldung wert. Sie gehen völlig im Alltag süchtigen Geschehens unter. Es sei denn, es handelte sich um »Stars« und »Sternchen«, deren Alkoholexzesse oder Magersucht die Klatschspalten aller Gazetten dieser Welt füllen.

> Als Einzelschicksal kann die Selbstzerstörung eines süchtig abhängigen Menschen sich als endlose Quälerei darstellen oder auch ein kurzes, dramatisches Ende finden. Vor Jahren erschoss sich einer meiner früheren Bekannten, weil er keinen anderen Ausweg mehr sah, seiner hoffnungslosen Abhängigkeit vom Alkohol zu entrinnen. Über Jahrzehnte hinweg hatte er vergeblich versucht, diesen Gegner in seinem Leben zu besiegen. Sein ständiges Scheitern und sein quälendes Wissen darum, die Menschen, die ihm die liebsten waren, leiden zu machen, vermochte er nicht länger zu ertragen. Selbst seine überdurchschnittliche Intelligenz wies ihm keinen anderen Ausweg als sein selbstgesetztes brutales Ausscheiden aus dem Leben.

Der Pakt mit der Sucht als süchtig agierter Selbst- und Fremdzerstörung auf Raten ist wie eine beständige Rache am Leben. Die Rache wird bewusst oder unbewusst vollzogen, das Geburtsrecht auf Glücksfähigkeit mit Füßen getreten. Aufgrund der unterschiedlichsten Lebensgeschichten vermögen Menschen ein solch überwältigendes Maß an selbstschädigenden Tendenzen zu verinnerlichen, dass sie sich selbst zum schlimmsten Feind und Angreifer werden. Bar jeglichen gnädigen Umgangs mit der eigenen Person, löschen sie sich Schritt für Schritt aus. Wer sich nie als wertvollen, zu achtenden Menschen erfahren durfte, dehnt seine Rache am Leben nicht selten auf sein gesamtes soziales Umfeld aus. So wie er Leiden erfahren hat, sorgt er umgekehrt für Leiden bei den Seinen, bei »Gott und der Welt«. Gelingt es nicht, das Zerstörungswerk an irgendeiner Stelle des Lebens durch eine menschliche sowie symptomgerechte wirksame Hilfe zu unterbrechen, läuft es bis zum bitteren Ende. In der Regel verlaufen die Selbst- und die Fremdzerstörung durch den Einfluss eigenmächtiger Suchtstoffe allerdings sehr viel leiser und wenig spektakulär als im obigen Beispiel. Nach dem Motto »Steter

Tropfen höhlt den Stein« zerstört sie still und leise die zwischenmenschlichen Beziehungen. Nichtsdestoweniger macht auch die stille Not leiden. So mailt mir eine junge Frau wegen ihres Freundes:

> »Er bekommt sein Leben zwar auf die Reihe, aber kifft abends und am Wochenende immer. So kann nichts zwischen uns an Nähe entstehen. Ich weiß mir keinen Rat mehr und bin total verzweifelt. Das Kiffen steht zwischen uns und ich habe das Gefühl, dass wir im Begriff sind, unsere Beziehung aufs Spiel zu setzen. Ich habe ihn schon gebeten, dass wir zusammen eine Therapie machen, aber er wehrt sich mit Händen und Füßen und wir streiten nur noch«.

Eine andere Partnerin eines Suchtabhängigen beschreibt gleichfalls ihr eigenes Leid:

> »Ich leide darunter, dass der Mensch, den ich wirklich liebe, so kaputt ist. Er ist ein sehr, sehr lieber Mensch, aber unter der Droge völlig kaputt. Die Einsicht, von der Droge loszukommen, hat er wohl noch nicht. Ich befinde mich derzeit in einem Zwiespalt meiner Gefühlswelt. Im Grunde meines Herzens weiß ich schon, dass ich ihm nicht helfen kann. Wirklich loslassen kann ich ihn aber auch nicht.«

Ab einem bestimmten Grad der Abhängigkeit sind Drogengebraucher so sehr ihrem Mittel verhaftet, dass sie keine Wahrnehmung mehr haben für das von ihnen in Gang gesetzte Zerstörungswerk. Eine junge Frau beschreibt, wie sie das Zerstörungswerk ihres Bruders erlebt:

> »Er macht nicht nur sich damit kaputt, sondern auch die Menschen, die ihn lieben, und ich kann euch nur sagen, es ist ein Scheißgefühl, wenn man sieht, wie es mit dem Menschen, den man liebt, bergab geht, und man rein gar nichts tun kann außer reden ... Es macht einen innerlich mehr kaputt als denjenigen, der das Zeug selbst nimmt, denn er bekommt den ganzen Scheiß nicht mit ... Es tut weh,

einem Menschen, den man liebt, dabei zuzusehen, wie er sich Stück für Stück umbringt … Er weiß nicht weiter, wir wissen nicht weiter. Er nimmt die nächste Line, um alles zu vergessen, und wir reden und reden weiter, in der Hoffnung, dass er wieder zu Verstand kommt und merkt, dass er sich sein Leben raubt.«

Auch wenn alle Drogengebraucher wissen, dass sich bei bestimmten Drogen ihr Risiko erhöht, rechnet niemand damit, dass ausgerechnet ihm etwas Ernsthaftes widerfährt. So kommt das Unerwartete oft plötzlich und hinterlässt tiefe Löcher im Leben derer, die übrig bleiben. So beklagt eine Schwester den Tod ihres Bruders, den sie als Unfall sieht. Ihr Bemühen, sich die Verzweiflung von der Seele zu schreiben, schlägt sich auch in Form und Diktion ihres folgenden Zitats nieder:

»In der Nacht ist mein Bruder im Alter von 32 Jahren verstorben. Wir gehörten zu den Leuten, die schon früh mit Drogen in Kontakt kamen, damit aber ganz gut umgehen konnten. In den letzten 15 Jahren konsumierten wir Haschisch, Speed, Ecstasy, Pilze, LSD, Psychopharmaka und Kokain. Drogen wurden aber immer nur in Verbindung mit Spaß und Party konsumiert und es ging nie über eine Nacht hinaus. Manchmal lagen mehrere Monate dazwischen. In den letzten 5 Jahren wurde hauptsächlich Kokain konsumiert. Wir hatten alle immer sehr viel Spaß. In unserem gemeinsamen Freundskreis nahmen nicht alle Drogen und doch verstanden wir uns sehr gut.

Mein Bruder und ich haben uns eine gesicherte Existenz aufgebaut. Ich hatte mittlerweile 2 abgeschlossene Berufsausbildungen und mein Bruder gründete vor ca. 5 Jahren eine eigene Firma die sehr gut lief.

Nichts deutete darauf hin, dass einer von uns abstürzen könnte. Bis mein Bruder und sein Freund mal wieder etwas Neues probieren wollten. ›Ist ja nur ein Medikament, da kann nicht viel passieren‹ sprach mein Bruder als er sich Levo-Methadon auf der Straße besorgte. Unwissend über die Einnahme-Dosis nahm er leider zuviel in

Verbindung mit Alkohol und starb nach ca. 1 bis 2 Stunden Schlaf an einer Atemdepression, die Folge einer Überdosis Levo-Methadon. Unser gemeinsamer Freund überlebte dies.
Für mich ist das unbegreiflich, plötzlich ein Einzelkind zu sein, meinen geliebten Bruder verloren zu haben«.

Einem meiner eigenen Klienten verstarb sein bester Freund in den Armen, aber: »Ich war selber so völlig drauf, dass ich davon nichts mitgekriegt habe. Ich dachte, der schläft nur bei mir im Arm.«

Für Angehörige, Freunde, Bekannte mit ihrer Nähe zu solchen Realitäten ist es unmenschlich schwer, rettende Distanz zu wahren. Wer sie allerdings nicht zu wahren weiß, wird selbst geschluckt und mit zerstört. In diesem ganzen »Gewürge« gibt es nichts, was es nicht gibt, was unsere normale Vorstellungskraft allerdings weit übersteigen kann:

Eine ganze Stadt reagiert mit Fassungslosigkeit, als über sämtliche Medien die Nachricht verbreitet wird, dass ein schwerst heroinabhängiger, mit Methadon substituierter Mann seinen behandelnden Arzt auf offener Straße ohne jegliche Vorwarnung mit einer Pistole ins Gesicht schießt, um sich und sein eigenes Leben unmittelbar anschließend mit einem Schuss in den Kopf auszulöschen.

Die Selbstzerstörung über Drogengebrauch oder Suchtverhalten kann absichtsvoll und zielstrebig oder unbewusst als langer Prozess auf Raten erfolgen. Dabei fahren Menschen mit selbst- oder fremdzerstörerischem Verhalten nicht selten machtvolle Drohungen bis hin zu Gewaltanwendung und Suizid auf. Die mächtigste aller Drohungen lautet: »Ich bringe mich um.« Damit weiß kaum ein »Normalsterblicher« angemessen umzugehen. Die Drohung kann tödlich ernst gemeint sein oder eher Appellcharakter haben. Sie kann als Erpressungsversuch angelegt sein oder den Eindruck erwecken, bloß ein naiver unbedachter Spielzug wie in einem Strategiespiel zu sein:

Eine 15-jährige Schülerin schickt einer Klassenkameradin eine SMS: »Ich kann nicht mehr. Ich stehe hier gerade auf einer hohen Mauer und werde gleich runterspringen. Ich will nicht mehr leben. Ich habe dir noch einen Abschiedsbrief für die ganze Klasse mitgeschickt. Der Lehrer soll den vor der Klasse laut vorlesen. Das war's.« Die Mitschülerin, die ihre Freundin in der Schule bereits vermisst hat, schrickt auf und läuft nach vorn zu ihrem Lehrer. Dieser, noch jung und wenig erfahren, tut erst einmal zehn Minuten lang nichts anderes, als abzuwiegeln. Er meint nur, die Schülerin werde sich schon nicht ernsthaft etwas antun, und versucht tatsächlich, Unterricht zu machen, als sei nichts vorgefallen. Die Klasse lässt sich aber nicht beruhigen. Nach zehn Minuten sitzen alle mit ihren Smartphones da, um der 15-Jährigen über alle bekannten Netzwerke Botschaften und Bilder zu senden. Sie bombardieren sie förmlich mit Bekundungen, doch keinen Mist zu machen und sich sofort zu melden. Und jene steht tatsächlich nach wie vor auf der Mauer und hört unermüdlich ihr Handy signalisieren, dass schon wieder eine neue Nachricht für sie eingegangen sei. Die Klasse hat Erfolg. Sie schreibt zurück: »Hätte nie gedacht, dass ihr euch solche Sorgen um mich macht. Ihr habt mir alle geholfen und mich gerettet. Ich komme jetzt zurück in die Schule.« In der Schule angekommen, wird sie von den benachrichtigten Eltern abgeholt, die sie besorgt in eine Klinik bringen. Dort wird sie zwar begutachtet, aber nicht stationär aufgenommen. Am nächsten Morgen sitzt sie zum Erstaunen aller im Unterricht, als wäre nichts geschehen.

Mit Selbsttötung drohende Jugendliche sowie Erwachsene sind für alle Menschen eine Belastung, die sich diesem psychischen Druck ausgesetzt fühlen. Ob im privaten oder im beruflichen Umfeld, als Beteiligte müssen wir innerhalb von Sekundenbruchteilen erwägen und entscheiden, wie ernst wir die Drohung nehmen und wie wir reagieren. Erpressungsversuche durch Suizid stellen eine geradezu unmenschliche Herausforderung dar. Nahe Angehörige sind verständlicherweise emotional weitaus stärker und ungeschützter verwickelt als helfende Dritte. Abgesehen von den Extremsituationen, in denen Menschen durch Psychoterror absichtsvoll in den Tod getrieben werden sollen, ist jedoch kein Mensch für die Selbsttötung eines anderen verantwortlich. Nichtsdestoweniger vermögen verdrängte wie offene Schuldgefühle bei direkt betroffenen Angehörigen wie involvierten Helfern ins Unermessliche zu steigen. In ihrer Dauerwirkung vergällen sie das eigene Weiterleben. Wird das Geschehene nicht verarbeitet, kann in den Zurückgelassenen oder Überlebenden sogar die innere Überzeugung wachsen, selbst die Sünde des Weiterlebens zu begehen.

Eine 19-jährige junge Frau treibt seit Jahren Raubbau an Körper und Seele. Psychiatrisch als Borderlinerin abgestempelt, gebraucht sie zusammen mit ihrem Freund seit Jahren Haschisch, Amphetamine und Ecstasy. Außerdem zeigt sie stark magersüchtiges Essverhalten. Es ist eine unablässige Gratwanderung, ob sie wegen Eigengefährdung stationär eingewiesen werden müsste oder ob es gerade noch vertretbar ist, auf die kleinen Veränderungen in ihrem Alltag zu hoffen. Als unmittelbares Etappenziel hat sie sich zusammen mit ihrer Familie das bevorstehende Abitur gesetzt. Noch ist sie eine gute Schülerin. Ihre Lehrerinnen und Lehrer wissen um ihre Nöte und unterstützen sie nach Kräften. Sobald sie das Abitur in der Tasche haben wird, werden alle Beteiligten erst einmal erleichtert durchatmen. Die Mutter der jungen Frau führt kaum noch ein nennenswertes Eigenleben. Beide, Mutter wie Tochter, sind in einer derartigen Sorgenliebe miteinander verstrickt, dass die Mutter nahezu jeden Schritt ihrer Tochter miterlebt. Letztere wiederum sorgt fast täglich für Aufregungen und Dramen. Die Mutter ist ohne Unterlass in Alarmbereitschaft, die Unterstützung ihrer Tochter ist ihr Lebensinhalt. Ihr Mann ist dem Druck nicht gewachsen, hat aus seinem Erleben heraus nicht nur seine Tochter, sondern seine Frau gleich mit verloren. Selbst krank geworden darüber, hat er aufgegeben.
Als seine Tochter wieder einmal einen ihrer täglichen Notfallanrufe bei der Mutter tätigt: »Ich kann diesmal wirklich nicht mehr. Ich

halte das alles nicht mehr aus. Ich bringe mich jetzt um«, rutscht ihm heraus: »Würde sie es doch endlich tun.« Entsetzt über seine eigenen Worte, versucht er, sie zurückzunehmen. Er fühlt sich unerträglich schuldig. Doch rutschten ihm die Worte nicht aus Böswilligkeit oder Kaltherzigkeit heraus. Er hat bloß alle Widerstandskraft verbraucht, weil seine Tochter die Familie so in Atem hält, dass niemand mehr einen Moment der Ruhe erleben darf. In dem Moment wäre ihm ein Ende mit Schrecken lieber als der tägliche wie nächtliche Schrecken ohne Ende. Das gesamte familiäre System ist eigentlich längst über jegliche Belastungsgrenze hinaus.

Andere Eltern aus der Elterngruppe, in der die Mutter Rückenstärkung sucht, scheinen bisweilen selbst kopfschüttelnd verzweifeln zu wollen. Die Mutter der jungen Frau scheint nicht den kleinsten Hinweis aufzugreifen, sondern hartnäckig an ihrem eigenen System festzuhalten. Auch ich selbst übe mich in geduldiger Beharrlichkeit, weil die Mutter sich nur millimeterweise bewegt. Neuerdings setzt ihr die Tochter eigene Grenzen, um mehr Unabhängigkeit zu erobern. Deren Ringen mit dem eigenen Überleben und Lebenswillen wird voraussichtlich noch lange ihr bestimmendes Lebensthema bleiben.

Im letzten Beispiel bekommt die Drohung eine weitere Dimension, weil sie über die eigene Person hinausweist:

Eine 35-jährige Frau, tief verwurzelt in der Partydrogen-Szene, hat so ziemlich alles durchprobiert, was auf dem Drogenmarkt verfügbar ist. Sich selbst für ein »Stück Scheiße« haltend, spielt sie mit ihrem Leben. Sie praktiziert nahezu beliebig wechselnden Geschlechtsverkehr und hat zwei Kinder von zwei Vätern. Ohne Bewegung in Gestik, Mimik und Stimme leiert sie ohne Unterlass sämtliche Schlechtigkeiten in ihrem Leben herunter. Insbesondere ihre Eltern überhäuft sie mit Vorwürfen und Schuldzuweisungen. Eines Tages äußert sie ihnen gegenüber schließlich: »Ich werde mir bald was antun, und die Kinder nehme ich dann beide mit.« Eine Woche später: »Wenn ich mich umbringe, tue ich den Kindern nichts. Ich habe aber für jedes Kind einen eigenen Abschiedsbrief geschrieben.« Sie fügt hinzu, wo diese Briefe zu finden sind. Ihrer Therapeutin erzählt sie übrigens das Gleiche, wodurch jene sich unter Zugzwang gesetzt fühlt. Ihren Vater bezeichnet die Frau als »kaltherzig«, weil keine Reaktion von ihm komme. Der Vater hat seine Tochter jedoch auf der Intensivstation besucht, als sie wegen einer ersten Überdosis dort eingeliefert wurde. Er fühlt sich nicht kaltherzig, sondern ohnmächtig. Er kann es schlichtweg nicht mehr ertragen, hilflos zusehen zu müssen, wie seine Tochter sich zugrunde richtet. Sie versucht, eine Reaktion bei ihm zu provozieren. Er hat in Notwehr seine Schutzmauern so hoch gezogen, dass er nichts mehr an sich heranlässt. Die Mutter hat sich beruflich ins weit entfernte Ausland geflüchtet. Alle sind gefangen in ihrem Leiden.

Die Frage, wie wir auf suizidale Menschen reagieren, berührt zutiefst unser gesamtes Welt- und Menschenbild. Entscheidungen treffen wir mit Kopf und Herz vor dem Hintergrund unseres ethischen, philosophischen, religiösen oder spirituellen Selbstverständnisses. Gestehen wir Menschen grundsätzlich die innere Entscheidungsfreiheit zu, durch ihren frei gewählten Tod aus dem Leben zu scheiden? Oder lehnen wir das unter allen Umständen als eine nicht zu verantwortende Entscheidung ab? Und falls wir die Erwägung auf Freitod in die Entscheidungsfreiheit von Menschen geben, unter welchen Umständen würden wir unsere Bemühungen einstellen, sie davon abhalten zu wollen? Und welchen Unterschied macht es, ob wir die Situation als verbundene Angehörige oder als Dritte aus einer helfenden Position erleben? Heikle Fragen, die niemand von uns mit letzter Allgemeingültigkeit beantworten kann. Bisweilen führt auch erst ein fehlgeschlagener Selbstmordversuch von Menschen dazu, den Wert des eigenen endlichen Lebens so schätzen zu lernen, dass sie es fortan zu bewahren bemüht sind. Ist jemand zu allem entschlossen, wird ohnehin kein Mittel der Welt ihn davon abhalten, aus dem Leben zu scheiden. In allen anderen Fällen, bei denen keine wohlüberlegte Hilfestellung greifen mag, habe ich gute Erfahrungen mit einem zwar lapidar klingenden, aber umso wirksameren Satz gemacht: »Wenn Sie sich tatsächlich umbringen wollen, dann können Sie das auch noch morgen tun.« In der Not kann das sogar eine Mutter oder ein Vater zum eigenen Kind sagen, wenn alles andere gesagt scheint. Das bewirkt fast immer einen Aufschub, weil um ihren Entschluss ringende Menschen sich einerseits in ihrer Not gesehen fühlen, trotzdem aber das Gefühl behalten können, dass sie diejenigen sind, welche die Entscheidung in der Hand behalten, und dass sie nicht bloß zu etwas überredet werden sollen, um die Drohung vom Tisch zu haben.

Handelten die meisten Beispiele von Frauen, ist das unter anderem darin begründet, dass junge wie erwachsene Frauen im Zuge der süchtigen Dynamik eher mit Eigen- wie Fremdzerstörung drohen. Männer schreiten viel schneller zur Tat, wie obiges tragisches Beispiel unschwer erkennen lässt.

ABC Aus dem heilsamen zwischenmenschlichen Abc: Konsequenz, Abgrenzung und Verbundenheit

Ernst zu nehmende Suiziddrohungen süchtig agierender Menschen gehören zu den belastendsten Erfahrungen im Leben von Angehörigen wie in helfenden Berufen Tätigen. Patentrezepte für den Umgang mit derartigen Situationen hat niemand anzubieten. Wie wir reagieren, hängt sehr von unserer eigenen inneren Standfestigkeit und Unerschrockenheit ab. Klarheit und Konsequenz in der Abgrenzung dagegen, uns die Verantwortung für jemandes Leben übertragen zu lassen, erweitern allerdings den Handlungsspielraum dadurch, dass wir uns als in keinem Fall erpressbar erweisen. Abgrenzung und gleichzeitige Verbundenheit sind dabei keine Widersprüche. Wie sollten Angehörige sich auch nicht verbunden fühlen? Dennoch bedürfen sie der Fähigkeit zur Abgrenzung gegenüber Drohungen mit Suizid. Abgrenzung meint indes nicht, aus purem Selbstschutz das eigene Herz so zu verschließen, die Mauern so undurchdringlich zu verstärken, dass ich mich selbst verhärte. Wohlverstandene Abgrenzung wie Verbundenheit sind beide nur mit offenem Herzen lebbar. Um die Herausforderung zu bewältigen, sich unter extremem Druck nicht zu verschließen, tun Angehörige gut daran, so achtsam und selbstfürsorglich wie irgend möglich für sich selbst zu sorgen. Der naheliegende Gedanke: »Ich kann doch selbst nicht gut für mich sorgen, wenn es meinem Kind so schlecht geht«, hilft niemandem weiter. In diesem Dilemma tut Angehörigen die Rückenstärkung von außen durch Dritte gut. Nur liebende Verbundenheit macht liebende Abgrenzung möglich. Beide suchen nach Einfühlung in die situative Not, in die Überforderung, Verzweiflung, Aggression suizidaler Menschen und eröffnen darüber die Suche nach möglichst überzeugenden Gründen für deren Verbleib im Leben. Dass dies in jedem Einzelfall eine überaus fragile und sensible Gratwanderung ist, versteht sich von selbst und führt auf direktem Wege zur Quintessenz allen Helfens und Heilens.

12 — *Die Quintessenz: Mitgefühl als heilende Kraft*

Es gibt angesichts des Zustands der Welt tausend gute Gründe, sich sich selbst, den Mitmenschen und der Schöpfung gegenüber in mehr Mitgefühl zu üben. Sollten 999 dieser guten Gründe Sie persönlich als Leserin oder Leser nicht berühren, bleibt ein letztes überzeugendes Motiv, diese Tugend zu entwickeln: Ein höheres Maß an Mitgefühl bringt ein höheres Maß an Glück in Ihr Leben. Ein höheres Maß an Glück in Ihrem Leben steigert das Glück der Welt, also das »Bruttosozialglück«, die einzige sozial wirklich verträgliche Währung für uns Menschen. Ein Mehr an Mitgefühl ist in der Tat eine nie versiegende Quelle für Glück im Leben.

Unsere Gesellschaft ist eine Suchtgesellschaft. Eine Suchtgesellschaft ist aber eine Unglücksgesellschaft, in der viele Menschen leiden, nicht bloß Drogen missbrauchende oder süchtiges Verhalten praktizierende Jugendliche und Erwachsene. Allzu viele vom Leben entmutigte Menschen träumen nicht bloß unbestimmt davon, sich zu beseitigen, sondern sie scheiden in der Tat aus dem Leben, setzen ihrer Existenz ein Ende, weil sie sich überflüssig, zu viel, unwert fühlen. Kein Mitgefühl erhält sie am Leben.

Unserer Kultur ermangelt es in der Tat vor allem anderen am Geist des Mitgefühls. Wir kranken daran. Zu unserer Ehrenrettung dürfen wir vielleicht ein wenig einschränken: In den Beziehungen zwischen einzelnen Menschen können wir verbreitet durchaus Anklänge von Mitgefühl sehen. Aber im wirtschaftlichen und politischen System oder in dem, was wir unser Gemeinwesen nennen können, brauchen wir den gnädigen Blick, um auch nur Spuren von Mitgefühl zu entdecken.

Wir haben das Wesentliche verloren und uns aus dem Sinn des Lebens fallen lassen. Sucht ist deshalb auch Suche und Hungern nach guter seelischer Nahrung. So, wie unsere Gesellschaft funktioniert, geht uns in hohem Maße ab, was Menschen verbindet und von Herzen kommt: tief empfundenes Mitgefühl. Weil echtes Mitgefühl in unserer materiell ausgerichteten Konsumgesellschaft ein rares Gut ist, führt der Mangel daran zu einer Erscheinung, die nichts Heilsames mehr hat. Viele Männer, Frauen und Kinder in unserer Gesellschaft sind kaum fähig zur Selbstliebe. Sie fühlen sich nichts wert. Sie leiden darunter, dass sie sich selbst nicht leiden mögen. Nicht wenige bringen sich sogar in gesteigerter Form einen selbstzerstörerischen Selbsthass entgegen.

Sowohl in meinem privaten Umfeld als auch stärker noch in meiner präventiven sowie therapeutischen Arbeit bestürzt es mich immer wieder, wie viele Menschen erheblich zu kämpfen haben mit mangelnder Selbstakzeptanz, Selbstannahme und Selbstliebe. Sie wissen nicht, haben kaum ein Gespür dafür, wie sie sich selbst gegenüber Mitgefühl empfinden können, bestätigen in nachdenklich und einfühlsam geführten Gesprächen allerdings regelmäßig, wie sehr sie den Mangel daran wahrzunehmen in der Lage sind. Viele leiden still vor sich hin. Anders kennen sie es kaum.

Und deshalb plädiere ich dafür, die Blickrichtung mitfühlenden Denkens und Geistes erst einmal auf die eigene Person zu richten, um uns selbst ausreichend Mitgefühl entgegenzubringen. Wer dazu noch wenig imstande ist – und süchtig gebundene Menschen gehören zu denen, die das am allerwenigsten vermögen – braucht sich dennoch nicht entmutigt zu sehen. Jeder und jede beginnt mit einem ersten kleinen Schritt, dem viele weitere folgen können.

Nur wenn wir uns selbst vorbehaltlos annehmen können, vermögen wir auch anderen wahrhaftes Mitgefühl entgegenzubringen. Für unsere Lebensrealität, die so unendlich vielen Frauen, Männern und Kindern unendliche Zweifel an sich selbst und ihrem eigenen menschlichen Wert einimpft, braucht es die ermutigende Hervorhebung, uns selbst zu lieben und uns in barmherzigem Mitgefühl für die eigene Person zu üben. Deswegen komme ich in diesem Buch auch immer wieder auf diesen Gedanken zurück.

Mitgefühl darf nicht verwechselt werden mit Empathie, denn es geht weit darüber hinaus. Ebenso wenig darf es missverstanden werden als Mitleid. Mitleid ist ein »schweres« Gefühl, Mitgefühl fühlt sich leicht an. Als Anlage ist Mitgefühl von Geburt an in jedem Menschen präsent. Um es aufrechtzuerhalten, müssen wir uns jedoch beständig darin üben. So öffnen wir unser Herz und den Geist für das Heilsame im Leben.

Von Mitgefühl ließe sich auch als von einer Tugend sprechen. Sie ist mit dem Verstand kaum greifbar, wohl aber dem Herzen fühlbar und erfahrbar. Es ist ein umfassendes Empfinden, welches Ihr Herz, Ihren Geist, Ihr Fühlen und Denken in einen weiten Raum hinein öffnet. Mitgefühl weckt das Wertvollste im Menschen und bringt es hervor, was er in sich trägt: die Liebe. Nach meinem Verständnis und Empfinden ist Mitgefühl daher eine ausgeprägte Herzensqualität, die eine innere feinsinnige und liebende Haltung sich selbst, der eigenen Person, den Mitmenschen, dem Leben und der Schöpfung gegenüber zum Ausdruck bringt. Weitere treue Begleiter von Mitgefühl sind Güte, Toleranz und Achtsamkeit. Mitgefühl bringt Glück, Farbe und Poesie ins Leben und beschert uns Wohlbefinden. Gelebtes Mitgefühl zieht Ruhe und Gelassenheit im Leben nach sich, weil es aus sich heraus das Vertrauen darauf erwachsen lässt, dass sich alle Dinge letztlich gut fügen werden. Insofern verschafft es Ihnen auch inneren Frieden. Es lässt Sie heimisch werden, den sicheren Ort finden in sich selbst. Sie fühlen sich wohl in Ihrer Haut und sind mit sich im Reinen. Mitgefühl rechnet nicht, rechnet vor allem nicht auf und schon gar nicht in Geld. Nicht zuletzt reinigt uns Mitgefühl von abträglichen Gefühlen und mindert unsere Ängste, einschließlich der existenziellen Furcht vor dem Tod.

Das Wunderbare am Mitgefühl ist auch, dass es viele »gutartige« Veränderungen in unser Leben bringt, ohne dass wir uns dafür angestrengt mühen müssten. Die Übung darin ist dem Herzen ein Leichtes. Haben wir ihm nämlich erst einmal einen Raum in unserem Geist eingeräumt und ihm gestattet, zu einer selbstverständlichen inneren Haltung in unserem Leben zu werden, vollzieht sich alles Weitere wie von selbst. Das Gefühl zunehmender Vertrautheit mit der Herzensqualität Mitgefühl sowie die Mühelosigkeit, sie aufrechtzuerhalten, sind nämlich auch der Tatsache zu verdanken, dass wir uns als fühlende menschliche Wesen durch Mitgefühl laufend verändern. Körper wie Geist wandeln sich um. Wir organisieren uns sogar auf der neurobiologischen Ebene um, weil sich unser Gehirn durch die Kraft des Mitgefühls in seiner feinen Architektur verändert. Die Vertrautheit mit Mitgefühl führt zu dauerhaften Umbauten in unserem Gehirn, die uns in der Folge ihrerseits wieder weiter und weiter darin fortschreiten lassen, zu anderen, innerlich schöneren Menschen zu werden. Seien Sie nicht verwundert, wenn Sie eines schönen Tages als ein Ergebnis Ihrer Vertrautheit mit Mitgefühl die lebendige Essenz des Satzes in sich verspüren: »Mich wundert, dass ich so fröhlich bin.« Sie werden mit Mitgefühl fröhlicher durchs Leben gehen. Gleichzeitig werden Sie erheblich ernster. Ein Widerspruch ist das nicht, meint doch »ernster« nicht, dass Ihnen vor lauter Ernst des Lebens Ihr Lachen vergehen würde. »Ernster« meint, dass Sie keine Selbsterkenntnis mehr scheuen und sich jedem Problem in Ihrem Leben vorbehaltlos stellen werden, um es im Geiste des Mitgefühls zu betrachten. Mitgefühl hat derart viele Vorteile im Leben, dass wir uns bloß verwundert die Augen reiben können, wie wenig es in der Realität vorhanden ist.

Mitgefühl bringt sogar eine besondere Farbe und ein besonderes Aroma in unser Leben. Die Farbe von Mitgefühl ist hell, licht, strahlend, rubinrot oder auch golden. Sein Geschmack ist pure, liebende Güte. Mitgefühl ist eine mächtige verändernde Kraft, die wir zuallererst uns selbst angedeihen lassen dürfen. Sie lehrt uns, das Leben im gegenwärtigen Sein voll und ganz zu entdecken. Mitgefühl macht uns vollends zu dem, was wir sind: zu Menschen. Und zwar zu Menschen, die eins sind mit sich und dem Universum und sich folglich seinem Puls und dem Rhythmus des Lebens anzuvertrauen in der Lage sind. Das Leben hört so auf, ein fortwährender Kampf zu sein.

Mitgefühl heißt Vertrauen ins Leben und in das, was kommt. Grenzenloses Mitgefühl als Herzensqualität ist vermutlich die mächtigste (r)evolutionäre Kraft, welche die Entwicklungen auf unserem

Globus zum Guten zu wenden vermag, und als solche gänzlich unterschätzt. Hier kommt die politische Tragkraft von Mitgefühl ins Spiel. Bislang hat in der Geschichte noch jede politische Revolution sich selbst überlebt und ihre Kinder gefressen. Weil Mitgefühl aber weder ein System noch eine Ideologie oder eine Religion ist, sondern über alle Grenzen hinweg alle fühlenden Wesen in den mitfühlenden Geist einbezieht, ist es ein bis an die Wurzeln des Menschseins reichendes demokratisch gesinntes Gefühl.

Dem Mitgefühl wohnt eine heilende Kraft inne. Wer sich gerade persönlich mit Leib und Seele in die Dynamik der süchtigen Beziehungsstruktur verwickelt fühlt, wird mit der Heilkraft von Mitgefühl mit hoher Wahrscheinlichkeit seine Mühe haben. In der Not fällt uns nichts so schwer wie das Aufrechterhalten unserer positiven Gefühle. Dennoch ist nichts so heilsam wie unser Sichüben in Mitgefühl selbst in schwierigsten Lebensphasen. Selbstmitgefühl sowie Mitgefühl für andere ebnen uns den Weg, der zu Verzeihen und Vergeben führt. Wer als direkt Betroffener, Angehöriger oder indirekt beteiligter Dritter den Schritt des Verzeihens und Vergebens vollzieht, kann Gesundung und Heilung auf der Seelenebene erfahren. Behindern wir uns in diesem Schritt, sind im psychosozialen Gewebe bestenfalls Veränderungen auf einer oberflächlichen Ebene möglich. Seit ich im Geist des Mitgefühls arbeite, haben sich zwar meine therapeutischen Methoden als solche nur wenig verändert, ich setze sie jedoch mit einem veränderten Geist ein und befinde mich folglich in einer völlig neuen Resonanz mit den Menschen, die den Weg zu mir finden. Einige dieser Methoden und Übungen werden Sie als Hilfe zur Selbstheilung weiter hinten im Buch kennenlernen. Viele weitere finden Sie in meinem Buch: »Zeit für Mitgefühl. Die wichtigste Übung im Leben«.

Eine der wichtigsten Fragen können Sie gleich hier zu beantworten versuchen: Was möchten Sie sich in Ihrem Leben am meisten verzeihen und vergeben, und wer oder was hat Sie bislang daran gehindert?

13 — *Was macht es so schwer, dem süchtigen Menschen als liebenswertem Mitgeschöpf zu begegnen?*

Mitgefühl findet in »Mitgeschöpf« und »Mitgeschöpflichkeit« Wörter der Verbundenheit. Können wir uns mit suchtgefährdeten oder süchtig abhängigen jungen und erwachsenen Menschen verbunden fühlen, fällt es leichter, sie als häufig außerordentlich liebenswerte und sensible Mitmenschen zu sehen. Trotzdem sind sie häufig wenig beliebt, obgleich sie in vielen Fällen mit ihrem Suchtproblem nicht einmal erkannt werden. Oft wird von außen nur erkannt, was kaum mehr zu verbergen ist. Die körperliche Verelendung des schwerstabhängigen Crystal-Meth- oder Heroinkonsumenten oder der seiner Würde beraubte schwere Alkoholiker sind kaum zu übersehen. Doch der chronische Cannabiskonsument oder die Gebraucherin von Partydrogen kann sich lange Zeit völlig unauffällig und unbemerkt unter uns bewegen, bis ihre Probleme offensichtlich werden. Auch Verhaltenssüchte können erst einmal lange im Verborgenen blühen, bevor das soziale Umfeld aufmerkt.

Selbst Haus- und Fachärzte, Sozialarbeiter oder niedergelassene Psychotherapeutinnen können jahrelang um eine bestehende, aber nie erkannte und thematisierte Suchtabhängigkeit von Klienten herumtherapieren, ohne zum Kern des Problems zu finden. Wo süchtige Menschen aber offen als solche auftreten, eilt ihnen ein wenig einladender Ruf voraus. Sie gelten vielfach als unzuverlässig, wenig kooperationswillig, fordernd, saugend, provokativ, mäkelnd und anstrengend. Sie gehen über Grenzen, kennen kaum Rücksicht, sind die Gefangenen ihrer Sucht. Ihr Stigma als »Fass ohne Boden« ist ihrem beschädigten Seelenleben gegenüber jedoch nicht ganz fair. Aus der eigenen Binnenperspektive nehmen sich nicht wenige ganz anders wahr. Eine, die es wissen muss, Mareile Kurtz, lange Jahre im inneren Zirkel der Szene unterwegs, schreibt über die Menschen, denen sie während ihrer langen eigenen Drogenkarriere begegnet ist, freundlicher:

> »Manche Menschen der alten Welt nahmen ja irgendwie und aus irgendeinem Grund an, Drogenkonsumierer wären asozial, nichtsnutzig, dumm, abgestumpft, Gesocks, kämen aus der Gosse und was weiß ich noch alles. Tatsächlich ist das Gegenteil der Fall. Nirgendwo sonst fand man so fürsorgliche, tolerante, sensible, tiefgründige, lebenshungrige, neugierige und aufgeschlossene Freigeister wie in diesen Kreisen. Denn genau diese Charaktereigenschaften waren (neben dem Schmerz, der Leere, der Langeweile und dem Gefühl der Sinnlosigkeit) der Grund dafür, warum Menschen überhaupt anfingen, Drogen zu nehmen. Das wurde mir nun klar. Woher jemand kam, was für eine Arbeit er ausübte oder auf welcher Schule er (gewesen) war, spielte dabei nicht die geringste Rolle. Die *Gefühle* waren bei allen dieselben – und nur darauf kam es an! Nur das war wichtig, um miteinander eins zu werden. Wir waren eine Familie. Eine Großfamilie. Eine Großfamilie der Suchenden ... Nur wonach genau wir alle suchten – das wusste anscheinend auch hier keiner so recht.«

In dieser großen Gemeinschaft darf jeder sein, kann jeder bestehen, teilhaben und sich verbunden fühlen:

> »Von nah und fern waren die Glückssucher angereist, um zu tanzen, kreativ zu sein, einander lieb zu haben. Sie waren gekommen, um nicht nur blau, sondern bunt zu sein. Hier gab es die schrägsten und verrücktesten Gestalten und Performer, aber auch ganz stille Träumer und Beobachter, und auf seine Art war jeder Mensch etwas ganz Besonderes. Und so hatte ich jeden Menschen *ganz besonders gern*. Da gab es keine Ausnahme. Was meine Zuneigung anging, war ich nicht wählerisch und bevorzugte niemanden. Genauso wenig wie die Sonne nicht wählerisch ist und auf jeden Menschen, der unter ihr

entlangläuft, gleich viel scheint. Manche Menschen allerdings spiegelten das Licht stärker zurück als andere ... Auch hegte ich keine irgendwie geartete Art von Groll mehr. Gegen niemanden. ... Ich war verblüfft. Verblüfft über meine eigene Liebesfähigkeit. Was waren wir Menschen nur für zauberhafte Wesen! Ich meine ... okay. Natürlich war mir schon klar, dass das mit meiner Freundlichkeit auch irgendwie mit den Drogen zusammenhing ... und doch ... es war alles so vollkommen anders als mit Alkohol! Es war nicht so, als ob irgendeine Substanz von außen hinzugefügt worden wäre und dann irgendwas in meinem Inneren betäubt hätte, sondern ... sondern es fühlte sich eher so an, als ob ganz tief im Inneren etwas *geöffnet* worden wäre. Als ob irgendwelche Blockaden gelöst, irgendwelche verstopften Kanäle durchgespült worden wären. Was für Kanäle waren das? Was hatte sich da geöffnet? Mit was war ich auf einmal verbunden?«

Wie sehr klingt das doch anders als der herkömmliche ramponierte Ruf von Drogen gebrauchenden Menschen. Wenn wir das gelten lassen können, können wir augenblicklich auch gütiger auf diese Menschen schauen.

Keine falschen Vorstellungen bitte! Natürlich gibt es diejenigen, die sich von keiner Macht der Welt davon abhalten lassen, ihren Weg bis zur bitteren Neige zu gehen, und auf diesem Wege zusätzlich alles tun, um sich ihren schlechten Ruf zu verdienen.

Das Gros der jungen wie erwachsenen Menschen, die mit Drogenmissbrauch und Sucht Bekanntschaft schließen, zollt dieser Minderheit leider Tribut und wird deswegen ebenso leicht wie gern verkannt. Verstehen wir, welche Schwierigkeiten ihnen das Leben bereitet, und legen wir im Umgang mit ihnen einen entsprechenden Fokus darauf, erweisen sich viele süchtig Agierende als überaus liebenswerte Menschen, die goldene Schätze in sich tragen. Sie gemeinsam zu bergen ist sowohl Ziel als auch immaterieller Lohn des gemeinsam gesuchten Heilsamen, gleichgültig, ob dies im familiären oder beruflichen Kontext geschieht.

Es liegt etwas in der Luft: Atmosphärisches, Verdecktes und Verdächtiges

Es kann geschehen, dass Sie als Mutter, Vater, Sozialarbeiterin, Arzt oder Psychotherapeutin seit Jahren mit in schädlichem Maße Suchtmittel gebrauchenden oder gar süchtig abhängigen Menschen zu tun haben, aber in keiner erkennbaren Weise etwas von deren Problemen ahnen. Süchtig agierende Menschen machen es uns nicht leicht, wenn sie nach allen Regeln der Kunst danach trachten, ihr Tun zu verschleiern, statt es offenzulegen und uns eine damit verbundene Botschaft mitzuteilen. Zwar mag es Verdecktes und Verdächtiges geben, das atmosphärisch in den zwischenmenschlichen Raum drängt. Doch wer keine ausgewiesene Erfahrung im Erspüren und Identifizieren von Sucht gesammelt hat, kann unter Umständen jahrelang immer haarscharf am eigentlichen Problem vorbeischauen. Statt mich aber theoretisch darüber auszulassen, greife ich lieber anschaulich auf eine Szene aus dem Roman »Die Schopenhauer-Kur« von Irvin D. Yalom zu. Yalom, einer der einflussreichsten Psychoanalytiker und Gruppentherapeuten in den USA, der sich sowohl als Lehrbuch- wie als Romanautor und Geschichtenerzähler einen zweiten Ruf erschrieben hat, schildert darin eine überaus typische Situation in der Arbeit mit verdeckt agierenden Suchtklienten. In der für Überraschung sorgenden Schlüsselszene muss die Hauptfigur des Romans, der tödlich erkrankte und seine letzte Gruppe leitende Gruppenanalytiker Julius schmerzlich dessen gewahr werden, dass er seit Jahren mit einem süchtig abhängigen Klienten arbeitet, ohne jedoch bisher auch nur im Geringsten dessen Doppelspiel durchschaut zu haben. Erst durch die Dynamik seiner eigenen Krankheit sowie durch dic Präsenz eines neuen Gruppenmitglieds kommt es zur völlig unerwarteten Enthüllung des absichtsvoll Verheimlichten:

> »›Wenn ich einen Zahn zulegen würde‹, erwiderte Gill, ohne zu zögern, ›würde ich der Gruppe erzählen, dass ich Alkoholiker bin und mich jeden Abend bis zur Bewusstlosigkeit betrinke.‹

Die Gruppe war fassungslos, Julius nicht weniger als die anderen. Ehe er Gill in die Gruppe gebracht hatte, hatte er ihn zwei Jahre lang in Einzeltherapie behandelt, und nie, nicht ein einziges Mal, hatte Gill ein Alkoholproblem erwähnt. Wie konnte das angehen? Julius war ein von Natur aus vertrauensvoller Mensch. Er gehörte zu den Optimisten, die ein Doppelspiel ihrer Patienten zutiefst verstörte; er fühlte sich aus dem Gleichgewicht gebracht und brauchte Zeit, um zu einer neuen Sicht auf Gill zu finden. Während er schweigend über seine eigene Naivität und die Flüchtigkeit der Realität nachsann, verdüsterte sich die Stimmung der Gruppe und wurde nach der ersten Ungläubigkeit gereizter.

›Was, machen Sie Witze?‹

›Ich fasse es nicht. Wie konnten Sie jede Woche hierher kommen und damit hinterm Berg halten?‹

›Sie haben nie was mit mir getrunken, nicht mal ein Bier. Was sollte das denn?‹

›Verdammt noch mal! Wenn ich an all die fruchtlosen Überlegungen denke, zu denen Sie uns angestiftet haben, an all die verschwendete Zeit.‹

›Was für ein Spielchen haben Sie da gespielt? – alles Lüge – und kein Wort über das, was eigentlich Sache ist – dass Sie trinken.‹«

Im Verstecken und Durchsetzen ihrer Sucht sind süchtig Abhängige nicht selten lange Zeit kompetenter als alle Gegenüber. Das gilt nicht nur für stofflich gebundene Abhängigkeiten, sondern ebenso für das Verfolgen nicht stofflicher Verhaltenssüchte. Sofern uns nicht von vornherein die nötige Intuition gegeben ist, werden wir erst durch Erfahrung klug.

Innere Landschaften suchtgebundener Menschen – Grenzfälle und andere menschliche Herausforderungen. Eine kleine Führung durch schwieriges Terrain

Kaum etwas ist für Drogen gebrauchende oder Suchtverhalten praktizierende Menschen so beunruhigend wie der Eintritt des Ernstfalls. Niemand beabsichtigt beim Einstieg in den Gebrauch eines Rauschmittels, abhängig zu werden. Jeder gibt sich der Illusion hin, alles im Griff zu haben. Selbst wenn ein Mittel einen Menschen längst im Griff hat, versucht sich jeder zu beruhigen mit der Phrase: »Wenn ich wirklich wollte, könnte ich jederzeit aufhören.« Platzen die Illusionen, ist guter Rat teuer. Noch heftiger wird es, wenn die Eigenmächtigkeit der Substanzen im Zusammenwirken mit der Persönlichkeit der Konsumenten ihnen den Eindruck vermittelt, hängen geblieben zu sein im »ver-rückten« oder psychotischen Niemandsland. Realisieren Angehörige deren Abdriften, ist das eine immerwährende Quelle für bohrende Ängste und schlimmste Befürchtungen.

Doppeldiagnosen und Komorbiditäten als Damoklesschwert

Falls die Worte in diesem Kapitel nüchterner klingen als in den »gefühligeren« Teilen des Buches, liegt es daran, dass wir hier in eine eher kalte Welt eintauchen. Werden suchtkranke Menschen durch den Spiegel klinischer Diagnostik angeschaut, ziehen sich Warmherzigkeit und positive Gefühle zurück. Nicht weil klinisch tätige Menschen kaltherzig wären, sondern eher, weil sie sich, wie in anderen medizinischen Bereichen auch, schützen müssen vor all der Not, welche die Sucht im Schlepptau mit sich bringt. Wer nicht gelernt hat, angesichts von Not und Elend gut für sich selbst zu sorgen, verschließt aus Selbstschutz sein Herz. Außerdem ist die süchtige

Dynamik aus sich heraus ein Treiber für jedwede Art negativer Gefühle.

»Süchtige Abhängigkeit« ist eine schwerwiegende Erkrankung. Sie vermag ein ganzes Leben zugrunde zu richten. Auch psychische Störungen wie Schizophrenie, Psychose, Borderline-Persönlichkeitsstörung oder weitere differenzialdiagnostische Zuschreibungen wie Antisoziale Persönlichkeitsstörung, Posttraumatische Belastungsstörung, Angststörung oder Depression können für die dadurch Betroffenen wie Getroffenen für sich allein genommen bereits so erschlagend sein, dass sich erst einmal kaum noch ein Ausweg aufzutun scheint. Beide Krankheitsbilder zusammen sind real gelebte Grauzone oder drohendes seelisches Niemandsland sowie ein Spezialfall von Komorbidität. Mit Komorbidität wird das Auftreten von mehr als einer diagnostizierbaren Störung bei einem Menschen zu einem bestimmten Zeitpunkt bezeichnet. Aber welch ein Wort: Es scheint schon mehr nach Tod als nach Leben zu klingen. Der komorbide Spezialfall vom gemeinsamen Auftreten eines Missbrauchs oder einer Abhängigkeit von einer oder mehreren psychoaktiven Substanzen und mindestens einer zweiten psychischen Störung bei einem Menschen macht die Doppeldiagnose im Suchtbereich aus. Sie stellt alle Beteiligten vor ein verdoppeltes, verdreifachtes oder vervierfachtes Problem. Eine Doppeldiagnose ist nämlich nicht bloß bei einer Abhängigkeit von Rauschmitteln möglich, sondern auch bei nicht stofflichen Verhaltenssüchten. Insofern lassen sich bei vielen stoffliche Substanzen zu sich nehmenden oder Suchtverhalten praktizierenden Menschen mit der gleichzeitigen Feststellung von Substanz- und/oder Verhaltensabhängigkeit und beispielsweise Persönlichkeits- oder Verhaltensstörung plus affektiver Störung bereits drei bis vier Paralleldiagnosen erstellen. Das passiert regelmäßig im klinisch-psychiatrischen Denken. Es ist allerdings ratsam, die Kirche im Dorf zu lassen und die klinische Diagnostik nicht überzustrapazieren, zumal die komplexen Wechselwirkungen zwischen Substanzgebrauch und komorbiden seelischen Störungen überaus verwickelt sind. Brauchen direkt Betroffene, Angehörige oder professionelle Helfer Erklärungen, welche die innere Welt von doppel-, tripel- und mehrfach diagnostizierten Menschen verstehbar machen und erschließen könnten, hilft die Sprache der Diagnostik ihnen nicht weiter. Sie setzt eher wenig taugliche oder sogar stark behindernde Grenzen in den Köpfen von Menschen.

Was alle benötigen, ist ein zwischenmenschlich hilfreicher »Plan«, wie wir mit schädlichen Drogengebrauch betreibenden oder süchtig abhängigen und obendrein psychisch erkrankten Menschen umgehen wollen. Streng klinisch-diagnostische Botschaften wirken auf die unmittelbar Betroffenen wie auf mit getroffene Angehörige angsttreibend und daher entmutigend. Damit sich niemand vorschnell als Mensch in der Gemengelage der süchtigen Dynamik entmutigt sieht, bedarf es dessen, wessen es immer bedarf: des Muts zu Eigen-Sinn und des Vertrauens in die eigene menschliche Kompetenz. Diese wiederum erwächst ausschließlich aus unseren positiven menschlichen Tugenden. Bei helfenden Dritten ist gute Fachlichkeit ein hohes Gut, aber Fachlichkeit allein heilt keine seelischen Wunden, wenn wir es an menschlicher Feinfühligkeit fehlen lassen. Das häufige Fehlen Letzterer bemängeln viele direkt Betroffene, die viel zu häufig »Pingpong«-Therapien und Drehtürpsychiatrie erleiden mussten.

Sofern Doppeldiagnosen aufgrund des Zustandsbildes eines süchtig gebundenen Menschen ihre Berechtigung finden, ist die Tatsache als solche auch nicht durch Wortakrobatik aus der Welt zu schaffen. Aber es ist hilfreich, wenn sachlich-nüchtern diagnostizierende Kliniker und unmittelbar mitfühlende Angehörige suchtkranker Menschen zusammenfinden, um einen gemäßigten Ton zu treffen, der, wie es so schön heißt, schließlich die Musik macht: Statt von Doppeldiagnosen und Komorbiditäten sprechen sie dann zwar notdürftig, aber dennoch feinfühlig angstmindernd von einer »doppelten Betroffenheit« (Lindberg/Haasen 2005). Absicht ist, die jeweiligen Symptomatiken in den Raum des Menschlichen einzuordnen, Ängste zu mildern und das Damoklesschwert des »psychisch

Kranken« zu entschärfen. Angst, Schreckensvisionen und Dramatisierung sind schlechte Ratgeber.

Besonders für Mütter und Väter ist die Vorstellung, ihr Kind könne eine drogeninduzierte Psychose ausbilden, ein Albtraum. Die Drogengebraucher selbst halten sie vordergründig für eine verkappte Abschreckungsstrategie, um sie vom Drogengebrauch abzuhalten. Sie glauben nicht wirklich, dass es diese Form der Psychose gibt, bis jemand im Freundes- oder Bekanntenkreis oder schlimmstenfalls sie selbst daran erkranken.

Hier stellt Eltern vorwiegend der wachsende Cannabisgebrauch immer jüngerer Kinder und Jugendlicher vor reale Schwierigkeiten. Wie sollen sie es verstehen, wenn sich ihre Kinder unter Drogeneinfluss verändern? Sind wahrgenommene Veränderungen Vorboten für Schlimmeres, für drogenbedingte Ernstfälle? Es kann im konkreten Einzelfall erhebliche Probleme bereiten, Frühsymptome ernsthafter drogenbedingter Störungen von altersgemäßen typischen Merkmalen pubertären Verhaltens abzugrenzen. Aus der »doppelten Betroffenheit« einer Mutter und eines Klinikers heraus machen Lisa Lindberg und Christian Haasen auf das wachsende Risiko aufmerksam, dass Frühsymptome als Alarmsignale für sich einschleichende Psychosen über Jahre hinweg verkannt und damit verschleppt werden können, weil weder Angehörige noch Lehrerinnen, Ärzte oder Therapeuten ihnen die gebührende Aufmerksamkeit zukommen lassen. Ihre Liste subtiler Verhaltens- und Wesensveränderungen bei jugendlichem Cannabisgebrauch liest sich bis auf drei, vier Symptome eigentlich recht unauffällig:

- reduzierte Konzentrationsfähigkeit und Aufmerksamkeit
- reduziertes Energieniveau
- herabgesetzte Motivation
- depressive Stimmungen
- Schlafstörungen
- erhöhte Müdigkeit
- Appetitlosigkeit oder erhöhter Appetit

- Angstzustände
- Misstrauen
- erhöhte Sensibilität
- Gefühle von Irritation bis Aggression
- Gefühlsschwankungen
- magisches Denken oder bizarre Gedanken
- Vernachlässigung der persönlichen Pflege
- nachlassende berufliche oder schulische Leistungsfähigkeit
- sozialer Rückzug

Unvoreingenommen lassen sich nahezu alle Symptome als typisch pubertäre Verhaltensweisen verstehen. Genau deshalb werden sie zunehmend häufiger falsch gedeutet, wodurch wertvolle Zeit zur Frühintervention verstreicht. Wer cannabiserfahren ist, liest die Liste anders. Er hat sehr im Blick, dass chronischer Cannabisgebrauch derartige Symptome nach sich zu ziehen vermag. Folglich nimmt er sie eher als Alarmsignale wahr, die in das Vollbild einer Cannabispsychose münden können. Psychische Auffälligkeiten im Zusammenhang mit früh einsetzendem und sich chronifizierendem Cannabisgebrauch sind stark im Steigen begriffen. Macht man auf diese Tatsache aufmerksam, läuft man Gefahr, von der interessierten Seite der Cannabisnutzer selbst sowie ihrer offenen oder heimlichen Sympathisanten der Übertreibung und Dramatisierung bezichtigt zu werden. Begeht man die Unterlassungssünde und verschweigt die möglichen Folgen, rückt man in die Nähe derjenigen, die Cannabis ungeachtet veränderter Tatsachen, von denen gleich die Rede ist, weiterhin für eine harmlose Angelegenheit halten wollen. Selbst eine nüchterne Bestandsaufnahme stößt auf Widerstände. Cannabis ist als jahrtausendealte psychoaktive Kulturdroge zu sehr von Mythen umweht, zu sehr drogenpolitisches Symbol, zu sehr ideologischer Zankapfel und insgesamt zu stark überhöhte Glaubenssache, als dass die heutige Cannabisrealität in all ihren Facetten zur Kenntnis genommen würde.

Befremdliches Kopfschütteln ruft bei mir hervor, wenn mehrheitlich hartnäckig daran festgehalten wird, Cannabiskonsum mache nicht aggressiv. Derartigen Feststellungen kann ich bestenfalls zugutehalten, dass die allenthalben veränderten Cannabisrealitäten nach wie vor nicht in den Köpfen der Menschen angekommen sind. Für Praktiker der Suchtarbeit, die tagtäglich mit chronischen Cannabiskonsumenten und deren sozialem Umfeld arbeiten, liegt klar ersichtlich ein neues Phänomen auf der Hand: Chronischer, höher dosierter Cannabiskonsum ist unter den Bedingungen veränderter Stoffqualitäten, härterer Gebrauchsmuster sowie deutlich herabgesetzten Einstiegsalters der Konsumenten in trauriger Regelmäßigkeit in der Lage, bei einer wachsenden Zahl von Konsumenten Persönlichkeitsveränderungen zu bewirken, welche ein bisher von Cannabis nicht gekanntes Aggressionsverhalten nach sich ziehen können. Letzteres bricht sich insbesondere in stressintensiven Entzugs- oder Abstinenzsituationen Bahn, wenn gerade mal kein Stoff zum Kiffen in Reichweite ist. Dann gehen Abstinenzreaktionen und psychosoziale aggressionsfördernde Faktoren ein explosives Gemisch ein. Mütter und Väter von vorwiegend jungen Männern, die nach Jahren starken Cannabisgebrauchs beginnen, ihre Eltern tätlich zu bedrohen sowie Türen oder gleich die gesamte Wohnungseinrichtung zu demolieren, wissen ein leidvolles Lied davon zu singen.

Authentisches Erleben oder drogeninduzierte Psychose?

Als wenn der Probleme noch nicht genug wären, erfährt die Komplexität der Materie eine weitere Steigerung, sobald wir uns den eigenmächtigen Wirkungen potenter synthetischer, halbsynthetischer oder biogener, ethnobotanischer psychoaktiver Stoffe aus dem entaktogenen, empathogenen und vor allem entheogenen Wirkungsspektrum zuwenden (Kuntz 2011). Sind auf den ersten Blick befremdliche Wahrnehmungen wie das Hören innerer Stimmen und das Sehen oder Spüren fremder Gestalten oder Wesenheiten wahnhafte Vorstellungen? Sind sie erklärbares authentisches Erleben Drogen gebrauchender Menschen, wenn wir uns die Mühe machen, mit ihnen zusammen verstehen zu wollen? Rühren die psychoaktiven Stoffe gar an eine bislang nicht erkannte verborgene Gabe zur Hellsichtigkeit oder Hellfühligkeit? Das ist im Einzelfall nur schwer zu erkennen. In jedem Fall sollten Eltern aber Zurückhaltung walten lassen, ein Drogen gebrauchendes Kind, das von solchem Erleben berichtet, vorschnell vom kurzschlüssigen psychiatrischen Denken für psychotisch erklären zu lassen. Stattdessen ist sorgfältiges Hinsehen angebracht. Die nötige Zeit des Abklärens ist sowohl für die Betroffenen selbst als auch für die Angehörigen eine Zeit enormen Drucks, bisweilen sogar eine Zeit der Hoffnungslosigkeit, wenn sich erhoffte Hilfe nicht einstellen mag. Alle Beteiligten sind jedoch gut beraten, Sorge dafür zu tragen, sich nicht von dem Sog der Angst aufsaugen zu lassen.

Schatten auf der Seele oder Gold im Herzen – Depression und Empfindungsfähigkeit

Fast alle in der süchtigen Dynamik gebundenen Menschen lernen kennen, was es bedeutet, depressiv zu sein. Eine Depression kann Ursache für den Gebrauch psychoaktiver Stoffe sein, um sich mithilfe der Drogenwirkungen bessere Gefühle zu besorgen. Oder die Depression schleicht sich im Gefolge eines Drogenmissbrauchs ein, weil allen psychoaktiven Stoffe die Tendenz innewohnt, unsere angeborene primäre Glücksfähigkeit zu beschädigen und die Empfindungsfähigkeit durch ein Herunterregulieren zu dämpfen. Weder als direkt Betroffener noch als Angehöriger sollte man sich aber von einer Depression narren lassen. Nicht selten verbirgt sich dahinter etwas ganz anderes, das entdeckt werden möchte.

Wie schon oft in diesem Buch betont: Suchtabhängige Menschen sind im Kern häufig viel besser, als ihr so arg ramponierter Ruf glauben macht. Es handelt sich bei ihnen nicht selten sogar um ausgesprochen liebenswürdige Menschen. Ihr selbstschädigendes Verhalten, ihre unfertigen Kompetenzen und Lebensbewältigungsmechanismen verdecken die Tatsache, dass sie tief verborgen in ihrem inneren Kern über eine überdurchschnittlich ausgeprägte Sensibilität und Feinfühligkeit verfügen, die sie aber noch nicht als Ressource zu handhaben gelernt haben. Sie trauen ihren Gefühlen nicht, leben gemäß der Selbstüberzeugung, nie richtig zu sein, nie zu stimmen, trauen sich wenig zu, obgleich sie bisweilen vor Grandiosität durch die Decke zu gehen scheinen, machen nichts oder viel weniger aus ihrem Leben, als sie könnten. Die Schatten auf ihrer Seele dominieren ihre passive Lebensführung. Trotzdem haben ihre Eltern sie früher vielleicht einmal als »Sonnenschein« oder als Kind mit »sonnigem Gemüt«, »strahlendem Wesen« oder »fröhlichem Lachen« beschrieben, woran sie wehmütig zurückdenken. Wo ist dieses Kind verloren gegangen?

Führt ihr Weg solche suchtabhängigen Menschen schließlich in eine Therapie, spüren ihnen mit dem Herzen zugewandte Therapeuten unter der agierten Oberfläche nicht selten gänzlich andere als depressive Seiten bei ihnen. Sie selbst nehmen sie vielleicht noch gar nicht wahr, oder falls sie sie wahrnehmen, haben sie diese noch nicht schätzen gelernt. Wer sich als depressiv erlebt, vermag im Zustand der Depression keine Lichtblicke zu entdecken. Wie oft ist das Deprimierte, Niedergedrückte aber mehr eine tief verinnerlichte, wuchernde Fremd- wie Selbstzuschreibung, die eine wesentlich andere Gefühlsqualität umschließt und wie hinter Gittern einschließt.

Wir alle waren zu Anfang unseres Lebens »unschuldige« kleine Erdenbürger und haben im Laufe unserer Geschichte viele Erfahrungen gespeichert. Schöne und gute Erfahrungen ebenso wie traurige und leidvolle. Alle sind sie in unser Lebensskript eingeschrieben. Erinnern wir sie, erinnern wir gleichzeitig unsere »inneren Kinder« dazu. Sie leben und wirken weiter in uns. »Innere Kinder« mit leidvollen oder traumatischen Erfahrungen warten auf Erlösung und

Heilung. Ein frühes »inneres Kind« ist oft tieftraurig, verzweifelt, klein gemacht, ängstlich, aber nicht depressiv. Depressiv fühlt sich die spätere jugendliche oder erwachsene Person. Den qualitativen Unterschied bemerken Angehörige und helfende Dritte von dem Augenblick an, ab dem suchtabhängige Menschen während eines Wandlungsprozesses wieder Zugang zu ihren ursprünglichen Gefühlen finden. Depression vermag sich so in tiefe Traurigkeit zurückzuverwandeln. Als feine Gefühlsqualität ist Traurigkeit aber an authentische Empfindungsfähigkeit gekoppelt, weshalb viele Menschen beim Auftauchen aus ihrer Sucht die paradoxe Erfahrung machen und sie selbstverständlich auch ihrem sozialen Umfeld vermitteln, dass sie ungewohnte Freude und Fröhlichkeit darüber empfinden, tieftraurig zu sein, aber eben nicht mehr im depressiven Sumpf festzustecken. Ich erlebe bei meinen Klienten häufig, dass dieser Moment viele Steine ins Rollen bringt. Ihre Augen und Gesichter fangen plötzlich wieder an, ganz anders zu strahlen, selbst wenn sie damit immer noch ein gutes Stück Veränderungsarbeit vor sich haben. Aber der Prozess der positiven Wiederannäherung an das eigene Selbst hat unwiderrufbar eingesetzt. Lernen sie auf ihrem weiteren Weg zu sich selbst ihre Empfindsamkeit und ihr Einfühlungsvermögen als wertvolle innere Seiten kennen, sind sie zunehmend in der Lage, frühere abgelehnte Teile in sich als Juwelen und Schätze umzuwerten und sich darüber zu freuen, dass sie solche Schätze in sich tragen und bergen können. Über derartige Entwicklungen wird ihr Schatten auf der Seele zu Gold im Herzen.

Wenn das Gold im Herzen oder in der Seele von Menschen wieder zu erstrahlen beginnt, sind das Sternstunden für alle Beteiligten, die in seinem sozialen Umfeld mitfühlen. Damit ein Herz aus Stein erweichen kann, bedarf es der Entgiftung von negativer Seelennahrung durch wirksame Dosen positiver Nahrung für Körper, Geist und Seele.

Das Rufen des inneren Kindes – und ein Gedicht als Selbstheilung

Wie positive Seelennahrung Gesundung erwachsen und ein verletztes inneres Kind nachreifen lässt, können Sie anhand eines Entwicklungsberichts nachspüren:

> Im Alter von 36 Jahren kam ein Lehrer zu mir in die Therapie, der mich in seiner Schule während einer Präventionsveranstaltung kennengelernt hatte. Vorher hatte er bereits eine längere Psychoanalyse absolviert, in welcher er jedoch ab einem von ihm genau zu benennenden Zeitpunkt nicht mehr weiterkam. Obgleich sein Therapeut ihm grundsätzlich wohlmeinend gesinnt war, empfand er seinen Patienten in wachsendem Maß als anstrengend und passiv fordernd. Der Therapieprozess verödete. Der Patient war innerlich aber bereits kompetent genug, um zuverlässig zu spüren, was ihm fehlte und weswegen ihm sein Analytiker nicht mehr länger hilfreich zu sein vermochte. Das ihm Fehlende suchte er in einer weiteren Therapie bei mir, weil er wusste, dass ich auch körpertherapeutisch arbeite. Als er bei mir »landete«, fühlte er sich in nahezu allen Belangen seines Lebens antriebslos, ungeliebt, unverstanden, mochte sich selbst nicht leiden, kurz: Er steckte nach einer überaus schmerzlich erlittenen Trennung in einer tiefen Depression. Wenn er es nicht mehr mit sich und der Welt aushielt, suchte er Linderung in den Wirkungen von Alkohol. In früheren Jahren hatte er phasenweise Cannabis und in Einzeldosen Meskalin gebraucht. In seiner Analyse waren weder sein früherer Haschischkonsum noch seine aktuellen Trinkgewohnheiten jemals Thema gewesen. Ich spürte das Beschwiegene frühzeitig und sprach ihn auf den Sinn und Zweck seines Umgangs mit Alkohol an. Der Klient wich in keiner Weise aus, war eher erleichtert, als er davon sprach, dass er mit einem bestimmten Quantum Alkohol leichter Zugang zu einem Teil in sich finde, den er unter allen Umständen erreichen wolle, selbst wenn er bisweilen den Eindruck habe, auf dem Weg dorthin in Selbstmitleid zu ersaufen. Tief in sich

drin spüre er den unbändigen Lebenshunger eines tief verletzten Kindes, das an seinen Ketten zerre und sein ihm bislang verweigertes Lebensrecht anmelde. Zu diesem Kind in ihm versuchte er verzweifelt die Verbindung zu halten und tröstenden Zugang zu finden. Das Kind in ihm war aber noch sprachlos. Für prägende Teile eines vorsprachlichen Erlebens existierten noch keine Worte in ihm, weshalb der erwachsene Klient in seiner rein sprachlich orientierten Analyse keine Fortschritte mehr machte. Also rief es verstärkt mit den Augen und dem Körper.

Zu Beginn unserer gemeinsamen Arbeit erzählte der Klient in sehr beredter Weise seine bisherige Geschichte mit Gefühlen von Einsamkeit, Verlassenheit, Versagen sich selbst und dem Leben gegenüber bei gleichzeitig hohem Anspruch an sein Leistungsvermögen. In den nachfolgenden Stunden verstummte der Klient immer mehr. Ich konnte nachvollziehen, weshalb sein Analytiker ihn als anstrengend empfunden hatte. Sprach der Klient, haderte er in einem fort mit sich, seinen Mitmenschen und der ganzen Welt. Offene Wut verbiss er sich jedoch. Beharrlich vermittelte er auf ansprüchliche Weise den Eindruck, es stehe ihm noch etwas zu, das Leben sei ihm etwas schuldig. Nach der Phase des inneren Wütens gegen Gott und die Welt und sich selbst war dem Klienten alles zu viel. Für viele Stunden kam er, in denen er nur saß oder lag und ausschwieg. Er war des Redens überdrüssig. Es war ihm aber ungemein wichtig, dass er mich jederzeit ansehen konnte und dass ich ihn im Blick behielt. Schaute er mich an, wollte er mit seinem Blick in den meinigen tauchen. Er forderte sich mit den Augen meine ungeteilte Aufmerksamkeit ein. In den Momenten, in welchen er innerlich verloren zu gehen drohte, ins Off abtauchte und sich körperlich erkennbar mühselig selbst hielt, hatte ich immer häufiger das untrügliche Gefühl, ihn über Worte nicht mehr erreichen zu können, sondern ihn vorläufig nur mit meinem Blick halten zu sollen. Das innere Kind im Klienten flehte förmlich um ein wortloses Verstehen. Seinem erwachsenen Teil signalisierte ich dennoch zur größeren Sicherheit: »Es ist völlig in Ordnung, wenn Sie nicht reden möchten. Sie dürfen einfach hier sein, ohne etwas zu tun, ohne sich anstrengen zu müssen. Ich bleibe trotzdem mit meiner Aufmerksamkeit bei Ihnen.« Wäre ich für meinen Klienten unaufmerksam geworden, hätte er es augenblicklich gespürt, denn sein eigenes Einfühlungsvermögen war enorm. Wachsam registrierte er jede meine Regungen.

Zu seiner Vorgeschichte sei nur so viel gesagt: Bereits mit der Muttermilch saugte er die nie verarbeitete Trauer seiner Mutter in sich ein, welche während der Schrecken des Nationalsozialismus binnen weniger Jahre ihren Vater, eine Schwester und zwei Brüder verloren hatte. Schon früh fühlte er sich verantwortlich dafür, wie es seiner Mutter ging. Sein Vater identifizierte sich in Teilen mit dem Gedankenschmutz der Nazis, da er auf anderem Wege nicht zu überwinden vermochte, dass sie ihm als Mann die besten Jahre seines Lebens geraubt hatten. Die Lebendigkeit seines Sohnes musste er klein halten, da er sie nicht zu ertragen vermochte.

Insgesamt wirkte der Klient deutlich herabgestimmt und wie gebremster Schaum. Ich spürte aber einen gesunden Kern in ihm, der ins Leben drängte.

Als ich ihn bei passender Gelegenheit fragte, ob er seinem verstummten inneren Kind nicht mit einem anderen Ausdrucksmittel eine Stimme verleihen könne, brachte er mir zur folgenden Stunde das nachstehende Gedicht mit. Er hatte es vor einiger Zeit in alkoholisiertem Zustand geschrieben, auf dem Höhepunkt seines Schmerzes über seine zerbrochene Partnerschaft. Die Worte kamen ihm, als er sich von den Tönen, Klängen und Bildern einer sein Herz erweichenden Musik berührt fühlte. Sie drangen ein in eine verschlossene Kammer seiner Seele und öffneten Tür und Tor. Getragen von dieser Musik flossen die Worte aus ihm heraus. Das Gedicht war nur handschriftlich aufs Papier geworfen, zittrig, hastig und nicht besonders leserlich. Wie sich im Nachhinein herausstellte, hatte er bereits des Öfteren Gedichte verfasst und diese auch in seinen Computer geschrieben. Dieses spezielle Gedicht aber wollte er nur in der Rohfassung seiner Handschrift belassen. Als er mir sein Original überreichte, hing er wie gebannt an meinem lesenden Blick und wartete, sich innerlich windend, auf meine Reaktion.

Armes Kind,
gerade erst mit
Gewalt
in die Welt geworfen
und schon verlassen, allein mit
dir und dem überwältigenden
Schmerz,
dem Schmerz, der alle Worte
tötet.
Du frierst vor Verlassenheit,
Verlassenheit, nicht Einsamkeit,
krümmst dich vor Entsetzen,
schreist, wartest, schreist.
Stille, Leere, Warten,
Schmerz.
Du schreist weiter,
niemand.
Du stirbst tausend kleine Tode,
verstummst für immer,
willst aufhören zu sein,
nicht sterben, nur aufhören,
das Leiden soll aufhören,
Ruhe willst du finden, aber da ist nur
Leere, Kälte,
niemand.
Allein mit dir, ohne
Erlösung, hältst du alles aus,
du wirst getötet,
immer und immer wieder,
aber das Leiden entlässt dich nicht,
zwingt dich in seine Klauen.

Du bist allein und wirst es bleiben,
niemand hört dein Schreien,
sieht das stumme Verzweifeln
deiner Augen.
Leere, lärmende Stille,
Verlassenheit,
niemand ist da, niemand wird dich jemals
erlösen.
Du bist allein und wirst es immer sein,
deshalb lieb doch wenigstens
du
dieses Kind,
wenigstens Du,
wenigstens Du …

Wie reagieren Sie gerade auf dieses Gedicht? Sicherlich nicht mit einer lyrisch-ästhetischen Analyse von Text und Form, und als Überdosis Selbstmitleid würden Sie es wohl auch nicht abtun, obgleich es davon zu triefen scheint.

Ich für meinen Teil blickte den Klienten erst einmal tief berührt an, während mir mehrere Schauer über den Rücken liefen. Dann sagte ich ihm: »Das ist ein Geschenk, das Sie mir da machen, ein Vertrauensgeschenk, und voller Hoffnung und Sehnsucht. Ich spüre und sehe dieses Kind in Ihnen schon lange. Ich bin beeindruckt, wie sehr Sie sich bemühen, ihm zum Leben zu verhelfen und gut für es zu sorgen. Jetzt, da Sie mit ihm in Kontakt sind und es mir gezeigt haben, darf ich es auch direkter ansprechen, oder ihm sogar eine Hand geben.«
Von diesem Zeitpunkt an nahm sich mein Klient immer mehr von dem, weshalb er mich als Körpertherapeuten ausgesucht hatte. Über etliche Imaginationen näherte er sich weiter seinem inneren Kind an und entwickelte eine tiefe Fürsorglichkeit für dessen Wohlergehen, welche sich natürlich auch auf ihn als erwachsenen Menschen er-

streckte. Er trank nur noch ganz selten und wenig Alkohol, weil er seine wachsende Lebenszufriedenheit mit klarem Kopf genießen wollte. Ging es bis dahin darum, den Klienten bloß mit meinem Blick zu halten, so experimentierte er mit wachsender Sicherheit, was für ihn stimmig und gut wäre, mit anderen Formen des Haltens. Erst hielt er sich an meiner Hand, dann an meinem Knie fest, während er sich gleichzeitig tiefer und tiefer zunächst mit seiner engeren und später mit der erweiterten Familiengeschichte beschäftigte, welche auch alle verstorbenen Verwandten seiner Mutter mit einbezog. Mit verschiedenen Varianten von »Rücken an Rücken« tankte er Kraft und Energie oder suchte die bestärkende Auseinandersetzung mit einem Widerpart, in welcher es nicht um Kleinmachen, Gewinnen oder Verlieren ging. In »Abrahams Schoß«, einem festen körperlichen Halt, fand er völlige Befriedung und Selbstakzeptanz. Über Lösungs- und Zaubersätze inszenierte er sich gegen Ende unserer Zusammenarbeit schließlich noch den nachträglichen »Segen« eines idealen Vaters, welcher seinen Sohn nicht klein macht, sondern ihn in seinem Wesen würdigt und groß werden lässt. Darüber integrierte er auch einen sehr rebellischen jugendlichen Teil von sich, der ihm das Leben bis ins junge Erwachsenenalter heftigst »melancholisierte«. Während dieser Melancholie-Jahre kultivierte er einen großen Hass gegen sich selbst, seine Eltern, gegen alles, dem er sich machtlos und lebensängstlich ausgeliefert fühlte. Sein Weltschmerz war durchaus ein sehr real erlebtes Leid, er übersteigerte ihn aber zusätzlich zu seinem »Image« von sich selbst. Er agierte darüber seine zum damaligen Zeitpunkt bereits hohe Sensibilität aus, welche er noch nicht anders zu handhaben wusste. Während der adoleszenten Sturm-und-Drang-Zeit kiffte und trank er stark. Einmal versuchte er sich sogar mit Alkohol und Schlaftabletten das Leben zu nehmen, allerdings eher halbherzig. Seine Sehnsucht nach Leben war als in ihm wirksamer Lebenshunger der ihn rettende Faktor. Der rebellische Jugendlichenteil suchte gern die heftige Auseinandersetzung mit mir, allerdings mit einem solchen Charme und einer derartigen Liebenswürdigkeit, dass die Reibereien den Charakter einer eher andächtig zu bestaunenden Vater-Sohn-Beziehung hatten. Als der Klient mir schließlich noch erlaubte, meine Hand auf sein Herz zu legen, spürte er, wie sich alles in ihm weitete und er sein eigenes Herz öffnete.

Die positive bestärkende Nahrung für Körper wie Seele erlaubten meinem Klienten schlussendlich, alle seine destruktiv wirksamen Tendenzen zu entgiften, die verborgen ruhenden Schätze dagegen zum Strahlen zu bringen, um sich fortan häufiger als das zu sehen, was er in meinen Augen auch tatsächlich war und ist: ein innerlich schöner Mensch.

Als Fazit war meinem Klienten bei einer Nachbesprechung etwa sechs Monate später wichtig:

»Ich habe mich immer aufgehoben gefühlt, selbst wenn ich mich für meine Bedürftigkeit in Grund und Boden geschämt habe und mich selbst nicht leiden mochte. Sie haben mich mit Ihrem Blick gehalten, wenn ich mundfaul war und mir jegliches Reden viel zu anstrengend war. Ich durfte einfach da sein, ohne mich anstrengen zu müssen. Das war eine unendliche Last, die da von mir abfallen konnte. Ihr Bild vom ›armen schwarzen Kater‹ hat mir ausdrücklich erlaubt, mein inneres Kind mit seiner kaum auszuhaltenden Traurigkeit zu trösten, statt es weiterhin mit Verachtung zu strafen. Ich werde in Zukunft gut für es und für mich sorgen können. Hin und wieder gehe ich zwar noch bewusst meine Traurigkeitslöcher suchen, aber eigentlich nur, um mich zu vergewissern, ob das eine oder andere noch zu finden ist. Das klingt vielleicht paradox, aber diesen frühen sehr traurigen Teil von mir möchte ich gar nicht ganz missen. Ohne diese Seite gäbe es auch den Schatz in mir nicht, den Sie mir zu entdecken geholfen oder besser noch selbst zu würdigen geholfen haben: meine reiche Empfindungsfähigkeit. Darüber freue ich mich am meisten. Ich muss nämlich nicht mehr mit mir selbst und der Welt hadern, sondern genieße eine ganz neue Zufriedenheit in meinem Leben. Ich kann mich manchmal richtig an mir selbst freuen.«

Heute lebt mein Klient schon etliche Jahre mit einer Partnerin zusammen, die aus einer früheren Ehe zwei Kinder mitbrachte. Für sie ist er ein guter »sozialer« Vater, achtet aber mit seiner Partnerin sorgsamst darauf, dass sie auch noch eine Beziehung als Mann und Frau und nicht bloß ein »papaisiertes« und »mamaisiertes« Leben mit den Kindern führen. Bei seinen Schülern ist mein ehemaliger Klient wegen seines Einfühlungsvermögens und seines Humors als Lehrer überaus beliebt.

Beim »Meditieren« über dieses Kapitel fiel mir das Gedicht des Klienten wieder ein. Ich bat ihn um seine Zustimmung, es für ein Buch über Sucht und Wege zur Heilung verwenden zu dürfen. Er stimmte sofort zu, freute sich sogar darüber. Da es nicht in seiner Handschrift abzudrucken war, durfte ich es zum ersten Mal leserlich »verschriftlichen«, allerdings unter der Bedingung, eine passende Schriftart in Schreibschrift auszusuchen.

Teil 3

14 — *Welche Sucht darf es denn sein? Wie Alltagssüchte unseren Alltag regieren*

Niemand, der oder die zum ersten Mal ein potenzielles Suchtmittel zu sich nimmt oder ein Verhalten mit Suchtpotenzial ausübt, tut das mit der Absicht: »Ich mache mich abhängig.« Jeder und jede denkt: »Mir passiert das nicht. Ich behalte das im Griff.« Tatsache ist aber: Millionen junger wie erwachsener Menschen gehen Schritt für Schritt den Weg in die Sucht. Suchtmittelabhängigkeit und süchtiges Verhalten sind so weit verbreitet, dass sie gänzlich alltäglich sind. Viele neue Formen von Alltagssüchten regieren unser Leben, ohne dass Menschen sich noch groß Gedanken darüber machen würden. Sie sind abhängig, ohne sich abhängig zu fühlen. Neue Verhaltensabhängigkeiten erschweren uns in wachsendem Maße eine sichere Positionsbestimmung. Einerseits erfüllen sie die Kriterien der süchtigen Dynamik, andererseits lassen sie immer stärker die Grenzen verschwimmen zwischen »neuer Normalität« und »neuer Sucht«. »Neue Normalität« bedeutet nicht automatisch »menschlich gut verträglich«, sondern trägt bloß der Tatsache Rechnung, dass neue Wirklichkeiten im Verhalten der Menschen eine Anpassung unserer Maßstäbe verlangen: Welches Verhalten ist völlig unbedenklich, welches bewegt sich zwar im »gelben« Bereich, wird aber aufgrund massenhaft praktizierter Gewohnheiten für absolut »normal« gehalten, und wo überschreiten Menschen in einem maßlosen »Zuviel« die Schwelle zur Sucht?

Da ich Missbrauch und Abhängigkeit von stofflichen Substanzen bereits in meinen Büchern: »Drogen & Sucht« sowie »Haschisch« beschrieben habe, widme ich mich hier den um sich greifenden neuen Wirklichkeiten der eher still und leise daherkommenden Alltagssüchte, die so viele Menschen gefangen nehmen. Den Gebrauch stofflicher Drogen betrachte ich nur zugespitzt unter dem Aspekt einer einzigen lebensbestimmenden Frage, die im nächsten Abschnitt angesprochen wird.

Ist das Leben ohne Rauschmittel noch zu ertragen?

Ohne Wenn und Aber: Bei allen Schwierigkeiten, vor die uns das Leben zu stellen vermag: Es ist nicht nur ohne Rauschmittel zu ertragen, sondern in seiner Fülle nur ohne deren Missbrauch vollständig zu leben und zu genießen. Ich lege Wert auf das Wort »Missbrauch«, denn Genussfähigkeit ist eine gänzlich andere Kategorie und sogar ein Schutzfaktor.

Auf der anderen Seite beantworten immer mehr junge wie erwachsene Menschen die Frage, ob sie ihr Leben ohne Rauschmittel noch ertragen, in Worten und Taten gänzlich anders. Stimmen diese Menschen mit ihren Füßen und ihrem Verhalten ab, ist die Botschaft eindeutig: »Ich kann mein Leben, ohne zu trinken, zu kiffen oder andere Drogen zu nehmen, nicht mehr ertragen.« Leider höre ich das so oder so ähnlich in den letzten Jahren zunehmend häufiger. Das ist eine schallende Ohrfeige für unseren »Way of Life«, bei dem immer mehr Menschen den Anschluss an die Gesellschaft verlieren und nicht mehr mithalten können oder wollen.

Am hartnäckigsten demonstriert mir das derzeit ein gerade volljährig gewordener junger Mann, der sich jeder positiven Veränderung in seinem Leben verweigert. Er konsumiert seit Jahren Unmengen an Cannabis sowie gelegentlich Amphetamine, magische Pilze und Halluzinogene wie LSD. »Ich halte das Leben sonst gar nicht aus«, betont er unermüdlich, sich dabei die Hände vors Gesicht schlagend, unruhig mit den Beinen wippend und sich zusammenkrümmend vor innerer Verzweiflung:

»In dieser Gesellschaft ist alles falsch, alles kaputt und kalt. In diesem Regelgefängnis, wie man funktionieren soll, kann ich so nicht

> leben. Das macht mich nur verrückt. Wenn ich mal ein paar Tage ernsthaft versuche, nichts zu kiffen, spüre ich das umso mehr. Das geht gar nicht. Dann drehe ich durch, werde ich aggressiv, will nur noch draufschlagen, irgendwas kaputt machen, was alles so am Laufen hält. Dann kiffe ich lieber sofort wieder. Ich weiß, das ist auch scheiße, aber ich kann einfach nicht darauf verzichten. Und einsperren lassen deswegen würde ich mich auch nicht. Da bringe ich mich lieber um und hole vielleicht noch jemanden mit. Dann habe ich wenigstens meine Ruhe und muss nicht leben, wie ich nicht kann.«

Dieser von Wut gepeinigte junge Mann ist einer dieser im Grunde für diese Welt zu sensiblen, liebenswerten Menschen, die an der Ungerechtigkeit, die sie jeden Tag sehen, erleben und mit erleiden, verzweifeln. Sie bringen es nicht fertig, in dieser Welt, wie sie die Menschen mit all ihren Unzulänglichkeiten gestalten und verunstalten, einen inneren Ort zu finden, der sich gut genug anfühlt, um ihr Leben im Kern zu bejahen.

Andere junge Menschen demonstrieren mit Verachtung sich selbst und dem Leben gegenüber, dass sie die Welt »zum Kotzen« finden. Ihr Demonstrationsmittel ist die Droge Alkohol:

> »Komasaufen, abschießen, kotzen gehen, trotzdem stehen bleiben und dann akk! und einfach weiter aus der Pulle saufen, Abriss, Showtime, Gangbang, Delirium, alles hier kaputt machen.«

Voll cool und mit vor stolzer Verachtung geschwellter Brust ist ihr unverhohlenes Ziel die Volltrunkenheit, was in einem Lieblingsspruch der Szene gipfelt: »Wer sich erinnert, war nicht dabei.« Im Internet rufen sie die »Follower« zur massenhaften Nachahmung auf.

Eine 18-jährige Haschisch- und Amphetaminkonsumentin, die wirklich hart drauf ist, schließt gar jeden Gedanken an lebenswerte Alternativen gegenüber Betäubungsmitteln kategorisch aus:

»Ein Leben ohne meine Drogen könnte ich gar nicht ertragen. Das geht überhaupt nicht. Da braucht niemand auch nur im Geringsten daran zu denken. Keine Chance.«

Wer nichts mehr zu verlieren hat, kann auch sich selbst nicht mehr verlieren.

Hilfe! Handy, Facebook, Twitter und WhatsApp sind mein ganzes Leben

Gibt es eigentlich noch irgendetwas, was über Handys oder Smartphones noch nicht gesagt worden ist? In einem unaufhaltsamen Siegeszug haben sie die Welt und die Köpfe der Menschen erobert. Sie sind Segen oder Fluch, nützliches Werkzeug oder neue Geißel der Menschheit, je nach Handhabung und Blickwinkel.

Die Neuen Medien machen es uns nicht einfach. Wir nutzen sie alle. Die entscheidende Frage ist nur: Wie und wofür nutzen wir sie? Die Grenzen zwischen bestimmungsgemäßem oder tolerierbarem Gebrauch sowie beliebiger bis unkontrollierter Verwendung sind fließend. Wirklich kritisch wird es, wenn die Grenzen zur suchtartigen Abhängigkeit überschritten werden. Smartphones bergen in der Tat ein nicht wegzudiskutierendes Suchtpotenzial. Wenn ein 14-jähriges Mädchen wörtlich zu mir sagt: »Mein Handy, Facebook und WhatsApp sind mein ganzes Leben. Ohne könnte ich gar nicht mehr leben«, dann drückt sie damit stellvertretend für unendlich viele Jugendliche sowie Erwachsene eine totale Abhängigkeit aus. Eine, die sie in Kauf nimmt, die sie nicht stört, die einfach zu ihrem Leben gehört, ohne als Abhängigkeit überhaupt gesehen oder empfunden zu werden. Wer Handys nicht angemessen zu handhaben weiß, für den werden sie zu einem Risiko, bisweilen sogar in tragischer Weise zu einem tödlichen.

Dass manche jungen und erwachsenen Menschen noch am Leben sind, ist weniger das Ergebnis ihrer eigenen Fähigkeit, gut auf sich selbst aufzupassen. Es ist vielmehr der Achtsamkeit Dritter zu verdanken, die gut aufgepasst haben. Drei Beispiele verdeutlichen, was ich meine, allesamt erlebt binnen eines einzigen Arbeitstages:

Eine junge Frau geht bei Rot über die Ampel, ohne sich zu beeilen. Sie nimmt gar nicht wahr, was sie tut. Ihre Aufmerksamkeit hat sie einzig und allein auf das Display ihres Smartphones gerichtet, das sie sich im Gehen vor die Augen hält. Sie hört weder noch nimmt sie auf andere Weise wahr, dass ein Linienbus um die Ecke biegt. Ich sitze als Fahrgast in dem Bus, sehe die junge Frau und halte mich schon fest, denn der Busfahrer muss heftig bremsen. Erbost hupt er die junge Frau an. Sie erschrickt, schaut kurz auf, macht einige Sätze bis auf den Bürgersteig und ist schon wieder von ihrem Handy gefesselt.

Ein erwachsener Mann fährt in einer eng zugeparkten Straße auf seinem Fahrrad. Hinter ihm wieder ein Bus, den der Radfahrer weder hört noch sieht. Kann er auch nicht. Er fährt Rad, schaut gleichzeitig auf sein Smartphone und ist obendrein noch mit Ohrhörern verstöpselt. Als der Busfahrer versucht, vorsichtig an ihm vorbeizuziehen, schreckt er auf, verreißt den Fahrradlenker und kollidiert seitlich mit dem Bus. Glücklicherweise nur leicht, sodass er sich nach etlichen weiteren Schlenkern auf dem Bürgersteig wiederfindet.

Zwei junge Männer gehen an einer stark frequentierten Haltestelle die Gleise der Straßenbahn entlang. Beide haben Ohrhörer im Ohr und ihre Handys in den Händen. Ich stehe einige Meter entfernt von ihnen und erahne ihre Absicht, die Gleise zu überqueren. Mit ihrer Aufmerksamkeit überall, nur nicht dort, wo sie in diesem Augenblick nötig wäre, scheinen sie blindlings vor die anrollende Bahn zu laufen. Deren Klingelsignal hören sie auch nicht. Ich traue meinen Augen bei dieser Szene nicht. Wie können Menschen so wenig auf sich aufpassen? Erst im letzten Sekundenbruchteil erhascht einer der beiden Jungs einen Seitenblick auf die Straßenbahn und reißt seinen Freund an der Schulter heftig zurück.

Wir dürfen getrost bezweifeln, dass diese Zwischenfälle den heil Davongekommenen als Lernerfahrung genügten, um ihre festgefahrenen Gewohnheiten im Umgang mit ihren Handys zu verändern. Es war ihnen ja nichts Ernsthaftes passiert, im Gegensatz zum folgenden Unfall:

> Weniger Glück hatte eine junge Frau am Steuer ihres Autos. Während sie ihr Fahrzeug steuerte, schrieb sie gleichzeitig eine SMS auf ihrem Handy. Sie war in Eile und wollte schnell diese ihr wichtige Nachricht verschicken. Davon völlig abgelenkt, krachte sie ungebremst seitlich in ein geparktes Auto. Schaden: mehrere Tausend Euro, eine Anzeige obendrauf, und für Spott und Häme braucht sie auch nicht mehr zu sorgen.

Noch weniger Glück hatten alle die Menschen, die bislang tödlich verunglückt sind, weil die Nutzung ihres Handys zum falschen Zeitpunkt sie oder Mitmenschen ihr Leben gekostet hat.

Welchen Sog das Medium zu entwickeln in der Lage ist, erfährt jeder und jede spätestens, wenn er/sie von einem älteren Handy auf ein neues Smartphone umsteigt. Im Nu sammeln sich alle möglichen hochgeladenen Apps auf dem Gerät an, und es wird immer häufiger und regelmäßiger für immer mehr alltägliche Belange eingesetzt: zum Simsen und Nachrichtenversenden, zum Fotografieren, Filmen und Bilderverschicken, zum Spielen und Musikhören, zum Zeitvertreib, zur Orientierung als Navi, zum Surfen im Internet oder für eine schnelle Information, zur Kontrolle anderer, und telefonieren kann es ja auch noch. Moderne Geräte erleichtern uns manche alltäglichen Gänge. Vorwiegend junge Leute lösen Fahrkarten mit den Smartphones und tätigen alle möglichen Geschäfte des Alltags damit.

Smartphones werden auch zielgerichtet politisch genutzt: zum Bezeugen von Verbrechen gegen die Menschlichkeit und zum Offenlegen von Schandtaten jeglicher Art, welche die Mächtigen und Täter gern der Öffentlichkeit vorenthalten würden. Hier dienen sie als taugliches und nicht mehr wegzudenkendes Instrument, um für die Bewahrung und Verfechtung demokratischer Grund- und Menschenrechte einzustehen. Werden sie zur Organisation von »Shitstorms« oder »Flashmobs« genutzt, können wir ausschließlich anhand der Inhalte abwägen, ob sie in dem Fall mehr Segen oder mehr Fluch sind.

Gar kein Zweifel: Smartphones können vieles und immer mehr. Sie vermögen uns absolut dienlich und hilfreich zu sein, wenn wir sie denn sinnvoll zu nutzen verstehen. Aber wie machen wir das? Wie behalten wir die Kontrolle über unsere Nutzung der Geräte? Wie verhindern wir, dass sie sich in unser Leben einschleichen und weite Teile davon in Besitz nehmen? Wie vermeiden wir die nicht bestimmungsgemäße Verwendung und den Missbrauch zum Schaden anderer? Machen wir uns nichts vor: Smartphones haben längst die Herrschaft und die Regie über das Leben vieler junger sowie erwachsener Menschen übernommen. Deren suchtartige Abhängigkeit von diesem Medium ist mit offenen Augen allerorten zu beobachten. Wer merkt, dass ihm die Kontrolle entgleitet, merkt unter Umständen auf und versucht gegenzusteuern – ganz so, wie ein Abhängiger von stofflichen Drogen!

Kürzlich durfte ich einem Studenten zusehen und zuhören, der im Bus von der Uni zurückfuhr. Wie süchtige Raucher ihre Packung Zigaretten aus der Tasche ziehen, hatte er sein Smartphone aus der Brusttasche seines Hemds gezogen. Ich sah ihn ganz verwirrt und ratlos daraufschauen und hörte ihn zu seinen Kommilitonen sagen:

> »Mann, wieso habe ich denn jetzt schon wieder mein Handy in der Hand? Ich wollte das doch gar nicht. Ich habe auch überhaupt nicht bewusst gemerkt, dass ich das aus meiner Tasche geholt und angemacht habe. Das kann doch nicht sein, dass ich das nicht einmal mehr merke. Ich will nicht mehr so viel am Handy hängen. Das nervt mich jetzt total. Ich muss da unbedingt was ändern.«

In sämtlichen öffentlichen Verkehrsmitteln bietet sich dem, der sie benutzt, nahezu jederzeit das gleiche Bild: Fast alle jungen Leute sitzen mit Ohrhörern verstöpselt und mit dem Smartphone in der Hand auf ihrem Platz. Wer stehen muss, hält das Handy auf halber Höhe vor sich. Alle tippen, wischen, spielen auf ihrem Handy herum, halten es immer in der Hand, denn es könnte ja jeden Augenblick eine neue Nachricht eingehen, man will das gerade laufende Musikstück nach kurzem Hören schon wieder wechseln oder schnell etwas im Internet nachschauen. Die meisten schotten sich dabei völlig von ihrer Umgebung ab und sind kaum noch ansprechbar. Diejenigen, die sich unterhalten, haben trotzdem ihre Geräte ständig in der Hand. Von ihren Smartphones gesteuerte Menschen praktizieren nahezu einmütig eine Kultur des gesenkten und gebannten Blicks.

In Bussen, die auch Schüler und Schülerinnen, also Kinder und Jugendliche transportieren, ist das Bild teilweise noch drastischer. Entweder haben die Schüler ihre Handys beim Einsteigen schon parat, oder sie werden unmittelbar nach dem Einsteigen in den Bus hervorgeholt. Stöpsel in die Ohren, Handy an. Völlig gleichgültig, ob es etwas anderes zu tun gibt oder nicht. Jeder muss und will zeigen, was er hat und was er damit tut. Fast jede Nutzung der Schülerhandys dient in solchen Augenblicken der Spielerei, dem Zeitvertreib, dem Überbrücken von Langeweile. Spiele werden kurz aufgerufen und wieder weggewischt, um zu einer anderen Aktivität zu wechseln. Langeweile wird sowohl überbrückt als auch gleichzeitig in jedem Moment neu produziert. Alles wirkt unruhig getrieben, rastlos, von Lärm erfüllt, latent oder offen aggressiv. Als Beobachter kann ich mich manchmal nicht entscheiden, ob ich das Geschehen um mich herum eher traurig finde oder ob die Situationskomik überwiegt. Vieles erklärt sich von selbst. Nach den Stunden Schulstress verlangt es die Kinder und Jugendlichen danach, ihre innere Anspannung loszuwerden, ohne zu merken, dass die Mittel, die sie dafür benutzen, wenig tauglich sind. Sie geraten durch die beliebige Nutzung ihrer Handys, Tablets oder Smartphones im Gegenteil in immer größere Spannung:

> Drei Mädchen, höchstens zwölf Jahre alt, steigen nach der sechsten Schulstunde bereits völlig aufgedreht in den Bus. Sie lassen sich mir gegenüber und neben mir auf drei freie Plätze fallen, zücken im Gleichklang ihre Handys und steigern sich hinein in deren willkürlich zwanghaft anmutende Verwendung. Obwohl sie dicht zusammensitzen, also miteinander reden könnten, schicken sie sich im Sekundenrhythmus wechselseitig Nachrichten. Nach anfänglichem Gekicher werden ihre Worte zunehmend unflätiger und lauter. Jede will die anderen übertönen. Dann gibt eine die Richtung vor: »So, jetzt machen wir Scheiß!« Alle drei gehen in Facebook und schicken beliebigen Jungs beliebig gefakte Nachrichten, um sich lustig zu machen. Zwei davon rufen sie mit unterdrückter Nummer an und erzählen ihnen etwas über Mädchen, die angeblich auf sie stehen würden. Als zwischendurch zwei der Schülerinnen Anrufe von ihren besorgten Müttern erhalten, verdrehen diese nur die Augen, halten sich die Handys vom Ohr weg, lassen verlauten: »Meine Mutter nervt mal wieder«, und drücken sie schließlich weg. Die Wortführerin der drei beschließt dann, sich einen ihnen bekannten Jungen rauszupicken und ihn zu dritt zu attackieren: »Den machen wir jetzt richtig fertig.« Und schon bombardieren sie ihn mit Nachrichten und machen ihn schlecht in Facebook. Von mir nehmen die drei während der gesamten Zeit kein einziges Mal Notiz, obwohl ich ihrem munteren Treiben interessiert folge. Als sie schließlich an einer Haltstelle aussteigen, haben sie sich in einen fast »hysterischen« Zustand gebeamt.

Das ist ein winziger Ausschnitt aus einem Alltag, in dem Kinder und Jugendliche ihre Handys zu Zwecken benutzen, die alles andere als sozial angemessen sind. Alle Schulen wissen ein Lied davon zu singen. Das Mobbing über Handy, Internet und soziale Netzwerke hat ein Ausmaß angenommen, dass manchmal ganze Schulen davon Kopf stehen. Niemand bekommt dieses Phänomen mehr eingegrenzt. Leiden verursacht es auf vielen Seiten. Die Rollen sind austauschbar. Gemobbte können im nächsten Augenblick selbst zu Tätern werden, Täter zu Gemobbten.

Viele Kinder und Jugendliche wissen nicht wirklich mit ihren Handys schadlos umzugehen. Sie sind aber so unverzichtbar und unentbehrlich Bestandteil ihres Lebens geworden, dass sie sie niemals mehr freiwillig abgeben würden. Sie werden aggressiv und rasten unkontrolliert aus, wenn jemand ihnen ihr Handy wegnehmen möchte. Manche drehen dann völlig durch. Daran lässt sich ermessen, was Handys mit ihren Besitzern anzustellen in der Lage sind. Dort, wo Kinder und Jugendliche am meisten verkehren, in Schulen, herrscht Regelungsbedarf. Allerdings hat kein Mensch ein Rezept vorzuweisen, wie das Problem am besten zu regeln sei. Und so unterschiedlich fallen denn auch die Regelungsversuche aus. Manche Schulen haben durchgesetzt, dass alle Schüler und Schülerinnen morgens bei Schulbeginn ihre Handys und Smartphones in dafür extra angefertigte Boxen ablegen. Das funktioniert sogar wider Erwarten klaglos. Andere Schulen nehmen Handys in Beschlag, wenn es deren Besitzer zu bunt und störend treiben. Das Wegnehmen, Einsperren, Listenführen und Wiederaushändigen verursachen viel Aufwand und sind nervenaufreibend. Wieder andere Schulen setzen ganz auf die Eigenverantwortung der jungen Leute, betreiben gute Medienerziehung und erlauben die Nutzung von Smartphones zu Lernzwecken sogar im Unterricht.

Handys erzeugen Druck: den Druck der immerwährenden Erreichbarkeit. In der Arbeitswelt ist dies eine Quelle für grassierende Burn-out-Anfälligkeiten. Bei Kindern und Jugendlichen erzeugt es neue Erwartungen wie Ängste. Bei ihnen wächst die Erwartungshaltung und verfestigt sich, dass immer alles gleich und sofort sein muss. Schicken sie Freunden eine Nachricht und diese antworten nicht binnen kürzester Zeit, folgt sofort die Mahnung: »Ey, was ist los. Wo bist du? Warum antwortest du nicht?« Wartenkönnen ist nicht mehr angesagt. Frustrationstoleranz tendiert gegen null. Die verinnerlichte Erwartung dauerhafter Erreichbarkeit zieht Folgeprobleme nach sich. Erwarten Eltern, dass ihre Kinder für sie über Handy jederzeit und überall erreichbar sind, fördert das Kontrollstrategien sowie neue, in der Vorhandyzeit nicht gekannte Sorgen. Kinder und Jugendliche können sich durch elterliche Anrufe verfolgt, kontrolliert und genervt fühlen. Das belastet die Beziehungen. Melden sich Kinder nicht, wenn Eltern anrufen, eine Nachricht schicken oder nur die Mailbox erreichen, schürt das schnell Sorgen, ihrem Kind könnte etwas zugestoßen sein. Geschieht das zu vorgerückter Stunde, wenn Söhne oder Töchter bereits zu Hause sein sollten, beginnen diese Sorgen nicht selten ein beunruhigendes Eigenleben. Sie steigern sich zu Angstfantasien. Ähnlich ergeht es den jungen Leuten umgekehrt. Ich höre in schöner Regelmäßigkeit:

> »Ich kann doch gar nicht kein Handy haben oder mein Handy ausschalten. Dann bin ich doch nicht mehr erreichbar.« Weshalb ist es denn so wichtig immer erreichbar zu sein? Die Standardantwort von Kindern ist immer: »Es könnte doch was passieren, und dann kriege ich die Nachricht nicht«. Was könnte passieren? »Meine Mutter könnte krank werden und ins Krankenhaus müssen«, oder: »Es könnte jemand einen Unfall haben und ich müsste schnell benachrichtigt werden«, oder: »Meine Oma könnte sterben, und dann wüsste ich es nicht sofort«, und schließlich: »Ein Freund oder eine Freundin könnte mir ja eine wichtige Nachricht schicken, auf die ich antworten muss.«

Derart gepolte junge Leute schalten ihre Smartphones nie mehr ganz aus. Selbst der Schlaf ist für sie kein selbstverständliches Rückzugsgebiet aus der medialen Kommunikation mehr. Nachts, wenn sie eigentlich schlafen sollten, liegen die Handys griffbereit. Ihre Besitzer befinden sich dann in einem völlig eigenen Stand-by-Zustand. Sie schlafen zwar, aber gleichzeitig sind einige innere Sensoren stets in Aufnahmebereitschaft, falls das Handy vibriert oder Laut gibt. Erreichbar zu sein ist wichtiger als ungestörter Schlaf. Wiederum können Schulen ein Lied von Schülern und Schülerinnen singen, denen dieser Stand-by-Modus anzumerken ist. Wer nicht schläft, legt morgens den Kopf auf die Arme und die Bank.

Befürchtungen und Ängste, irgendetwas zu verpassen, können

sich ins Unaushaltbare steigern und dazu führen, dass als Gegenmittel die Kontrollstrategien anwachsen. So dreht sich die Spirale, und alle sind verfangen im Hamsterrad einer ausufernden Nutzung von Geräten, die ursprünglich einmal ganz sinnvoll gedacht waren.

Versuchen junge oder erwachsene Menschen des Ausuferns Herr zu werden, weil sich ihr Problembewusstsein regt, kommt eine Hilfestellung paradoxerweise wieder über das Handy. Die App »Menthal« der Universität Bonn misst sekundengenau die Dauer und die Art der Nutzung von Smartphones. So kann jeder, der dies wünscht, sich einen Überblick verschaffen, was er wann wie weshalb und wie lange mit seinem Gerät veranstaltet. Die meisten Menschen sind ziemlich erstaunt ob der ihnen rückgemeldeten Daten. Fast alle nutzen ihr Handy am Tag und in der Nacht deutlich länger, als sie in der Selbsteinschätzung vermutet hätten. Nicht wenige sind sogar in der Lage, daraus eine Konsequenz zu ziehen. Sie verringern ihre Handynutzung, weil sie nicht so viel kostbare Lebenszeit unnütz vergeuden wollen. Wer schon nicht mehr über die innere Entscheidungsfreiheit verfügt, sein Smartphone auch mal für Stunden oder Nächte ganz stillzulegen, kann sein Gerät über die App sogar zwangsabschalten lassen und dafür Zeitkorridore eingeben. Das aber geschähe aus purer Not und würde bedeuten, die entglittene Kontrolle an eine äußere Instanz abzugeben. Genauso, wie Abhängige von stofflichen Drogen das gelegentlich versuchen.

Wie bei schwerer Abhängigkeit von stofflichen Suchtmitteln stellen sich Entzugserscheinungen ein, wenn handysüchtige Menschen nicht mehr auf ihre »Droge« zugreifen können. Geht ihnen ihr Handy aus welchem Grund auch immer verloren, können sie innerhalb kürzester Zeit in eine getriebene Unruhe verfallen. Sie trommeln mit den Fingern, bekommen zittrige Hände, kneten sich das Gesicht oder die Arme, ihr gesamter Körper gerät in Wallungen und unter kaum aushaltbare Stress- und Spannungszustände. Das dürfen wir uns ruhig einmal auf der Zunge zergehen lassen. Die Ähnlichkeit der Entzugssymptome bei stofflichem Drogengebrauch wie bei Handysucht bringt die Macht dieser Verhaltensabhängigkeit ans

Licht. Das macht es so schwer, eine Motivation für durchgreifende Verhaltensänderungen aufzubringen, wenn Handy-Junkies ihr Dilemma zwar begreifen, aber die Schritte scheuen, sich am eigenen Schopf aus dem Sumpf zu ziehen.

Ganz anders die Rückmeldungen von jungen Leuten, die zwischendurch drei oder vier Wochen auf ihr Handy verzichten müssen. Weil sie es verlieren, es gestohlen wird, nicht mehr funktioniert, sie es in einem Anfall grenzenloser Wut an die Wand gedonnert haben oder sie wieder einmal alles gleichzeitig machen wollten:

> Eine junge Frau war recht schnell auf ihren Inlineskates unterwegs. Sie kannte die Strecke, flach, gut geteert, eigentlich problemlos als Rennstrecke zu gebrauchen. Während des Dahinrollens gleichzeitig ihr Smartphone zu bedienen stellte sich dennoch als Überforderung heraus. Sie kam ins Straucheln, stürzte, und ihr Handy ging in die Brüche. Ihr Multitasking erfuhr seine menschengegebenen Grenzen.

Nicht alle jungen Leute haben das Geld, sich in Verlustsituationen unmittelbar ein neues Smartphone zuzulegen. In den ersten Tagen vermissen sie etwas, leiden sie, halten es ohne Handy nur schwer aus. Zu ihrem Erstaunen wandelt sich ihr Erleben nach einigen Tagen völlig. Fast alle berichten, dass nach dem »Zwangsentzug« eine Art Beruhigung in ihrem Leben eintrat, die ihnen gänzlich fremd geworden war. Sie fühlten sich von einem enormen Druck entlastet, mussten nicht mehr erreichbar sein, keine Nachrichten mehr beantworten, fühlten sich wie von einer Art Terror befreit. Sie schliefen besser, gingen wiederaufgelebten Interessen nach, hatten in keiner Weise das Gefühl, etwas Lebensentscheidendes zu verpassen. Trotz der eigentlich positiven Erfahrungen ohne Handy steuern aber alle möglichst rasch den Rückfall an. Niemand bleibt handyfrei. Sobald das nötige Geld vorhanden ist, legen sich alle ein neues Smartphone zu, denn »auf Dauer ohne Handy geht gar nicht«.

Smartphones schaffen neue Realitäten. Positive wie weniger positive. Unter den weniger positiven leiden wir alle, selbst eingefleischte Handynutzer. Es gibt keinerlei Handyfreie Zonen mehr. Am Esstisch, im Restaurant, im Kino, im Theater, in Bussen und Bahnen, im Schwimmbad, im Auto, auf allen Straßen und Plätzen, zu Lande, zu Wasser und in der Luft, auf der Couch und selbst im Bett wird ge-Iphoned, gesimst, getwittert, telefoniert, gespielt, gefacebooked, gesurft, gefragt, geantwortet. Überall piept, klingelt, vibriert, quakt, pfeift oder ruft es anders. Selbst in extra ausgewiesenen Ruhezonen herrscht keine Ruhe, weil sie kaum jemand beachtet. Wer versucht, sich dagegen zu verwahren, hat es schwer. Er erntet eher erstaunte Blicke als Verständnis, bisweilen sogar offene Aggression. Das alles ist nur mit Langmut und – sofern er uns situativ nicht vergeht – einer großen Portion Humor zu bewältigen. Ansonsten kann man sich daran abarbeiten. Ruhe und Stille sind zwar nicht zu Fremdwörtern geworden, aber zu fremden, äußerst seltenen Zuständen. Wir alle haben uns daran zwangsgewöhnt, denn die Neuen Medien schaffen neue, nicht mehr verrückbare Wirklichkeiten.

Zu den neuen Wirklichkeiten, die kaum jemand auf dem Schirm hat, gehört die drogenspezifische Verwendung von Handys: Das Smartphone ist des Dealers Freund. Umgekehrt der Feind von Müttern und Vätern, die sich Sorgen um Drogen und Suchtstoffe gebrauchende Söhne und Töchter machen. Drogendeals, wie sie heutzutage von jungen Leuten getätigt werden, lassen sich problemlos über das Handy abwickeln. Kein Drogenhändler braucht mehr größere Mengen Stoff bei sich zu tragen und sich dem Risiko auszusetzen, aufzufliegen. In der Nähe gebunkert, reicht ein kurzer Anruf oder eine Kurznachricht über das Smartphone, und Händler wie Käufer finden zusammen. Geld wie Ware werden sekundenschnell getauscht. Das Risiko, während des Deals ertappt zu werden, geht gegen null. Findet ein Kunden- wie Dealerhandy allerdings einmal den Weg in die Hände der Polizei, ist es mit allen gespeicherten Kontakten und Textnachrichten eine wahre Fundgrube. Nicht selten zur Überraschung ihrer ungläubigen Besitzer, die solche Daten gespeichert haben in der Größenfantasie: »Mir geschieht nichts. Ich habe alles im Griff.«

Zu den bestimmungsgemäßen Verwendungszwecken von Smartphones der neuesten Generation gehört sicherlich nicht ihre Nutzung als Babysitter. Aber selbst für diese Rolle werden sie häufig genug benutzt:

> Auf einer sommerlichen Caféterrasse schaue ich zwei Frauen zu, von denen eine ein Baby im Kinderwagen liegen hat. Beide möchten sich ungestört unterhalten, Kuchen essen, Kaffee trinken. Das Kind fühlt sich wenig behaglich. Es quengelt, sucht die Aufmerksamkeit seiner Mutter. Statt es über Körperkontakt oder stimmige Zuwendung zu beruhigen, benutzen die beiden Frauen aber lieber ihre Smartphones. Sie halten dem Baby schnell wechselnde Klingeltöne an die Ohren, um es zu unterhalten. Sie lassen es sogar nach den Geräten greifen und lachen über die Reaktionen des Babys.

Wie ich innerlich auf diese Szene reagiert habe, weiß ich. Und wie ginge es Ihnen damit, wenn Sie eine derartige Mutter-Kind-Szene live beobachten würden?

Das Ganze ist weit mehr als nur eine zufällige Begebenheit. Man kann immer häufiger beobachten, dass bereits zwei- bis drei-jährige Kinder auf Tablets herumspielen und kaum noch zu beruhigen sind, wenn sie ihnen schließlich aus den Händen genommen werden. Die möglichen Probleme reichen tief, bis weit in Liebesdilemmata hinein. Eltern, die als Mütter oder Väter in Gegenwart ihrer Babys und Kleinkinder selbst über ein vertretbares Maß hinaus mit ihren Smartphones beschäftigt sind, stiften Unsicherheit in den kindlichen Gefühlen. Da die Eltern diesem »Ding« mehr Zuwendung zukommen lassen als ihm als Kind, muss das »Ding« im Empfinden des Kindes zu etwas sehr Kostbarem, Liebenswertem werden. Das Kind wird sich letztlich sogar als weniger liebenswert erachten als dieses »Ding«, das so viel Aufmerksamkeit erfährt. Folglich wird es alles daransetzen, möglichst frühzeitig selbst Kontakt zu bekommen zu etwas so Kostbarem, Liebenswertem. So leicht kann eine ganz frühe Verkehrung von Werten angebahnt werden.

Zur suchtartigen, nicht bestimmungsgemäßen Verwendung von Smartphones gehören auch Umtriebe und Unsitten, die sich in bestimmte Nutzercliquen einschleichen:

> Gerade steht eine Schule samt ganzer Gemeinde Kopf, weil eine sich über WhatsApp organisierende Gruppe von Schülern jüngere Kinder im Grundschulalter über ihre Smartphones genötigt hat, Nacktbilder von sich zu machen und ins Netz zu stellen. Als die Sache auffliegt, will es natürlich niemand gewesen sein. Obendrein waschen die Täter ihre Hände in Unschuld: »Wir konnten doch nicht wissen, dass die das ernst nehmen und wirklich machen.« Verantwortungsübernahme wird offen abgelehnt.

Gegen falsche und missbräuchliche Nutzung von Smartphones scheint kein Kraut mehr gewachsen. Nahezu alle männlichen Jugendlichen haben heutzutage sehr frühzeitig Pornovideos auf ihren Handys gespeichert, die vielen Erwachsenen die Schamröte ins Gesicht treiben würden. Ebenso gehören Gewaltvideos in jugendlichen Cliquen »zum guten Ton«. Mit ihnen wird nicht selten sogar schwungvoller Handel auf Schulhöfen getrieben. Die Sogwirkung dieser Videos ist enorm. Im krassen Gegensatz dazu stehen ihre Wirkungen auf die Psyche der Kinder.

Genug der Beschreibungen von Schattenseiten: Positive Nutzung erfährt das Smartphone bei jungen Leuten, denen es als Nabelschnur nach Hause dient. Trotz um sich greifender neuer Armut gibt es immer noch zahlreiche junge Männer wie Frauen, die über das nötige Geld verfügen, um mit Billigfliegern in aller Herren Länder zu fliegen. Sie erleben die Globalisierung hautnah, heute hier, morgen dort. Grenzen sind fließend, fliegend mit Leichtigkeit zu überwinden. Ein wenig überall in der Welt und gleichzeitig nirgends mehr wirklich zu Hause, verleiht ihnen ihr Smartphone ein Gefühl von Schutz und Sicherheit. Über alle Grenzen hinweg ist es den Weltbürgern eine Art Heimat, direkter Draht nach Hause, nach dort, wo Mutter, Vater, Geschwister, Freunde und Freundinnen sind. Jederzeit erreichbar.

Wenn aber Smartphones eine solche Fülle von Problemen bis hin zur suchtartigen Abhängigkeit nach sich ziehen können, kann es dann überhaupt noch gelingen, die »Risiken und Nebenwirkungen« zu begrenzen? Die größten Chancen haben am Anfang noch Mütter und Väter.

Empfehlungen für Eltern

- Überlegen Sie sich als Mutter und Vater sehr genau, ab welchem Alter Sie Ihrem Kind ein eigenes Handy erlauben. Entscheiden Sie auch sorgfältig darüber, was das Gerät in dem Alter Ihres Kindes können soll und was noch nicht. Bedenken Sie mit, dass Ihr Kind in seinem Freundes- und Bekanntenkreis in einem gnadenlosen Wettbewerb steht, was es vorzuweisen hat. Hat es das »falsche« Handy, kann es sich Spott oder sogar Mobbing ausgesetzt sehen. Umgekehrt holen Sie sich unter Umständen viel zu früh Schwierigkeiten ins Haus, die Sie gern vermeiden würden. Kaum noch möglich ist es heutzutage, dass Ihr Kind spätestens ab dem Alter, in dem es eine weiterführende Schule besucht, kein Handy sein Eigen nennt.
- Sie sind Vorbild. Leben Sie Ihrem Kind vor, wie Sie selbst sinnvoll mit diesem Medium umgehen. Gehören Sie selbst zu den unmäßigen Handynutzern, fehlt Ihnen jedes begründbare Argument, einen Handygebrauch bei einem Kind begrenzen zu wollen.
- Treffen Sie mit Ihrem Kind eine vertretbare Lösung, wie viel sein Smartphone pro Monat kosten darf. Stehen Sie nicht für Rechnungen gerade, die Ihr Kind durch ausufernden Handygebrauch verursacht. Selbst Flatrates decken nicht immer alle Posten ab.
- Sie kennen Ihr Kind am besten. Sofern Sie sich nicht absolut sicher sind, dass Ihr Kind sein Handy nachts wirklich völlig abschaltet, vereinbaren Sie mit ihm, dass es sein Handy abends

vor dem Schlafengehen bei Ihnen abgibt. Je bestimmter und früher Sie auf dieser Regelung bestehen, desto weniger Streit entbrennt darum. Aus diesem Grund sollte Ihr Kind das Handy auch nicht als Wecker verwenden. Das funktioniert nur, sofern Sie wiederum selbst in der Lage sind, Ihr Smartphone nachts abzuschalten, es zumindest nicht direkt neben dem Bett liegen haben.

- Stellen Sie sich innerlich darauf ein, dass Ihr Sohn oder Ihre Tochter spätestens mit der Pubertät versuchen wird, alle von Ihnen gesetzten Begrenzungen bezüglich seiner Handynutzung zu sprengen. Altersgemäß müssten Ihre Kinder spätestens in dem Alter in der Tat die Fähigkeit entwickeln, eigenverantwortlich die Kontrolle über ihre Handynutzung zu realisieren.
- Beschränken Sie sich selbst: Benutzen Sie das Handy Ihres Kindes nicht zur permanenten Kontrolle, wo Ihr Kind gerade mit wem ist und was es tut. Kaum etwas wird von Jugendlichen so entnervend empfunden wie überbesorgte Kontrollanrufe von Eltern. Aus deren Sicht setzen sie das mit mangelndem Vertrauen in ihre Person gleich.
- Sprechen Sie mit Ihrem Kind des Öfteren darüber, welche Daten und Informationen von sich es über sein Handy preisgibt. Das gehört heutzutage zwar zum handwerklichen Grundwissen jeder Handynutzung, muss aber leider immer wieder aufgefrischt werden.
- Fallen Sie nicht aus falsch verstandener Solidarität mit einem Ihrer Kinder einer Schule in den Rücken, die sich bemüht, für die Probleme ausufernder Handynutzung vor Ort eine Lösung oder zumindest eine Handhabung zu finden.

Online oder offline? Das Internet als angewachsener Körperteil, oder: »Panik! Es gibt nichts zu tun.«

Smartphones und Internet sind wie siamesische Zwillinge. Das eine greift ins andere. Das Internet ist nichts weniger als eine technische Revolution und eine ungeheure Herausforderung. Es stellt alles Vorherige, alles Existierende wie Zukünftige infrage. Das Internet geht über Grenzen und dringt in sämtliche Lebensbereiche der Menschen ein. Es kann in seiner Nutzung ein Segen sein, weil es uns viele Abläufe unseres alltäglichen Lebens erleichtert. Es kann wegen seines ungeheuren Suchtpotenzials als Lebenszeitvernichter aber auch ganze Leben auffressen. So ist es ein Wesen mit zwei Gesichtern. Politisch vermag es ebenso ein Vehikel von Bürgerrechten und demokratischen Bewegungen zu sein wie ein Instrument der Herrschenden zum Missbrauch von Macht.

Fangen wir mit der schönsten Chance des weltweiten Netzes an: Wer zu den Glücklichen zählt, die über das Internet ihre große Liebe fürs Leben gefunden haben, hat einen Glücksfall erlebt. Auf der Sonnenseite des Lebens der Liebe folgend, gehört er kaum zu den Menschen, die gesteigert gefährdet wären, sich in den Parallelwelten des Internets zu verirren.

Immer zahlreicher tauchen die Menschen jedoch tief und tiefer ein in die virtuellen Wirklichkeiten des Welten umspannenden Internets. Erliegen sie seiner Faszination, bis sie schließlich suchtartig gebunden sind, wird das weltweite Netz zu einer Ersatzwirklichkeit. Süchtige Internetnutzer sehen im Netz dann keine bloße Erweiterung ihres Erfahrungshorizonts, sondern es *ist* ihre Wirklichkeit, die ihnen sogar realer erscheint als das, was sich direkt um sie herum abspielt. Das Internet ist nun ein Teil der Menschen geworden, zwar mit Händen nicht greifbar und unsichtbar, aber jederzeit und überall präsent wie ein existierendes Wesen. Es hat sich mit Körper, Seele und Geist der Menschen untrennbar verbunden. Es wird empfunden wie ein eigener, zugewachsener Körperteil. Menschen aus Fleisch und Blut und Seele sowie Hardware samt Programmen verschmelzen zu einer Einheit, wachsen zusammen. Dieser Zug fährt, und niemand wird ihn stoppen. Die Entwicklung schreitet ungebremst fort: Die Google Glass existiert bereits und ist ein weiterer Schritt zur Fremdherrschaft. Chips, die den Menschen unter die Haut implantiert werden, sind ebenfalls kein Science-Fiction mehr, sondern im Erprobungsstadium. Bis vor Kurzem konnten wir uns noch fragen: »Online oder offline?« Neuerdings ist die Frage schon falsch gestellt. Sie ruft bei den meisten Menschen bereits Unverständnis und fassungsloses Kopfschütteln hervor. Sie sind nonstop online, schalten nie mehr ab. Bestenfalls kann die Frage noch lauten: »Aktiv oder passiv online?«

Die Zahl der Jugendlichen und Erwachsenen, die sich süchtig im Internet verlieren, steigt stündlich. Das Netz ruft und lockt, ergreift Besitz vom Denken, Fühlen und Handeln der Menschen. In der Regel geschieht das still und leise, kaum merklich und gänzlich unspektakulär. Ein erwachsener akademisch gebildeter Leser meines Buches »Drogen & Sucht« mailt mir Rat suchend:

> »Ich wende mich an Sie als Suchtberater.
> Es ist erschreckend, denn leider hat sich mein Zeitungskonsum in den letzten Jahren sehr gewandelt. Richtig regelmäßig lese ich nur noch, Sie werden es ahnen: gar keine mehr. Glücklicherweise höre ich noch DLF.
> Zeitungen wie taz, Süddeutsche, ZEIT, Spiegel, Brandeins lese ich nur noch sporadisch in Cafés und dann natürlich radikal selektiv. E-Paper hatte ich nur kurz von der FAZ, so richtig anfreunden konnte ich mich mit dem Zeitungslesen am Bildschirm nicht. Leider? Wie informiert man sich ›richtig‹?
> Zudem habe ich immer wieder den Eindruck, nicht ausreichend informiert zu sein, obwohl ein großes Angebot am Kiosk oder auch an den oben genannten Orten zur Verfügung steht. Es ist schon seltsam, ›früher‹ hatte man als Leser klassischerweise ein bis zwei Zeitungen, schaute Tagesschau um Punkt 20 Uhr und war bestens informiert und konnte ruhig schlafen. Aber zu dieser Nutzungsweise

> kann ich auch nicht mehr zurückkehren, ich denke, ich verpasse etwas.
> Haben Sie für dieses Dilemma, dieses Problemfeld noch einen (letzten) Tipp für mich?«

Erst nach meiner Antwort offenbarte der Mann das gesamte Ausmaß seiner fortschreitenden Internetabhängigkeit. Er empfindet das weltweite Netz inzwischen weniger als Erweiterung seiner Welt, sondern zunehmend als Last. Er ist nicht mehr, sondern weniger informiert. Er ist politisch nicht aktiver, sondern passiver geworden. Sein Schlaf ist nicht ruhig, sondern gestört. Er fühlt sich »aus der Freude geworfen«, gedrückt, eingeengt, gereizt, verarmt. Er verpasst sein Leben. Das Internet lähmt ihn.

Die Möglichkeiten, sich im Internet komplett zu verlieren, sind vielfältig: beliebiges Surfen auf jeder Welle, exzessive Informationssuche wie im vorliegenden Fall, Musikhören, Spielen, Shoppen, Blogs, soziale Netzwerke, Chats, Pornoseiten, Kontaktbörsen, Chat-Roulette usw. Der Chor der Stimmen zur Nutzung des Internets ist ebenso vielstimmig: Es gibt die kompetenten Nutzer, fraglose Befürworter, kritische Mahner, ethische Bedenkenträger, entgrenzte Aktivisten, gutgläubige Verharmloser, aufgeschreckte Dramatisierer, naive Fortschrittsgläubige, schwarzmalende Weltuntergangspropheten, gekaufte Verfechter, getriebene Hacker und jede Menge »verlorene Kinder«.

Einer täglich wachsenden Zahl kleiner wie großer Kinder des Internets raubt dieses Medium die innere Ruhe und den Seelenfrieden. Sie fristen ihr Leben im Internet, es *ist* ihr Leben. Stilles In-sich-Ruhen wird den Internetfreaks fremd. Selbst kurzfristiger Entzug löst Zustände von Unruhe und Getriebenheit aus. So wird das Internet im Extremfall zur Dauerinfusion gegen Leere und Gefühle von »Panik! Es gibt nichts zu tun«, weil offene Zustände, Nichtstun oder gar Muße und Die-Seele-baumeln-Lassen augenblicklich einen unaushaltbaren inneren Stress erzeugen,

Was es überhaupt nicht mehr gibt, sind Patentrezepte zur bestimmungsgemäßen Nutzung des weltweiten Netzes, die sicherstellen könnten, sich unter keinen Umständen darin zu verlieren. Wer in seine Parallelwelten eintaucht, findet häufig genug nicht mehr den Weg heraus.

Die reale Welt genügt nicht: Zocken, bis der Morgen graut

»Du musst noch fünf Kilo abnehmen, sonst kommst du nie in die Show!«, »Gib uns einfach deine Adresse«, und noch ein dritter Spruch eines Jungen mit der synthetisch verfremdeten Stimme eines Zombies: »Noch vier Stufen bis zum nächsten Level.« Kommt Ihnen das bekannt vor? Der entsprechende Spot der Initiative »Schau hin, was dein Kind mit Medien macht« flimmert über alle Mattscheiben. Er ist gut gemeint, lässt aber bei vielen Eltern Ratlosigkeit zurück. Sie schauen hin, wissen aber dennoch in vielen Fällen nicht, was tun, weil die Medien über ihre Kinder oder sogar über sie selbst bereits eine Macht ausüben, der sie kaum etwas entgegenzusetzen wissen. Wirklichkeiten haben sich verändert.

Entwicklungs- wie sozialpsychologisch ist Spielen für junge und erwachsene Menschen eine der schönsten Beschäftigungen im Leben. Spielen ist sogar eine Dimension des Lernens. Versunken ins Spiel können wir die Welt vergessen. Doch Spielen ist längst nicht mehr gleich Spielen. Computer- und Internetspielen wohnt eine gänzlich andere Dimension inne als Spielen mit greifbaren Objekten oder in zwischenmenschlicher Verbundenheit von Angesicht zu Angesicht. Die digitale Spielewelt ist nicht per se verwerflich oder schlecht, aber sie birgt eine Fülle vorher nicht gekannter Risiken.

Online-, Computer- und Konsolenspiele sind für Kinder, Jugendliche und Erwachsene ein Riesenvergnügen, ein Heidenspaß, aber ebenso eines der derzeit mächtigsten und verführerischsten Suchtrisiken. Wieder gilt: »Mittendrin«. Fände die Sucht nicht schon über stoffliche Suchtmittel den Weg in die Gesellschaft, so wäre sie spätestens mit den Computerspielen in der Mitte der Gesellschaft angekommen. Mindestens 23 Millionen Menschen allein in Deutschland spielen regelmäßig Computerspiele: Die »Gamer« sind Mädchen und Jungen, Männer und Frauen, Kinder und Erwachsene. Kaum ein Medium polarisiert derart wie Computerspiele, weshalb wir mühelos ein Kennzeichen der süchtigen Dynamik in den Reaktionen auf Games wie Gamer erkennen können: die Spaltung. Die Reaktionen auf Computerspiele sind teils extrem gespalten: in der Öffentlichkeit, bei den Experten in der Spieleforschung, bei Pädagogen, bei den Gamern untereinander, im einzelnen Spieler selbst sowie in Familien, in denen das Spielen kein Spiel mehr ist, sondern ein ausgewachsenes Drama. Generell bewegen sich die Reaktionen auf Computerspiele zwischen den Polen totaler Akzeptanz und Dramatisierung der Folgen. Alle machen mit, kaum einer bleibt mit seiner Meinung außen vor. Zu emotionsgeladen ist die Atmosphäre zwischen den Anhängern der Games und den Mahnern.

Der Chor der Stimmen von Befürwortern und Kritikern von Computerspielen könnte vielstimmiger wie dissonanter kaum sein. Die beiden Lager stehen sich unversöhnlich gegenüber, jedes beharrt auf seiner Position. Und die Gamer selbst wollen bloß eines: ihre Ruhe, um zu spielen.

Eigentlich ist zu Computerspielen nahezu alles geschrieben. Ich möchte dennoch versuchen, ein paar neue oder weniger beachtete Aspekte zu formulieren. Mir fällt auf, dass in der gesamten Diskussion um die Risiken oder Vorteile von Computerspielen der Vergleichsmaßstab fehlt. Um etwas aussagekräftig vergleichend beurteilen zu können, brauchen wir einen Bezugspunkt. Beim Spielen scheint es bloß selbst definierte Maßstäbe zu geben, je nach Interessenlage. Eine Tatsache springt schnell ins Auge: Die exponiertesten Kritiker der Computerspiele stammen alle aus älteren Jahrgängen, welche die Welt und das Leben noch aus der Perspektive des vordigitalen Zeitalters kennengelernt haben. Sie beschreiben folglich aus ihrer Sicht und ihrem Erleben heraus, was sich mit dem Siegeszug der digitalen Medien sozial verändert hat. Dabei gebrauchen sie harsche Worte, wenn sie eine »Medienverwahrlosung« konstatieren. Die eindeutigsten Befürworter von Computerspielen vermögen diesen Vorher-nachher-Vergleich kaum nachzuvollziehen, weil sie jüngeren Jahrgängen angehören, die bereits als »digitale Eingeborene« aufgewachsen sind. Folglich haben sie die Welt ohne Computer, Spiele, Internet und Smartphones gar nicht mehr erlebt. Die digitale Welt ist ihnen »angeboren«, also mehr als nur »vertraut«.

Diese so augenfälligen Unterschiede im Erleben der Welt von jüngeren Befürwortern wie älteren Kritikern der digitalen Medien finden merkwürdigerweise kaum Erwähnung. Obgleich sie die entscheidende Rolle zu spielen scheinen bei der Einordnung von Chancen wie Risiken von Computerspielen. Denn ältere wie jüngere Menschen, welche die Folgen der digitalen und virtuellen Spielewelten erforschen, schauen auf ganz unterschiedliche Aspekte. Diese sind nicht »wertfrei«, sondern erwachsen ihrerseits wieder aus einem bereits gänzlich unterschiedlichen Welt- und Menschenbild. Am deutlichsten lässt sich das nachvollziehen, wenn wir uns anschauen, was die Befürworter der digitalen Welt uns zu sagen haben. Ihre Stimmen mehren sich und werden immer lauter und einflussreicher, und sie billigen den Computerspielen wachsende positive Qualitäten für die Entwicklung von Kindern und Jugendlichen zu. Es liegt im Trend, Computerspiele als pädagogisch wertvoll aufzuwerten. Selbst das Nachrichtenmagazin »SPIEGEL« (3/2014) titelt groß: »Spielen macht klug«. Noch ein wenig früher springt die »Erziehung & Wissenschaft« (12/2013), die bundesweite Zeitschrift der Bildungsgewerkschaft GEW auf den Zug auf und widmet den Computerspielen unter dem Motto: »Ein Perspektivwechsel« ein Themenheft. Schauen wir uns an, was als »klug« und »schlau« machend an den Computerspielen gewertet wird, zeichnet sich ab, dass der Zeitgeist eines veränderten Welt- und Menschenbildes sich bereits in diesen Wertungen durchgesetzt hat.

Als wertvolle Eigenschaften, die durch das Computerspielen gefördert werden, gelten: die Steigerung des räumlichen Vorstellungsvermögens bei Gamern, Schnelligkeit und Flexibilität im Reaktionsvermögen sowie die gesteigerte Fähigkeit, Wichtiges von Unwichtigem auf dem Computerbildschirm voneinander unterscheiden zu können. Computerspiele gelten mittlerweile bei ihren Befürwortern als Training fürs Gehirn, sogar die sogenannten »Ballerspiele«. Schauen wir sehenden Auges hin, stellen wir unschwer fest, dass es sich bei den so gelobten, durch das Spielen geförderten Fertigkeiten um abstrakte kognitive Leistungen handelt. Das kognitive Leistungsspektrum ist wichtig. Die Messung trainierter Teilfertigkeiten hat folglich ihre Berechtigung. Schauen wir aber genauer hin, sehen wir, was fehlt. Es fehlt das »Herz«, will sagen: Es ist auffällig wenig oder gar nicht die Rede von den Gefühlen oder eben ausgesprochen sozialen zwischenmenschlichen Tugenden und Qualitäten. Die abstrakten kognitiven Fähigkeiten aber können schnell scheitern am sogenannten »richtigen Leben«. Wichtiges von Unwichtigem reaktionsschnell am Computerbildschirm unterscheiden zu können, schließt nicht ein, das Wichtige vom Unwichtigen ebenso zuverlässig im alltäglichen, vor allem aber *zwischenmenschlichen* Lebensvollzug trennen zu können. Wir können eben gerade nicht feststellen, dass die sozialen Kompetenzen, die mit der Wahrnehmung des Herzens und unserer wachen Sinne wachsen, durch Spielen am Computer gefördert werden. Was wir im suchttherapeutischen Alltag vielmehr feststellen, ist das krasse Gegenteil. Auf den ersten Blick noch kompetent erscheinende Vielspieler stellen unter den süchtig gebundenen Menschen eine Gruppe dar, die sich durch eine absolut desolate Selbstorganisiertheit auszeichnet. In ihrer täglichen Lebensrealität lassen sie vor allem die Fähigkeit vermissen, Prioritäten zu setzen und das weniger Wichtige vom Vorrangigen unterscheiden zu können. Wenn den Computerspielen an Positivem sogar zugestanden wird, sie stärkten die menschlichen Beziehungen, so gilt das vielleicht für die virtuellen Netzbeziehungen, nicht aber für die gelebten zwischenmenschlichen Begegnungen, in denen »Wir« am »Du« zum »Ich« werden.

Mehr als berechtigte Zweifel tauchen auf, wenn von den Befürwortern der Computerspiele neuerdings sogar der lange Zeit vorgebrachte Hauptkritikpunkt am Spielen einkassiert wird. Bis vor wenigen Jahren hieß es, das Spielen von »Ballerspielen« mache die Gamer tendenziell aggressiver. Neuerdings fällt auf, wie sehr dieser Kritikpunkt relativiert wird mit der Behauptung, Spielen am Computer steigere keinesfalls die Aggressionsbereitschaft. Das vermag nur zu behaupten, wer entweder interessegeleitet forscht und argumentiert, wer beobachtbare soziale Realitäten ausblendet oder Zusammenhänge verschiebt oder wer wiederum bereits als »digitaler Eingeborener« sozialisiert worden ist und daher nicht vergleichend zu ermessen vermag, was sich im zwischenmenschlichen Umgang spürbar verändert hat. Die Realitäten auf Schulhöfen, auf Straßen und in den sozialen Netzwerken sprechen bezüglich reflexhaft gesteigerter Aggressionsbereitschaft eine deutlich andere Sprache.

Es gibt zweifelsfrei ein vordigitales und nachdigitales soziales Verhalten. Nun wäre es wiederum zu einfach, diesen komplizierten Sachverhalt einseitig den schädlichen Auswirkungen von Computerspielen anzulasten. Dass das Zocken am Computer in einem »Gemenge« von Ursachen aber zu einer gesteigerten Aggressionsbereitschaft beiträgt, steht für mich außer Frage, wenn ich mit Gamern arbeite. Für mich ist die Frage der Forschung, wie gewalttätige Inhalte in »Ballerspielen« auf junge Menschen, und geschlechtsspezifisch besonders Jungen, wirken, keine offene Frage mehr. Ich habe es im Kontakt mit ihnen jeden Tag vor Augen. Mir haben auch noch kein Spielehersteller, kein Medienpädagoge und kein begeisterter Spieler selbst die entscheidende Frage beantwortet: »Worin soll der Sinn bestehen, millionenfach in virtuellen Spielen das Ausüben von Gewalt sowie Tod und Verderben einzuüben?« Es wird leidenschaftlich über Chancen und Risiken von Ballerspielen diskutiert, aber diese Grundsatzfrage wird für meinen Geschmack von einer permissiven Gesellschaft der Beliebigkeit viel zu selten gestellt. Wieso tummeln sich ausgerechnet »Baller«- oder »Killerspiele« auf den vorderen Plätzen der Hitlisten beliebter Computerspiele? Weshalb gibt es keine ebenso spannenden Spiele, die nicht den Kampf, die Gewalt und das Töten von Gegnern zum Inhalt haben, sondern ein förderliches zwischenmenschliches Miteinander, das allen Spielfiguren zu qualitativer Entwicklung verhilft und sie auf höhere Level hievt? Wäre das schlichtweg zu langweilig oder zu friedfertig?

Nun wird kein einziger junger Mann ausschließlich deswegen zum Amokläufer oder zur um sich schlagenden Kampfmaschine, weil er exzessiv Gewaltspiele gespielt hat. Doch die Gewaltakzeptanz wird von Ballerspielen unterstützt. Wie sollte das auch anders sein, wenn ein kindliches und jugendliches Gehirn, das voll in seiner Entwicklung befindlich ist, sich überschwemmt sieht durch unablässige Gewalterfahrungen und -darstellungen? Das über die Bildschirme spritzende Blut des Gegners, das möglichst ausgefeilte Attackieren und Abschlachten zombiehafter Figuren oder feindlicher Soldaten und Kämpfer, die Exzesse möglicher Gewaltinszenierungen können nicht spurlos an Kindern und Jugendlichen vorübergehen. Zumindest ziehen sie eine innere Gewöhnung bis hin zur Abstumpfung nach sich, eine Verrohung im Verhalten, eine Verminderung der seelischen Resonanz und des Mitfühlens beim Anblick realer Grausamkeit und Gewalt. Wie ließe es sich sonst erklären, dass Jugendliche Beifall klatschen und sich gegenseitig anspornen, wenn sich Klassenkameraden oder Cliquen in die Haare kriegen? Es wird nicht deeskaliert, sondern das Getümmel, die Gewalt, die Schlägerei werden mit dem Smartphone gefilmt und ins Netz gestellt. Gewalt ist für Jugendliche Alltag und nicht bloß ein akzeptiertes Verhalten, sondern in vielen Fällen die erstbeste Option, Konflikte untereinander auszutragen. Schauen wir uns die Körpersprache vieler Kinder und Jugendlicher an, sehen wir auf den ersten Blick, wie sie das Hauen und Stechen, das Boxen, Treten und Schlagen ihrer Gestalten aus vielen Kampf- und Gewaltspielen eins zu eins imitieren. Ordnen wir das alles relativierend ein, drängt sich wieder die Frage auf: Ist es die Ursache gesteigerter Aggression, wenn Kinder und Jugendliche zu viel Gewaltspiele spielen, oder reagieren sie auf ein Symptom in unserer Gesellschaft? Versuchen sie nicht vielleicht über Gewaltspiele, ohne wirkliche Gewalt eine ausufernde Gewaltbereitschaft in der sie umgebenden Welt zu bewältigen?

Überzeugte Spieler verteidigen ihr Medium. Sie verdrehen entnervt die Augen, wenn ihre bevorzugten Gewaltspiele als »Killerspiele« bezeichnet werden. In ihren Augen sind die Hauptfiguren eines Spieles, die eventuell auch noch strategisch zusammenwirken, keine Killer. Und sie selbst mit der Figur, die sie sich im Netz geschaffen und angeeignet haben, sind schon gar keine Killer, obgleich sie kämpfen und töten. »Ich bin doch ein Guter«, verteidigt ein Gamer sein Schießen und Töten von Gegnern. Vielspieler betreiben entsprechende Wortakrobatik, denn ein Spiel, in dem viel geschossen und getötet wird, ist und bleibt ein Gewaltspiel. Um sich weniger entwertet zu sehen, bevorzugen sie allerdings den in ihren Augen neutraleren Begriff »Ballerspiel«. Von außen betrachtet, darf man das getrost als ein Beschönigen der virtuellen Realität ansehen.

Wir müssten nicht so viel Aufhebens darum machen, drängte sich nicht die Hauptfrage auf: Was ist das süchtig Machende an dieser virtuellen Welt? Das Suchtrisiko besteht nicht im »Flow«, den die Spieler angeblich erleben können, wenn sie den Zustand der völligen Versunkenheit ins eigene Tun erreichen. Ein Flow-Erlebnis ist ein absolut intensiver innerer Zustand, der Resonanzfähigkeit, ein inneres Klingen und Schwingen voraussetzt. Die Intensitätskontur oder Gefühlsfarbe eines Flow ist eher ruhig getragen. Ein wirklicher Flow unterscheidet sich daher qualitativ um Längen von der inneren Getriebenheit, mit der exzessive Computerspieler zu Werke gehen. Das Suchtpotenzial steckt treffender im erreichbaren »Thrill«. Der Thrill durchbohrt und durchschauert die Spieler. Er macht sie zittern auf der Achterbahn von Hochspannung, Nervenkitzel, langem Halten des spannungsgeladenen Geschehens, Angstlust, Aufatmen und Entladen von Gefühlen. Der Thrill vereinnahmt Computergamer physisch, psychisch und geistig. Der schon hohe Thrill action- und temporeicher, aber gewaltfreier Spiele, wird noch gepusht durch den ganz eigenen Rausch, den Gewaltspiele zu erzeugen in der Lage sind. Süchtige Vielspieler können längst von ihrem Medium abhängig sein, wehren sich aber lange Zeit mit Händen und Füßen dagegen, sich ihre süchtige Abhängigkeit einzugestehen. Diese äußert sich in dem unbezwingbaren Drang, spielen zu müssen. In der Abwehr und Leugnung sind süchtige Gamer anderen süchtig Agierenden völlig gleich.

Verdient es den Respekt der Gamer-Community oder eher Mitgefühl ob eines suchtdynamisch verengten Lebens, wenn ehrfürchtig gefeiert wird, dass erstmalig ein Hardcore-Gamer alle Welten, Levels und Erfolge in dem Online-Spiel »World of Warcraft« ausgespielt hat? Der 32-jährige Ukrainer hat ein Drittel seines Lebens im Wachzustand in der virtuellen Welt verbracht. In über 24.000 Stunden, das sind mehr als 1.000 Lebenstage, hat er das Spiel bezwungen. Während draußen auf dem Maidan-Platz sich Teile der Bevölkerung erhoben und Schüsse fielen, die Menschen ihr Leben kosteten, führte er sein »wahres Leben« in der Parallelwelt eines Online-Rollenspiels. Seinen Lebensunterhalt verdient er gleichfalls mit dem Spiel. Er bietet anderen Gamern, die ihr Spiel perfektionieren wollen, gegen reales Geld seine Dienste als Trainer an. Das ist bei dieser Art von Spielen oder auch beim Online-Poker weit verbreitet. Die Firmen, die hinter diesem ganzen Markt stehen, bedienen sein Wachstum zusätzlich mit besonderen Gratifikationen in Form von Geldzuwendungen und materiellen Prämien für die ausgewählten Coaches.

Spätestens hier, bei den sogenannten Massively Multiplayer Online Role-Playing Games (MMORPG), öffnet sich sperrangelweit eine Tür in die Sucht. Das Faszinierende sind einerseits ihre Szenarien, die sich unablässig weiterentwickeln und quasi einfordern, dass die Gamer ständig im Spiel bleiben. Tun sie es nicht, können sie von ihren Mitspielern in einem »Clan« schon mal erheblichen Druck bekommen, weil sie strategisch gebraucht werden. Diese Spiele in Paralleluniversen werden mit zunehmender Spieldauer außerdem immer komplexer, stellen hohe und höhere Anforderungen an die Gamer. Mit jeder neuen Generation von Spielen werden Game-Development und Storytelling überdies perfekter. Irgendwann reicht den Gamern auch kein virtuelles Geld mehr. Um im Spiel voranzukommen, müssen sie neben ihrem monatlichen Spielbeitrag dann reales Geld berappen, um sich spezielle Gegenstände oder Fähigkeiten zu kaufen, die sie im Spiel benötigen, um sich von Stufe zu Stufe auf sämtliche zu bewältigende Levels vorzuarbeiten.

> Ein 14-jähriger Junge erzählt, dass er bereits eine süchtige Spielphase überwunden hat. Nachdem er seine erste Spielekonsole bekam, war er augenblicklich von Clan-Spielen fasziniert. Schule, Hausaufgaben, Familie, Freunde waren zeitweise ohne Bedeutung. Sein Clan hatte Vorrang vor allem. Wollten seine Freunde ihn nach draußen locken: »Komm doch mal wieder raus mit uns«, bekamen sie als Antwort entweder: »Nein, keine Zeit«, oder: »Bin krank und kann nicht«, oder noch deutlicher: »Mein Clan ist mir wichtiger.« Seine Freunde machen diese Phase heutzutage daran fest, dass über Wochen und Monate die Rollläden an den Fenstern im Zimmer ihres Freundes heruntergelassen waren. Er sperrte im wahrsten Sinn des Wortes das Licht der realen Welt aus seinem Leben aus. Erst als seiner Mutter der Geduldsfaden riss und sie ihn fragte: »Wie lange willst du das noch so machen?«, und es ihn selbst zu nerven begann, dass er seine Freunde ständig abwimmelte, reduzierte er sein Spielen. Heute meidet er Clan-Spiele wie die Pest, weil er weiß, dass er ihnen augenblicklich verfällt.

Längst nicht nur Online-Rollenspiele bergen ein Suchtpotenzial. Alle Spiele, auch die auf dem Smartphone, können auf Kinder, Jugendliche und Erwachsene eine derartige Faszination ausüben, dass sie sich süchtig darin verlieren. Sind es nicht die Spiele, können es ebenso gut die sozialen Netzwerke sein. Gehen wir davon aus, dass aktuell etwa vier Prozent der Mädchen und jungen Frauen sowie 16 Prozent der Jungen und jungen Männer ein suchtnahes oder exzessives Spielverhalten von mehr als 4,5 Stunden Nutzungsdauer pro Tag aufweisen, verschaffen wir uns damit einen kleinen zahlenmäßigen Einblick. Über die Menschen dahinter verraten die Zahlen allerdings nichts. Es verhält sich keineswegs so, dass die jungen Leute keine Ahnung von ihrem Suchtrisiko hätten. Jungen wie Mädchen fragen mich in der schulischen Beratung vor Ort reihenweise beinahe täglich: »Ist das schon Sucht, wenn ich drei bis vier Stunden am Tag zocke oder in Facebook bin?« Sie wissen um das Risiko! Was sie dagegen wenig bis gar nicht wissen, ist, wie sie dem Risiko entgehen können. Besprechen wir konkrete Möglichkeiten zur Begrenzung des Computerspielens, trennt sich schnell die Spreu vom Weizen. Die einen Jugendlichen setzen die Möglichkeiten zur Selbstbegrenzung anschließend ernsthaft um, andere lassen jeglichen Veränderungswillen, der ihnen ein Opfer abverlangen würde, missen. Sie sagen ganz entschieden: »Ist mir egal. Ich will spielen. Sonst nichts!«

> Ein mittlerweile 13-jähriger Junge hat mit sieben Jahren zu Weihnachten die Playstation 2 geschenkt bekommen. Seine Eltern haben sich vermutlich nicht so viel dabei gedacht, als sie ihm die Freude machten. Aber die Geister, die sie riefen, bekommen sie nun nicht mehr los. Ihr Sohn fing an zu spielen, rüstete mit jeder neuen Generation von Playstation auf und verlor sich im Spielen. Nach ein paar Monaten bekam er zuerst Kopfweh, dann Migräneanfälle. Weitere Wochen später fing er an zu stottern. Vorübergehend hörte er mit dem Spielen auf, und Migräne und Stottern verschwanden. Da er aber schon so viel Gefallen an der virtuellen Welt gefunden hatte, konnte er für nichts in der realen Welt mehr Interesse aufbringen: »Mir macht nichts anderes mehr Spaß. Ich will nur spielen«, daran hält er unverrückbar fest. Längst stottert er wieder, hat Migräneanfälle, zeigt körperlich motorische Auffälligkeiten wie ein Tiger im Käfig und sieht insgesamt schlecht und fahl aus. Das ist ihm auch alles klar, aber er ist für keinen Einwand zu erreichen: »Ich spiele trotzdem weiter. Fertig!«

Süchtig spielende Hardcore-Gamer verlieren jeden Bezug zur Realität. Tageszeiten spielen keine Rolle, Essen und Trinken werden lästige Nebensachen. Sie denken ans Spielen, sie kreisen ums Spielen, sie machen nichts anderes als spielen. Spielen sie gerade mal nicht, weil etwas Unaufschiebbares anderes ansteht, schießen ihnen urplötzlich Bilder und Spielszenen in den Kopf, die einen unerträglichen Suchtdruck auslösen, vergleichbar dem Verlangen eines von harten stofflichen Drogen Abhängigen. Wenn ihnen aus dem sozialen Umfeld jemand verbietet zu spielen oder sie durch Wegnehmen der Hardware auf Zwangsentzug setzt, drehen sie völlig ab und durch. Ihre Aggressionsdurchbrüche sind dann kaum noch berechenbar.

Eltern kann es rasend machen, wenn sie anscheinend hilflos zusehen müssen, wie sie ihre Kinder verlieren, die immer schneller in die virtuelle Welt der Spiele abgleiten. Die aus der puren Not geborene Ermahnung »Spiel nicht so viel. Du ruinierst dir dein Leben« verpufft unbeachtet. Kein Gamer, und sei er noch so exzessiv mit Zocken unterwegs, hat den Eindruck, sein Leben zu ruinieren. Auch die mildere Variante – »Du verpasst dein Leben mit deinem ewigen Spielen« – kommt nicht an. Spielsüchtige junge Leute können kein Leben verpassen, das Spielen *ist* ihr Leben. Wir können es sogar noch komplizierter gestalten und einen Aspekt beisteuern, der in der Fülle der Argumente für und wider Computerspiele selten bis gar nicht zu hören ist: Was, wenn die Ermahnung »Du vertust dein Leben« gar nicht zuträfe? Wenn es sogar genau umgekehrt wäre und die jungen Computer spielenden Leute über den Weg des Spielens ihr Leben erst retteten? Und zwar im doppelten Sinne: Im Spiel retten sie ihr Leben stündlich und täglich vor den Angriffen der Gegner und Feinde. Sie lernen von Stufe zu Stufe, Level auf Level, im Spiel immer erfolgreicher um ihr Überleben zu kämpfen. Und wenn sie im wirklichen Leben durch das Spielen auch ihr Leben retteten? Vielleicht ist die reale Welt für sie so wenig auszuhalten, so fürchterlich, dass sie ihr Überleben zum aktuellen Zeitpunkt nur sichern können durch ein Ausweichen in eine virtuelle Parallelwelt? Vielleicht hätten sich manche Gamer im wirklichen Leben schon längst das Leben genommen, könnten sie nicht ausweichen in ein erträglicheres virtuelles Universum. Wieso sollte es ihnen mit einem derartigen Selbstheilungsversuch anders ergehen als den Gebrauchern von Cannabis oder anderen stofflichen Substanzen, die sich in die Welt psychoaktiver Rauschmittel retten, weil sie die Realität anders gar nicht auszuhalten in der Lage wären? Diese Perspektive macht uns die schwierige Materie nicht einfacher. Sie hat viel mit dem Erleben junger Menschen zu tun. Manche jugendlichen Gamer sagen sehr entschieden: »Eure reale Welt und eure wirklichen Grausamkeiten sind so abartig, da ist mir jede andere Welt tausendmal lieber.«

Wenn »ganz normale« Jungs im Alter zwischen zwölf und 15 Jahren über Konsolenspiele und ihre Zockergewohnheiten erzählen, sind sie kaum noch zu bremsen. Die Begeisterung und Faszination sprechen aus jeder Pore ihres Körpers. Manche bekommen beim Erzählen einen stieren Blick, so sehr werden sie allein schon beim Erzählen in die Welt der Spiele hineingezogen. Wer daran zum ungeeigneten Zeitpunkt oder mit Gewalt etwas verändern möchte, bekommt keinen Fuß in die Tür. Wer keine Alternative anzubieten hat, schon gar nicht. Da steht unsere Gesellschaft arm da, denn sie hat in der Tat wenig attraktive Alternativen anzubieten, die auf junge Leute einen Reiz ausüben. Ansonsten könnten Vielspieler öfter anmerken: »Das kann echt cool sein, das real life«, wie kürzlich bei einem originellen präventiven wie therapeutischen Alternativprojekt.

Jugendliche merken allerdings sichtbar auf, vor allem in der Schule, wenn sie etwas für sie Neues über die Zusammenhänge von Computerspielen und schulischem Lernen erfahren können. Solange sie nicht mit Haut und Haaren von den Parallelwelten ihrer Spiele eingefangen sind, wollen sie doch alle einen Schulabschluss erreichen. Bekommen sie stimmige, für sie glaubhafte Informationen darüber, wie ihr jugendliches Gehirn beim Spielen und Lernen tickt, wie es bei beiden Tätigkeiten jeweils arbeitet, zeigen sie sich interessiert und aufnahmebereit. An der Schraube können wir also drehen, wenn wir ihnen die Fähigkeit zu einem Mindestmaß an Selbstbegrenzung vermitteln möchten. Niemand von den Jugendlichen lernt gern umsonst. Vermeidbare und voraussagbare Misserfolge suchen sie alle zu vermeiden, sofern sie es vermögen. Erfahren sie, wie sie taktisch klug lernen können, setzen viele das Erfahrene um. Dann verstehen sie zu vermeiden, dass ihre PC- oder Konsolenspiele, die sie emotional wie feinmotorisch aufwühlen, wie eine »Löschtaste im Gehirn« für gelernte Schulinhalte wirken können, wenn sie zum falschen Zeitpunkt gespielt werden. Lernfähige, einsichtige Jugendliche berücksichtigen dieses Wissen. Sie bauen es in ihr Spielverhalten ein und haben an Kompetenz gewonnen. Andere hören die Zusammenhänge, sie bleiben für sie aber ohne Konsequenz, weil sie längst jede Kontrolle über ihr Spielen verloren gegeben haben.

Jugendliche können sich nahezu diebisch daran ergötzen, wenn sie erzählen, dass sie sich nachts, wenn sie ihre Eltern schlafend wissen, mit dem Headset vor ihren Computer setzen und anfangen zu zocken. Da kennen sie kein Ende. An Schlaf verschwenden sie keinen Gedanken, selbst wenn ihnen die Augen zuzufallen drohen. Den Knopf zum Abschalten finden sie nicht. Sie zocken, bis der Morgen graut. Im doppelten Sinne: Sie hören frühestens auf zu spielen, wenn der Tag graut, es langsam hell wird. Erst dann legen sie sich für einen kurzen Schlaf ins Bett. Von ihren Eltern, die kurz danach aufstehen, die auch in ihr Zimmer kommen, um sie zu wecken, möchten sie sich nicht beim Zocken erwischen lassen. Anschließend graut *sie* der Morgen, weil diese Jugendlichen völlig übernächtigt, unausgeschlafen und überreizt in den Seilen hängen, mit dunklen Ringen unter den Augen und bleich im Gesicht. Gehen Sie nicht vorschnell davon aus, das seien einzelne Extremfälle.

Alle Schulen wissen ein Lied zu singen von ihren internen Schwierigkeiten mit diesen spielsüchtigen Jugendlichen, nicht nur wegen der vertrauten »Montagsmüdigkeit« und Hippeligkeit vieler Schüler und Schülerinnen. Sie bekommen die Dauerfolgen exzessiver Mediennutzung zu spüren. Und wer nur noch simst, twittert, facebookt oder whatsappt, lernt auch keine Rechtschreibung und zusammenhängende Sprachproduktion mehr.

Medienpädagogen, die sich als »digitale Eingeborene« und Gamer selbst als Teil der Computerspielwelt verstehen, wenn auch als zur Selbstkontrolle fähiger Teil, nehmen diese Bestandteile der Realität zwar bestätigend zur Kenntnis, tun sich aber schwer mit den entschiedensten Kritikern der Computerspielewelt. Sie leben als nachwachsende Generationen, für die Neue Medien das Selbstverständlichste der Welt sind, in einer bereits neuen Welt. So finden sich lange besetzte Begrifflichkeiten aus dem Fachgebiet der Entwicklungspsychologie plötzlich wieder in ihrem pädagogischen Verständnis von Computerspielen. Was die Begrifflichkeiten ursprünglich bezeichnet haben, wird quasi auf den Kopf gestellt. So heißt es in einem Gastkommentar zu Computerspielen in »Erziehung & Wissenschaft« (12/2013):

> »Ein gutes Spiel ist an folgenden Elementen zu erkennen: 1. Selbstwirksamkeit: Ich habe Gewissheit, dass mein eigenes Handeln Auswirkungen hat (...) 3. Optimismus: Ich habe Aussicht darauf, erfolgreich zu sein – wenn auch erst nach vielem Üben, vielen Anläufen und Irrwegen. 4. Soziale Einbindung: Ich kann mit anderen zusammenarbeiten, bekomme positive Gruppenerlebnisse und Feedback von Gleichgesinnten (...) 6. Freiwilligkeit: Meine Tätigkeit ist autotelisch: Ich spiele, weil ich es will, und nicht, weil man mich drängt.«

Schauen wir uns die Realität spielsüchtiger Menschen an, entpuppen sich sämtliche Elemente als blanke Theorie. Als Mensch wie Therapeut befremdet mich, wie die »Selbstwirksamkeit« aus ihrem entwicklungspsychologischen Verständnis herausgehoben und in einen Zusammenhang gestellt wird, wo sie erkennbar fremdplatziert ist. Zwar können sich Gamer als geschickte Spieler in ihrer virtuellen Welt durchaus selbstwirksam fühlen, aber eben nur dort. Das Internet eröffnet ihnen die Möglichkeit, in jedes gewünschte virtuelle Ich zu schlüpfen. Jede Rolle, jede Selbstmaskierung sowie grandiose Selbstidealisierung sind möglich. Im realen zwischenmenschlichen Leben bleibt indes wenig von einem Urheberschafts- und Wirksamkeitsgefühl, wie ich es in meiner kürzesten Theorie der Sucht als einen tragenden Grundpfeiler unseres Selbstwertgefühls geschildert habe (siehe S. 50 ff.). Viele Spieler geben unumwunden zu, dass sie deshalb Rollenspiele lieben, weil sie sich in der realen Welt überhaupt nicht mehr wirkmächtig fühlen! Umso schlimmer erleben es exzessive, süchtige Gamer, wenn sie versuchen, aus ihrer Sucht auszusteigen. Auf Entzug zu gehen und die ganzen Online-Skills, die sie beherrschen, ungenutzt zu lassen, tut richtig weh. Nicht mehr zu spielen, nichts Heldenhaftes mehr zu vollbringen, nur mittelmäßig zu sein, klein, schwach, unverbunden, das geht an die Substanz. Der Optimismus, irgendwie anders im Leben erfolgreich sein zu können, muss dann gänzlich woanders gesucht und erworben werden. Mit der sozialen Einbindung von süchtig gebundenen Gamern steht es ebenfalls nicht zum Besten. Die virtuelle Welt ist nicht die gelebte zwischenmenschliche Welt von Menschen aus Fleisch und Blut, die ich nicht mit Tastendruck oder Joystick steuern kann. Soziale Fähigkeiten, Einfühlungsvermögen, Mitgefühl, Barmherzigkeit vermitteln sich nicht über Spielfiguren und Gestalten in virtuellen Welten. Sie sind ausschließlich im lebendigen Kontakt mit lebenden und belebten Wesen auszubilden. Positive Gruppenerlebnisse bekommen Gamer dann, wenn sie als Spieler gut genug sind. Ansonsten ist es wie im richtigen Leben: Wer nicht gut ist, erfährt keine Wertschätzung. Feedback von Gleichgesinnten ist eben nur Feedback von »Gleichgesinnten« und schließt gerade nicht die menschliche Fähigkeit ein, mir von Andersdenkenden etwas sagen lassen zu können. Die Freiwilligkeit beim Spielen geht vielen Spielern leider frühzeitig verloren. Entwickeln Spiele ihr Suchtpotenzial und lassen sich die Gamer in den Sog hineinziehen, spielen sie bestenfalls noch in der Illusion der Freiwilligkeit. Im Suchtmodus spielen sie, weil es sie drängt, sie sich getrieben fühlen. Der Suchtmodus ist die pure Fremdsteuerung.

Ein 14-jähriger Junge hat vor sechs Monaten eine Playstation bekommen. Für ihn ist die Faszination also noch recht frisch. Am Wochenende und in den Ferien spielt er etwa zehn Stunden am Tag, während der Schulzeit weniger, aber eindeutig zu viel. Er fühlt seine schleichende Veränderung, weil er schon bei Belanglosigkeiten immer häufiger total aggressiv ausrastet. »Das bin irgendwie nicht ich«, sagt er. Und: »Es kommt mich sogar teuer, denn ich habe be-

> reits mehrere Joysticks zertrümmert.« Beim Erzählen darüber lacht er. Bloß lachen seine Augen nicht mit.

Suchtspezifisch problematisch ist an Computerspielen nicht nur ihr eigenes Suchtpotenzial. Substanzbezogen kommt hinzu, dass etliche Spiele ganz unverhohlen zum Gebrauch wie maßlosen Missbrauch von alkoholischen Getränken, Cannabis oder chemischen Drogen einladen. Das ist in die Spielszenen eingebaut. Gamer, die aktiv dabei sind, bekommen Gratifikationen in Form von Belohnungen für ihre Spielfiguren.

Spielsüchtige Jugendliche und Erwachsene verändern das Suchthilfesystem. Die Anfragen an Drogen- und Suchtberatungsstellen, wie dem Problem zu begegnen sei, häufen sich sprunghaft. Manchen Müttern und Vätern wäre es mittlerweile sogar lieber, ihr Kind würde Drogen konsumieren als Computer spielen. In immer mehr Familien nimmt die Medienabhängigkeit einen Raum ein, der die Abhängigkeit von stofflichen Drogen in den Schatten stellt:

> In einer Gemeinschaftsschule kamen kürzlich die Sozialarbeiterin und die Klassenlehrerin eines Jungen aufgeregt auf mich zu mit der Bitte, der Familie des Jungen einen regulären Ersttermin in der Suchtberatungsstelle zu geben. Die Familie werde mit dem Jungen nicht mehr fertig. Er sitze tagelang bis spätabends am Computer und sei nur noch am Spielen. In der Schule könne er sich nicht mehr konzentrieren, störe im Unterricht ohne Ende durch seine ausgeprägte Unruhe und provoziere auf unflätige sowie aggressive Weise seine Lehrerin. Es drohe eine Schulkonferenz mit Schulverweis, wenn nichts geschehe. Befragt, wie alt der Junge denn eigentlich sei, bekam ich zu hören: elf Jahre, fünfte Klasse. Ich vergab einen Beratungstermin und fragte mich, welcher Junge mit seiner Familie da wohl erscheinen werde, der so auftrumpfe, dass er von niemanden mehr zu bändigen sei.
>
> Als die Familie zum Termin mein Zimmer betrat, sah ich einen »Winzling« als Jungen. Der Elfjährige war sehr klein gewachsen für sein Al-

ter und absolut schmächtig. Beim Sitzen reichte er mit seinen Füßen nicht einmal bis zum Boden. In totalem Gegensatz dazu standen die Macht und »Größe«, die er in der Familie einnahm. Seit Monaten dominierte und terrorisierte er seine Eltern und seine 15-jährige Schwester. Ich sah ein gespenstisch wirkendes Kind, das nur noch in seiner Computerspielwelt lebte und dachte. Er verhielt sich wie eine animierte Figur, aber nicht wie ein lebendiges Kind.

Kommt der Junge nach der Schule nach Hause, besetzt er das Zimmer seiner Schwester, weil dort der Computer steht. Dann spielt und spielt und spielt er bis spätabends. Er sieht das als völlig normal an. Versucht seine Schwester, ihr Territorium, also ihr Zimmer, zu verteidigen, weil sie ihre Ruhe vor dem Bruder wünscht, geht er sie aggressiv tretend, schlagend, beißend an. Die Schwester weiß sich nicht mehr zu helfen, zumal sie auch von ihren Eltern keinerlei Unterstützung erhält. Die Familie hat einen Migrationshintergrund, und die Tochter als Mädchen rangiert deutlich unter dem Jungen. Der Vater verurteilt zwar die maßlose Spielerei seines Sohns, geht aber derart eingeschüchtert mit ihm um, dass er ihm keine Grenze zu setzen weiß. Als Mann berufstätig, delegiert er die Aufgabe, die Zockerei des Jungen zu kontrollieren, an seine Frau. Bei zwei Versuchen nahm sie dem Jungen seine Konsole weg, nicht ahnend, was damit auf sie zukam. Ihr Sohn gebärdete sich dermaßen außer Rand und Band, terrorisierte die Mutter und den Rest der Familie so über alle Maßen, dass die Eltern nach jeweils zwei Tagen völlig entnervt aufgaben. Der Junge bekam die Konsole wieder und spielt und spielt und spielt. Da das im Zimmer der Tochter geschieht, wird er indirekt noch dazu benutzt, diese als Mädchen zu kontrollieren. Die 15-Jährige hat keinerlei Privatsphäre. Da sie sich von ihren Eltern mit ihren berechtigten Anliegen missachtet sieht, wusste sie sich nicht anders zu helfen, als ihrerseits massiv zu reagieren. Sie fuhr heftiges Geschütz auf, indem sie begann, sich zu ritzen, um auf ihre Not aufmerksam zu machen. Fortan hatte es die Familie mit zwei Arten von Suchtverhalten zu tun. In der Arbeit mit mir gab die Schwester ihr Ritzen zwar wieder auf. Das Drama mit dem Jungen aber hält an.

> Die Eltern sind zum jetzigen Zeitpunkt weder in der Lage noch innerlich bereit, tatsächliche Konsequenzen umzusetzen. Sie halten dem Terror des elfjährigen, aber übermächtigen Jungen nicht stand, wenn sie ihn auf Zwangsentzug zu setzen versuchen. Auch Alternativen stimmen sie bislang nicht zu. Ihrem Sohn zu ermöglichen, mit dem Fahrrad zu drei Orten weiter wohnenden Kameraden zu fahren, lehnen sie ab. Ihr Sohn sei zu klein für diese Tour, der Straßenverkehr auf dem Weg in die Nachbarorte zu gefährlich. Sie hätten Sorge, ihrem Kind könne unterwegs etwas zustoßen. Und die Busverbindungen seien zu umständlich. Ebenso lehnen die Eltern es ab, den Computer aus dem Zimmer der Schwester in ein anderes Zimmer zu stellen, um stärker Einfluss auf das Spieleverhalten des Jungen nehmen zu können, wohl wissend darum und fürchtend, dass sie dann erstmals keine ruhige Minute als Eltern mehr hätten.

Realisieren wir noch einmal in seiner gesamten Dimension: Ein kleiner, schmächtiger, elfjähriger Junge fährt mit seiner Computerspielsucht die komplette Familie an die Wand. Er hat sich das Zentrum der Macht angeeignet. Es ist derzeit gänzlich offen, wie in diese Familie Bewegung hineinkommt, die der Not aller gerecht werden wird.

Medienpädagogische Empfehlungen für Eltern in vergleichbaren Situationen tragen nicht selten den Stempel der unverbindlichen Ratlosigkeit, weil niemand bislang wirklich ein Rezept aus dem Hut gezaubert hat, wie eine grassierende Mediensucht einzudämmen ist. Der Zug fährt, und niemand wird ihn mehr anhalten. Wir können nur spekulieren, welche Veränderungen im Denken, Fühlen und Verhalten die mediale Reizüberflutung langfristig bewirken wird. Ein gerüttelt Maß an Skepsis und weniger naive Gutgläubigkeit hinsichtlich der nächsten digitalen Fortschritte stünde uns als »Verbrauchern« aber sicherlich gut an, zumal der suchtartige Missbrauch aus einer anderen Dimension ebenso laut ruft: Computer, Webcams, Facebook, Twitter, WhatsApp, E-Mail, Skype, Smartphones, Notebooks mit Kamera, Autonavigation, Vernetzung von Häusern, alle elektronischen Geräte, die Signale senden, eignen sich hervorragend zum Ausspähen. Wer das schulterzuckend kommentiert mit der Bemerkung: »Ich habe doch nichts zu verbergen«, denkt in dem Moment sicherlich nicht an sein Schlafzimmer.

Empfehlungen für Eltern

- Überlegen Sie sich als Mutter und Vater sehr genau, ab welchem Alter Sie Ihrem Kind einen eigenen Computer ins Kinderzimmer stellen. Sie sehen sich in der Frage allerdings dem Druck von außen ausgesetzt, dass Computer immer selbstverständlicher für das schulische Lernen vorausgesetzt werden. Im Grunde genommen stehen Sie als Eltern damit bereits vor einem kaum lösbaren Dilemma, das Sie nicht zu verantworten haben.
- Überlegen Sie sich sorgfältig, ob und wann Sie Ihrem Kind eine Spielekonsole zum Geburtstag oder zu Weihnachten schenken. Die Geister, die Sie damit rufen, bekommen Sie vielleicht nicht mehr los.
- Langfristig haben Sie kaum eine realistische Möglichkeit, Ihrem Kind das Spielen am Computer zu verwehren. Sie behalten aber über längere Zeit die Möglichkeit, mitzuentscheiden, welche Spiele Sie Ihrem Kind selbst kaufen und welche nicht. Um die Qualität von Spielen einschätzen zu können, brauchen Sie als Mutter und Vater allerdings einen Mindestüberblick über den Markt der beliebtesten Spiele.
- Bemerken Sie, dass Ihr Kind beginnt, Sie auszutricksen, indem es sich über eigenen Kauf, Freunde oder Internet Spiele beschafft, die Sie für Ihr Kind nicht geeignet halten, nehmen Sie es mit Humor und gleichzeitiger Entschiedenheit in der Grenzziehung.
- Sie sind »Vorleber«. Leben Sie Ihrem Kind vor, wie Sie selbst sinnvoll mit Computerspielen umgehen. Sind Sie als Mutter oder Vater hierbei abstinent, weil Sie andere Lebensinteressen

verfolgen, behält vielleicht auch Ihr Kind eher den Überblick über sein Spieleverhalten. Gehören Sie selbst zu den entgrenzten Gamern, fehlt Ihnen jedes begründbare Argument oder vielleicht auch das elterliche Interesse, das Computerspielen bei einem Kind begrenzen zu wollen.

- Treffen Sie mit Ihrem Kind eine vertretbare Lösung, wie viel Zeit es mit dem Computerspielen verbringen darf. Ein vereinbartes Zeitbudget, das Ihr Kind selbst verwalten darf, kann sinnvoller sein als festgelegte tägliche Zeiten, ist aber schwieriger zu überblicken.
- Sie kennen Ihr Kind am besten. Sofern Sie sich nicht absolut sicher sein können, dass Ihr Kind Sie nicht austrickst und nachts am Zocken ist, denken Sie über technische Lösungen nach oder lassen Sie sich dahingehend beraten, die ihm das nächtliche Spielen unmöglich machen.
- Machen Sie sich vertraut mit den »Kinder- und Jugendschutzeinstellungen« von Spielekonsolen der neueren Generation, die Ihnen zeitliche Begrenzungen der Nutzungsdauer erlauben. Ermuntern Sie Ihr Kind, sich zur Selbstbegrenzung in Eigenverantwortung dieser Möglichkeiten zu bedienen.
- Hat Ihr Kind eigene Zweifel an seinem Spieleverhalten, können Sie ihm anbieten, Ihnen für einen mit ihm zusammen festgelegten Zeitraum die Spielekonsole zur Aufbewahrung zu geben. Manche Gamer übergeben Ihren Eltern aus freien Stücken ihre Spielutensilien, weil sie sich mangels erkannter Fähigkeit zur Selbstbegrenzung eine Hilfestellung von außen über eine Fremdkontrolle versprechen.
- Lassen Sie als Mutter und Vater unter keinen Umständen zu, dass ein exzessiv spielendes Kind Sie völlig an die Wand fährt und mit seiner Spielsucht die Macht und Kontrolle in der Familie übernimmt. Zur Not müssen Sie sich regelrecht vor Ihrem Kind aufbauen und mit Bestimmtheit vermitteln: »Bis hierhin und keinen Schritt weiter.« Das ist leichter gesagt als getan, wenn Eltern angstvoll vor ihren aggressiven spielsüchtigen

Kindern zurückweichen. Ist es so, haben Sie verloren, sofern Sie Ihre Elternposition nicht zurückgewinnen.

- Ist das Kind in den Brunnen gefallen, suchen Sie frühzeitig Rat und Unterstützung bei Drogen- und Suchtberatungsstellen, Fachambulanzen, Elterngruppen oder sogar in Selbsthilfegruppen spielsüchtiger Gamer.
- Sollten alle Stricke reißen und sich phasenweise kein Lichtblick mehr auftun, können Sie als letzte Möglichkeit darauf hoffen, dass sich das Spielen überlebt. Viele Gamer durchleben eine exzessive Phase mit Computerspielen, bis sie es plötzlich selbst leid sind, weil sie sich leer, gelangweilt und verbrannt fühlen und in Eigenregie den Einstieg in den Ausstieg suchen.
- Beherzigen Sie unter allen Umständen die wichtigste Elternregel: Hören Sie niemals auf, gut genug für sich selbst als Mutter oder Vater zu sorgen. Sich selbst mitzuverlieren, hilft niemandem.

Durchgehend geöffnet: Shoppen und Kaufen als Lebensinhalt

»Kauf dir was Schönes!« Diese Überschrift gibt eine Frau, Mitte 30, ihrem Leben. Schon als Kind brachte ihr ihre Mutter immer etwas mit, wenn sie traurig war. Als die typischen pubertären Probleme einsetzten, wollte ihre Mutter diese nicht wahrhaben. Sie schickte ihre Tochter zum Trost einkaufen: »Kauf dir was« wurde zum Lösungsmotto gegen jeden Kummer auf der Seele. Und so kaufte die junge Frau, und sie kaufte und kaufte, mit Geld, das sie schon lange nicht mehr hatte. Als Shopaholic fand sie erst nach völliger Überschuldung Erste Hilfe in einer Klinik für suchtkranke Menschen.

Kaufen, etwas Schönes erwerben, sich etwas leisten, das man gern sein Eigen nennen würde, kann unzweifelhaft Freude mit sich bringen, aber nicht dauerhaft und nicht immer. Kaufen will gelernt und überlegt sein. Oder es vermag sich zu verselbstständigen: Die Frage, ob das Leben ohne Rauschmittel noch zu ertragen ist, verneinen Jugendliche wie Erwachsene gern durch ein exzessives Kaufverhalten. »Ich kaufe, also bin ich«: Neben Schnäppchenjagd und Shopping als Freizeitverhalten sowie Affektkäufen als Trostspender finden wir als Steigerung der ganz normalen alltäglichen Konsumkultur, die unsere Gesellschaft am Laufen hält, die pathologische Kaufsucht.

Kaufsucht äußert sich im unwiderstehlichen Drang, sich durch Geldausgeben Güter und Dienstleistungen anzueignen. Die willentliche Kontrolle über das Kaufen geht den Kaufsüchtigen verloren. Nach dem suchtdynamischen Gesetz der Verengung jeglicher Lebensführung wird der Kaufrausch zum einzig bestimmenden Lebensinhalt. Alles Denken und Fühlen wird davon beherrscht. Sobald kaufsüchtige Menschen etwas in ihren Besitz gebracht haben, verliert es schon seinen befriedigenden Reiz. Die Euphorie verfliegt und weicht Scham- und Schuldgefühlen, weil das Suchtverhalten alles andere in den Schatten stellt und verschlingt. Dagegen hilft vorübergehend nur die Dosissteigerung durch die nächste Einkaufstour. Versuche, das Symptom loszuwerden, sind von heftigsten inneren Entzugserscheinungen begleitet. Peinigende Versagensgefühle, Überschuldung sowie der Verlust der tragenden zwischenmenschlichen Beziehungen können den Leidensdruck derart übersteigern, dass die Kaufsüchtigen keinen anderen Ausweg mehr aus ihrer süchtigen Bindung sehen, als sich selbst zu töten. Es ist gänzlich makaber, aber jede Sucht kommt so an ihr Ende.

Kaufsüchtige sind von der inneren Überzeugung durchdrungen, mit den Herausforderungen des täglichen Lebens und den Schwierigkeiten zwischenmenschlicher Beziehungen nicht aus eigener Kraft fertig zu werden. Oftmals sind es wiederum höchst feinfühlige Menschen mit hoher Liebesfähigkeit, die aber nicht auf Resonanz stoßen. Da ihre primären Bedürfnisse völlig ungestillt bleiben, entlarvt das süchtig agierende Verhalten der Kaufsüchtigen auf überdeutliche Art und Weise die getriebene Suche nach sekundärer Ersatzbefriedigung. Ist das Chaos der Kaufsucht voll ausgebrochen, werden Haut und Eis immer dünner. Unverständnis des sozialen Umfelds ruft weiteren Liebesentzug und offene Ablehnung hervor. Die Kaufsüchtigen bekommen über diese Reaktionen ständig mehr vom Gegenteil dessen, wofür ihr Kaufen der klägliche Ersatz sein sollte.

Kaufsucht schleicht sich still und leise in das Kaufverhalten der Betroffenen ein. Die Tendenz ist steigend. Mindestens 10–20 % der bundesdeutschen Bevölkerung gelten als deutlich gefährdet, in süchtiges Kaufen zu entgleiten. Sie werden dabei tatkräftig vom Handel gepusht, mit ständig neuen Aktionen, um Kaufen noch attraktiver, noch sensationeller, noch erlebnisreicher zu gestalten.

Ständig ausgeweitete Öffnungszeiten, Late-Night-Shopping oder verkaufsoffene Sonntage gelten als zusätzlicher Spaßfaktor beim Einkaufsbummel, nicht selten gekoppelt an Events, Sektempfänge, Rabattaktionen und weitere Kaufanreize. Für Familienleben bleibt da wenig Raum, weder für dasjenige der Kunden noch das der Angestellten, die zu diesen Zeiten arbeiten müssen.

Keinerlei Begrenzungen findet die Kauflust im Onlinehandel. Hier ist durchgehend geöffnet, Tag wie Nacht. Da gehen Kaufsüchtige reihenweise in die Falle. Doch selbst der Durchschnittskonsument betritt immer seltener einen real existierenden Laden in seinem Wohnumfeld. Er bestellt und kauft online. Das ist weit mehr als eine Modeerscheinung geworden. Der Versandhandel boomt. Niemand denkt sich etwas Böses dabei, wenn er seine Waren in den virtuellen Einkaufskorb lädt. Ob bewusst, unüberlegt oder einfach in Kauf nehmend, beteiligt sich jedoch jeder und jede über den Onlinehandel an einem Spiel mit suchtartiger Eigendynamik. Wer vom Kaufrausch gepackt wird oder gefährdet ist, muss es nicht zum Äußersten kommen lassen. Mit dem eigenen Leben zu bezahlen ist ein entschieden zu hoher Preis. Erste Hilfe sind zwei heikle, aber entscheidende Fragen:

1. »Wie bekomme ich genug von dem, was wirklich wichtig ist im Leben: Liebe und menschliche Anerkennung?«

2. »Wenn ich mir etwas Gutes tun möchte, was kann ich dann statt Kaufen tun?«

Konkrete Notfallmaßnahmen sind die vorsorgliche Sperrung von Kreditkarten, die Sperrung bei sämtlichen Onlinehändlern sowie die Fremdverwaltung des eigenen Geldes. Extremes Kaufverhalten können Selbsthilfegruppen von Shopaholics vermeiden helfen. Sie leisten derzeit die vielleicht wertvollste Hilfe bei dieser Art von Suchtverhalten.

Feiern bis zum Exzess und das ultimativ Extreme

Gibt es etwas zu feiern, sollten wir uns selbst oder andere feiern, und nicht zu knapp. Für Menschen im Suchtmodus aber kann Feiern zum einzigen Lebensinhalt werden. Sie leben von Feieranlass zu Feieranlass. Tage dazwischen stören und müssen als »leere Zeit« überbrückt werden. Letztlich fällt Feiern der Beliebigkeit anheim.

Eltern könnten schier verrückt werden, wenn sie von ihren Kindern auf die Frage »Was hast du vor?« keine andere Antwort mehr erhalten als: »Nichts. Chillen, abhängen.« Die Steigerungsform aber ist: »Feiern!« Die Feierlaune trennt sich dabei vom Anlass, wird zum reinen Selbstzweck. Obendrein ist dieses Verständnis von Feiern gebunden an den gleichzeitigen Gebrauch stofflicher Rauschmittel: Alkohol, Cannabis, Ecstasy, Amphetamine und sonstige Partydrogen. Gefeiert wird bis zum Exzess, bis zur körperlichen und seelischen Erschöpfung. Unmittelbar im Anschluss an das Runterkommen wird die nächste Erwartungshaltung aufgebaut, als einzigartige Mischung aus Vorfreude und Angst, dic Bodenhaftung zu verlieren. Eine, die sich jahrelang in dieser Szene bewegt hat, erklärt:

> »Wir fangen zu zittern an. Die Aufregung ist kaum mehr auszuhalten, und sie ist ohnehin nicht durchweg angenehm. Eher eine Mischung aus übereuphorischer Vorfreude und einer tief im Magen

drückenden und wühlenden Angst. Es ist, als hätte man Flugzeuge im Bauch. Jeder, der feiern geht, kennt dieses Gefühl der Anspannung und Ruhelosigkeit. Manchmal tritt es sogar schon Tage vor einer Party alleine durch den Gedanken an ebenjene auf oder auch dann, wenn aus irgendeiner Ecke (unerwartet) elektronische Bässe und Beats zu einem durchdringen. Das Gehirn erinnert sich, was auf diesen Partys mit einem passiert, was diese Musik in einem auslösen kann. Schon reagiert der Körper, macht die Handflächen feucht, stellt den Stoffwechsel um, verschüttet Adrenalin.«

Das ist Leben im puren Suchtmodus. Nicht anders schießt der Suchtdruck des Abhängigen von stofflichen Drogen in ihm hoch.

Und dann kommt mit Wucht der Kick, der Augenblick der Verzückung, die Zeit zum Fliegen:

»Ein bunter Teppich fliegt vorbei. Ich setze mich drauf und düse grinsend davon ... Es ist wieder so weit: *Es tanzt mich. Ich werde getanzt.* Ich schließe die Augen und lasse mich bis zur völligen Kontrollaufgabe hypnotisieren, Es ist eine schöne Hypnose. Mein Körper bewegt sich von alleine ... Ich muss mich um nichts kümmern. Mein Inneres kann sich entspannt zurücklehnen und genießen, wie die Glücksgefühle durch die Blutbahn prickeln.«

Zwischenfrage an Sie: Macht Ihnen diese Beschreibung eher Angst oder tauchen nicht heimliche bis unverhohlene Neidgefühle in Ihnen auf? Möchten Sie nicht gern selbst einmal an Leib und Seele eine derartige Kontrollaufgabe erleben dürfen, um ungehemmt und grenzenlos »abzugehen«?

Eine gänzlich anders geartete Variante von Chillen, Abhängen und Feiern kippt um in Lethargie. Junge Leute treffen sich an ihren informellen Treffs und hängen ab. Eine typische Szene ist überall gleich zu beobachten: Ein Bein abgewinkelt, die Fußsohle an die Wand gestützt, stehen junge Männer und Frauen lässig bis gelangweilt herum. In einer Hand halten sie eine Flasche mit alkoholischen

Getränken, in der anderen ihr Smartphone. Der Daumen wischt und tippt. Nur selten wird ein Wort gewechselt, erschwert wie überflüssig zugleich, da sich alle zugestöpselt haben. Das Feiern besteht in der praktizierten Kultur des gesenkten und gebannten Blicks.

Für Außenstehende wenig attraktiv als Feiermodus ist wohl auch folgende Planung. Neulich setzte sich ein junger Mann im Bus neben mich, der einem seiner Begleiter sogleich eröffnete:

> »Habe gerade heute noch eine wichtige Prüfung geschrieben. Was bin ich froh, dass jetzt drei Tage verlängertes Wochenende ist. Da steht nur Abhängen auf dem Plan.« Ob er etwas Spezielles vorhabe, fragte sein Kommilitone und bekam zur Antwort: »Saufen! Ich werde drei Tage lang durchsaufen, sonst nichts. Ich werd mich wahrscheinlich wegschießen, bis nichts mehr geht, bis zur Aufgabe der Sprechfähigkeit. Darauf hab ich so richtig Lust.« Darauf wieder sein Begleiter: »Okay, so schlimm werd ich es zwar nicht grad treiben, aber die Kante geben werd ich mir am Wochenende mit der Clique auch.«

Wohlgemerkt: Hier planen keine sozial deklassierten jungen Leute ein Besäufnis, sondern Studenten ihr feuchtes Freizeitverhalten.

Unsere Zerstreuungs- und Bespaßungskultur trägt ihren Teil dazu bei, dass ein Event das nächste jagt und der Nervenkitzel immer weitere Steigerung erfahren muss bis zum ultimativ Extremen. Adrenalin- und Action-Junkies lassen sich pushen vom Extremen. Sie brauchen die Action um jeden Preis, und zwar um jeden: Nicht einmal die extrem erhöhte Wahrscheinlichkeit, die Action mit der eigenen Gesundheit oder sogar dem Leben zu bezahlen, lässt sie innehalten. Seien es die betrunkenen Balkon- und Poolspringer auf den Partymeilen südlicher Gefilde, die berüchtigten Basejumper im schweizerischen Lauterbrunnen, bei denen in jedem Augenblick der Tod mitspringt, oder andere Rekordsüchtige, die sich und ihre potenziellen Retter gefährden. Es scheint etwas zu geben, das noch gefürchteter oder abschreckender ist als die Möglichkeit des eigenen Todes. Es ist mehr als eine vage Vermutung, dass das etwas mit dem

Begriff der »Leere« zu tun hat, auch wenn viele schwer abhängige oder die Extreme suchende Menschen das Wort »innere Leere« gern in den Mund nehmen und dies leicht zu Missverständnissen führen kann. Denn kein Mensch ist wirklich innerlich vollkommen leer. Er kann sich aber »leer« fühlen, weil er nichts an Erfüllung verspürt. Würde er sich dem Abenteuer aussetzen, sich im eigenen Inneren selbst zu begegnen, gäbe es hinter oder in der »Leere« vermutlich Überraschendes zu entdecken. Allerdings gänzlich anderes, als er es an den extremen Orten findet, an welchen er augenblicklich in seinem Leben sucht.

Beim Feiern mit Suchtcharakter und bis zum Exzess sowie beim Suchen des ultimativen Kicks bleibt die vorerst unbeantwortete Frage deshalb weiter offen: Was treibt diese jungen Menschen eigentlich an, und was suchen sie wirklich? Die Antwort folgt – weiter unten!

Bulimie: Die Mutter aller Süchte

Ich werde Ihnen die Bulimie als eine Form der »Essstörungen« nicht theoretisch nahebringen; Zugangsweg ist vielmehr die Innensicht einer »Elektro-Jüngerin«, die den Absprung geschafft hat. Mareile Kurtz hat lange Jahre die Innenwelt der Bulimie am eigenen Leib erfahren. Obendrein hat sie so ziemlich alles an psychoaktiven Substanzen zu sich genommen, was der »Süßigkeitenladen« ihrer Drogenhändler anzubieten hatte: Techno-Tanz-Tabletten, Zauberschnee, Ecstasy, jede kunterbunte Partywundertüte und selbstverständlich auch Cannabis und Alkohol. An den beiden letzten Rauschmitteln fand sie allerdings wenig Gefallen, von allen anderen konnte sie lange Zeit nicht genug bekommen. Über den Weg zu sich selbst, ihre Suche dessen, was letztlich stärker war als Bulimie und Drogen zusammen, hat sie mit »Mausmakis Blaue Pumas« ein beredtes Buch geschrieben. Darin schildert sie die Bulimie als »Mutter aller Süchte«. Das liest sich nicht immer appetitlich, schon gar nicht für zarter Besaitete, denen allein schon bestimmte Wörter Unwohlsein bereiten. Nichtsdestoweniger gibt es einen perfekten Einblick in diese Form von Suchtverhalten. Außerdem ist Bulimie als Verhaltenssucht nicht appetitlich. Weil ich die Sicht der Bulimie als »Mutter aller Süchte« ungemein treffend finde, zitiere ich längere Passagen. Vielleicht können Sie sich als Leser oder Leserin so hineinfühlen in diese fremde Welt. Im Anschluss an die zitierten Passagen schließe ich aus meiner Sicht an, was diese spezielle Form von Essverhalten zur »Mutter aller Süchte« geraten lässt.

> »Wie man es drehte und wendete: Die Bulimie war die perfekte Sucht für mich: Sie gab mir Macht. Macht über meinen Körper und – gepaart mit der damit einhergehenden Gewichtsreduktion und Schönheit – natürlich noch mehr Macht über die Männer. Weiterer Vorteil: Da man das Gewicht bei der Ess-Brech-Sucht lediglich akribisch kontrolliert und auf einem bestimmten Level hält und nicht übermäßig abmagert, ist man äußerlich immer gut getarnt. Ganz im Gegensatz zu Magersüchtigen sieht man Bulimikern nicht an, dass sie Bulimie haben – zumindest sehr lange Zeit nicht. Dazu kann man essen, was und soviel man will, muss auf nichts verzichten und bleibt trotzdem schlank. Wenn man so wie ich eh gerne kotzte, war Bulimie wirklich das Beste, was einer Frau passieren konnte. Generell wollte es mir nie einleuchten, warum die Leute gerade um Bulimie immer so ein Getöse machen. Was ist denn bitte so besonders (schlimm) an dieser Sucht? Sie ist eine Sucht wie jede andere. Mehr noch: Bulimie ist die Mutter aller Süchte und alle anderen sind nur Abwandlungen von ihr. Wenn man Bulimie hat, bedeutet das, dass man ein Charakter ist, der nicht bereit ist, zu verzichten, aber gleichzeitig ebenso wenig bereit ist, die Konsequenzen für das eigene Handeln zu tragen und Verantwortung zu übernehmen. Dementsprechend schlingt man bestimmte Betäubungsmittel so lange gierig in sich hinein, bis sich der gewünschte Effekt nicht mehr erzielen lässt, man ihrer überdrüssig wird und sie einfach wieder auskotzt. Ob es sich bei diesen Betäubungsmitteln um Essen, Alkohol, Drogen, Geschlechts- und/oder Beziehungspartner handelt, ist doch im Grunde völlig egal.«

Schonungslos deckt Mareile Kurtz die unschönen Gesichter der Sucht auf: Verharmlosung, Maßlosigkeit, Gier, Schlingen, Überdruss, Beliebigkeit und Beziehungslosigkeit. Weiter schildert sie die Gratwanderung zwischen Derealisierungserscheinungen und Kontrollstrategien:

> »Ich lasse meinen Bauch in Ruhe und blicke wieder in den Spiegel. Ich gucke mir selbst in die Augen. Ganz tief in die Augen. Schon überschwemmt mich eine plötzliche Welle der Unwirklichkeit. Mein Herz beginnt zu rasen. Alles wird merkwürdig milchig und unwirklich. Es ist, als würde sich meine Identität in Luft auflösen. Als würde alles überhaupt nicht existieren. Als würde *ich* nicht existieren. Es fühlt sich an wie ein Alptraum. Wie die Panik-Horrortrip-Attacken, die man (als Anfänger) vom Kiffen manchmal kriegt. Krampfhaft denke ich an irdische Dinge. An meinen Namen, mein Geburtsdatum, meinen dummen Job im Café-Laden, Autofahren, Parkplatzsuchen, Einkaufengehen im Supermarkt. Das Unwirklichkeitsgefühl verschwindet. Ich schüttele den Kopf. Abgefahrener Trip, dieses Im-Spiegel-Auflös-Phänomen. Funktioniert immer wieder. Früher bin ich oft ungewollt in diesen (Nicht-)Bewusstseinszustand abgerutscht, manchmal gar nicht mehr aus ihm herausgekommen, und dabei so ängstlich geworden, dass ich weinen und um Hilfe rufen wollte. Das ist heute nicht mehr so. Seit ich regelmäßig Drogen nehme, weiß ich, was in solchen Momenten zu tun ist. Ich brauche mich nicht mehr zu fürchten. Selbst, wenn der Zustand so stark wird, dass alle Gedankentricks nichts mehr bringen, hilft im Zweifelsfall immer Kotzen.
> Ich kotze, also bin ich.«

»Ich kiffe, also bin ich«, »Ich kaufe, also bin ich«, »Ich verliere, also bin ich«, »Ich verletze also bin ich«, Mareile Kurtz fügt dem Selbstverständnis suchtabhängiger Menschen eine weitere Variante hinzu: »Ich kotze, also bin ich.« Solche Selbstdefinitionen enthalten eine ganze süchtig eingefärbte Weltsicht.

Wenn nach einem maßlosen Fressanfall oder unter einer Welle

von Unwirklichkeit Kontrolle angesagt ist und der »Keramikberg« ruft, wird es ausgesprochen unappetitlich:

> »Ich gehe in die Knie, lehne mich über die weiße Porzellanschüssel und schiebe mir den rechten Zeigefinger in den Hals. Die stroboskopartig flackernde Glühbirne in der losen Deckenhalterung verleiht dem Klo-Kabuff eine diskoide Atmosphäre. Fühlt sich wie nach Hause kommen an.
> ›Khä-hä!‹ Die erste Berührung des Gaumenzäpfchens verursacht lediglich ein Husten. Das ist normal. ›Khä-hä! Möööäh! Bei der zweiten kommt nach dem Husten ein Würgen. ›Mööööäh! Möőö ... Bööőör!‹ Zack! Schon ist die erste Ladung draußen. So schnell geht das. Auch noch nahezu geräuschlos – Mann, ich bin ein Profi! ›Bööör!‹ Noch 'ne Ladung, Aber nur 'ne kleine. Bisher habe ich erst zwei bis drei Nutella-Toasts wieder ausgekotzt. Die hell- und dunkelbraunen Brocken sehen fast aus wie kleine Kuchenstückchen. Oder Tiramisu mit Keksboden. Wirklich lustig, wie man während des Erbrechens die soeben vertilgten Massen detailgenau von hinten nach vorne zurückverfolgen kann. Ungefähr so, als würde man einen Film zurückspulen.
> ›Khä-hä! Möööäh! Kkä-hä!‹ Scheiße ... es kommt irgendwie nichts mehr. Das kann nicht sein. Ich hab doch noch nicht mal die Hälfte wieder ausgespuckt. Geistesgegenwärtig spreize ich den rechten Zeigefinger so weit von der zur Faust geballten Hand ab, wie es nur geht, und schiebe mir das Arbeitswerkzeug noch tiefer in den Schlund. Immer schön gleichmäßig und von oben nach unten. Und atmen: Währenddessen immer durch den Mund atmen! Immer durch den Mund!, konzentriere ich mich in Gedanken, während ich mein Gaumenzäpfchen mit der Fingerspitze bearbeite, als wäre es mein Kitzler. ›Khä-hä! Möööäh! Khä-hä!‹ Dicker Schnodder läuft mir aus der Nase. Meine Augen füllen sich mit Tränen. Nichts davon wische ich ab. Mit Absicht. ›Khä-hä! Möööäh! Khä-hä!‹ Ich huste und würge noch ein paar Mal. Dann hört und fühlt es sich plötzlich so an, als würde mir jemand einen Gummipümpel von oben auf die Speiseröhre drücken. ›Pflomp!‹ Ein Unterdruck entsteht – und endlich klat-

schen weitere Toastbrocken sowie die gesamte kaum verdaute Pizza Margherita in die Schüssel. Stolz betrachte ich die bunte Teig-Tomaten-Pfütze. Hat was von Perserteppich. Aber gut, man soll den Tag nicht vor dem Abend loben. Einer geht noch! Einer geht noch raus! ›Khä-hä! Mööääh! Khä-hä! Bööööör!‹ Harty-Welcome, Mister Wallnusscremeklumpen! Last, but not least!
Von einem tiefen Gefühl des Friedens durchdrungen, drücke ich die Klospülung und stelle mich auf die Füße. Es ist so weit. Nun folgt der schönste Teil: der Blick in den Spiegel. Tätätätäääää ... oh, wow! Tief beeindruckt drehe ich mein Gesicht hin und her, um es im theatralisch anmutenden Flackerlicht ausgiebig von allen Seiten betrachten zu können. Mein Haar ist zerrupft. Mein Gesicht von den Augen abwärts mit Tränen, Schnodder, Schleim und kleinen Bröckchen verklebt. Vor allem im Mundbereich sehe ich aus wie ein Streuselkuchen. Ich hebe die Brechhand neben mein Gesicht, um dem Bild noch mehr Intensität zu verleihen. Ich spreize die Finger. Zwischen ihnen hängen weiße und braune Schleim- und Spuckefäden. Seht euch nur mein Werk an! Ich habe ein Spinnennetz gemacht!
Je mehr Brocken, Schleim, Spucke, Schnodder und Tränen ich am Körper hängen habe, desto begeisterter bin ich. Ich finde diesen Anblick seltsam faszinierend. Abstrakt. Bizarr. Dramatisch. Meistens kann ich den Blick minutenlang nicht abwenden. So auch heute. ...
Egal, ob ich einen Schritt nach rechts oder nach links mache – der Spiegel zeigt mir immer mein verschmiertes, tränenüberströmtes Kotze-Gesicht. Egal, wohin ich mich bewege, der Spiegel zeigt mir immer, wie ich mich sehen will: zerstört, dreckig, abstoßend. ...
Ich gehe in mein Zimmer zurück und schmeiße mich zufrieden aufs Bett. Kaum zu glauben, was für eine Ruhe mich durchströmt. Ich bin ganz im Hier und Jetzt. Und wie verätzt sich meine Speiseröhre anfühlt. Fast schon chemisch bitter. Ach, was freue ich mich auf das ganze Pep heute Nacht! ...
Ich komme ins Sinnieren. ›Bulimie ist Ekstase‹, ... Der Moment des Erbrechens ist wie ein Orgasmus oder ein guter Tanz- und/oder Drogenrausch. Er ist ein *Moment des vollkommenen Nichts*«.

Spüren Sie den Sog beim Lesen? Bekommen Sie eine Ahnung, wie sich das Leben für Bulimikerinnen anfühlt? Was möchten Sie diesem Rausch entgegensetzen? Wie dem inneren Getriebensein begegnen, sich selbst zerstört, dreckig und abstoßend zu sehen? Gleichgültig, ob als Angehörige oder berufliche Helfer, der Weg zur Innenwelt der Bulimiker führt nur durch das Tor, wie sie sich selbst sehen und empfinden. Wovon sich Mareile Kurtz in ihrer Innenwelt berührt fand, was für sie das Heilende war, greife ich weiter unten auf. Ihre Botschaft bleibt jedenfalls nicht: Sog und Rausch und Ohnmacht. Sondern die Botschaft wird sein: Hilfe zur Selbstheilung ist möglich, sofern sie zugelassen und erlaubt wird.

Wieso ist gerade die Bulimie so entschieden die »Mutter aller Süchte«? Ich habe schon erwähnt, dass Drogenabhängigkeit und Suchtverhalten immer etwas damit zu tun haben, wie wir uns genährt fühlen im Leben. »Nahrung« und »Nähren« sind die Schlüsselwörter. Für den zeitgenössischen französischen Philosophen François Jullien liegt darin eine tief reichende Wahrheit, die er uns ausdrücklich ans Herz legt: »Nähren ist das elementarste, grundlegendste und am tiefsten verwurzelte Wort.«

Nähren bezeichnet die erste, primäre, allem Leben zugrunde liegende Tätigkeit, bevor wir überhaupt das Licht der Welt erblicken und eigenständig zu atmen beginnen. Nur durch gutes Nähren erhalten wir das Vitale in uns am Leben und aufrecht. Dabei gibt es körperliche, geistige, seelische und sogar spirituelle Nahrung. Es liegt in unserer Verantwortung, zu unterscheiden, was davon für uns bekömmlich ist und was nicht. Die meisten übergewichtigen Menschen, die Dicksein zu einer Volkskrankheit machen, gibt es bezeichnenderweise in den Ländern der Erde, die es über ihren materiellen Wohlstand zur größten Sinnleere gebracht haben, denn wenn nichts mehr tröstet, bleibt als letzter sinnlicher Trostversuch der Rückgriff aufs Essen.

Die Suche nach guter körperlicher, geistiger und mehr noch seelischer sowie spiritueller Nahrung ist im Übrigen eine erste Teilantwort auf obige Frage, was suchtabhängige Menschen eigentlich antreibt. Ein weiterer Bestandteil der Antwort folgt wiederum weiter unten in einem Schlüsselkapitel.

Die Bulimie ist als Mutter aller Süchte die Sucht der »Nahrung« und des »Nährens«. Essstörungen machen in dramatischer Weise deutlich, wie das gute, bekömmliche Nähren unseres Lebens aus dem Ruder zu laufen vermag. Welche Nahrung haben wohl Menschen in sich aufgenommen, die sich zerstört, dreckig, abstoßend, unwert fühlen möchten? Die Bulimie versucht noch die Gratwanderung auf Messers Schneide zwischen In-sich-Hineinnehmen und Aus-sich-Ausstoßen. Die Magersucht ist die extreme Form der Nahrungsverweigerung bis zum Verhungern. In ATTE, d. h. »Ana Til The End«, findet das Sich-zu-Tode-Hungern fast so etwas wie seine Verherrlichung. »Pro Ana« und »Pro Mia«, die für Anorexie und Bulimie stehen, sind höchst umstrittene Internetforen bzw. Blogs, in denen Magersüchtige und Bulimiker für ihre Sucht einstehen. In solchen Fällen vermag sich Selbsthilfe in ihr Gegenteil zu verkehren.

Die gewaltsame Durchbrechung der Verweigerung körperlicher Nahrung mag zwar durch Zwangsernährung kurzfristig ein Leben retten. Aber sie heilt nicht. Heilend wirkt ausschließlich eine stimmige Nährung der Seele, die den Weg in die Innenwelt von Magersüchtigen zu finden vermag. Ansonsten hält nichts das Sich-zu-Tode-Hungern auf.

Ritzen: Blut muss fließen ...

Grundsätzlich ist jede Form süchtiger Abhängigkeit selbstschädigend. Beim konkret selbstverletzenden Verhalten handelt es sich jedoch um die *offene* Selbstbeschädigung der Haut und des Körpers durch das Ritzen oder Schneiden mit Rasierklingen, Scherben, Scheren, Messern oder durch das Sichverbrennen mit Zigaretten, Feuerzeugen, Kerzen und Herdplatten.

Manche Selbstverletzungen sind oberflächlich und heilen ohne entstellende Narben ab. Hierunter fallen zumeist die »Ratzer«, die sich derzeit eine wachsende Zahl von Jungen und Mädchen mit den Klingen von Bleistiftspitzern oder den Spitzen von Zirkeln zufügt.

Das selbstverletzende Verhalten chronischer Ritzerinnen ist jedoch von einer gänzlich anderen Qualität. Viele Ritzerinnen, es handelt sich vorwiegend um junge Mädchen und Frauen, schneiden extrem tief. Ihre Wunden hinterlassen bleibende körperliche Schädigungen.

In der Regel geht selbstverletzendes Verhalten mit einem erheblich aus der Balance geratenen Körperselbst sowie mit vielfältigen Persönlichkeits-»Störungen« einher. Der sich selbst zugefügte Schmerz überdeckt einen größeren inneren Schmerz.

Selbstverletzendes Verhalten versetzt das soziale Umfeld der Betroffenen regelmäßig in helle Aufregung. Der Verstand weigert sich, das Symptom zu begreifen. Blut muss fließen. Ritzerinnen finden erst Selbstberuhigung, wenn sie ihr eigenes Blut rot fließen sehen. Eltern, Lehrer oder Mitarbeiter von Jugendhilfeeinrichtungen reagieren überwiegend kopflos. Meistens führt der Weg von Ritzerinnen sie früher oder später in psychotherapeutische oder psychiatrische Kliniken, wo sie ausgesprochen unbeliebte Problempatientinnen sein können, denen es nicht selten gelingt, in kürzester Zeit eine ganze Station aufzumischen. Der Umgang mit ihnen erfordert ein Höchstmaß an menschlicher wie fachlicher Kompetenz. Mit der wachsenden Verrohung unserer Gesellschaft wächst auch die Zahl der sich selbst verletzenden Menschen stetig an.

Wird das Problem früh genug im Anfangsstadium entdeckt oder offengelegt, z. B. in schulischen Beratungsprojekten vor Ort, kann es noch gut begrenzt werden. Gefördert durch Internet, Blogs und Gruppen- sowie Zeitgeist versuchen sich viele junge Mädchen im obligatorischen Arme-, Beine- oder Bauchaufritzen. Genauso zeitgeistgemäß ist das oft und gern mit großem Drama und Theatralik verbunden, denn es wird sogleich über Smartphones oder Internet Kunde vom eigenen Handeln gegeben. Das darf als bewusster oder unbewusster Selbsthilfeversuch verstanden werden, aus einem ausgeprägten Gefühl von Einsamkeit herauszutreten. Hat sich die Umwelt genügend echauffiert, die Botschaft verstanden und haben die Ritzerinnen einen Erfolg erzielt, geben sie ihr Verhalten im besten Fall schnell wieder auf.

Viele Ritzerinnen achten sehr genau auf das Ausmaß ihrer Narben. Jede ihre eigene Geschichte erzählend, können sie den Charakter von Tagebucheinträgen in die eigene Haut annehmen und werden bisweilen sogar wie eine Trophäe präsentiert.

Bedrohlich ernst präsentiert sich das Geschehen, wenn Ritzerinnen so tief ins Gewebe schneiden, dass die Wunden geklammert werden müssen. Was vorher unter Umständen über längere Zeit eher im Verborgenen als stilles, einsames Leiden getragen wurde, wird auf einen Schlag offenkundig. Blutig rot legt die Ritzerin offen, dass sie für ihre innere Not keinen anderen Ausweg mehr weiß. »Not macht erfinderisch«, wenn sie auf ein nicht mehr zu ertragendes Maß anwächst. Verschließt sich die Ritzerin nicht länger in sich selbst, kann sie ihren Hilferuf im Zeitalter Neuer Medien mit einem Appellcharakter absetzen, der innerhalb von Minuten eine gesamte Institution Kopf stehen lässt:

> Ein 14-jähriges Mädchen, das sich massiv den Bauch und die Oberschenkel ritzt, macht von seinen blutüberströmten Verletzungen Bilder mit dem Smartphone und schickt diese morgens an seine beste Freundin in der Schule. Ahnungslos öffnet diese die Bilder und ist derart schockiert und entsetzt, dass sie erst einmal aufschreit und in Tränen ausbricht. Anschließend zeigt sie die Bilder zwei weiteren Freundinnen, die gleichfalls völlig schockiert und emotional überfordert reagieren. Alarmiert wenden sie sich zu dritt an eine für sie vertrauenswürdige Lehrerin, die sich die Bilder auf ihr eigenes Smartphone weiterleiten lässt, obwohl sie sie fast nicht anzuschauen in der Lage ist. Zu groß ist ihr Entsetzen. Der Aufschrei, den die Bilder hervorrufen, und der innere Druck zum sofortigen Reagieren lassen sie zur Schulleitung und zur Sozialarbeiterin eilen. Alle, die die Bilder der Selbstverletzung zu sehen bekommen, mögen nicht glauben, was sie sehen, schließen wie zum Selbstschutz die

> Augen. Da ich selbst an diesem Morgen zu offenen Präventionssprechstunden an der Schule war, kamen die Lehrerin, die Sozialarbeiterin sowie die Freundinnen des 14-jährigen Mädchens zuletzt auf mich zu. Alle wünschten sie sich Hilfestellung, was zu tun sei, Hilfe beim Aushalten des Gesehenen, das niemand anschauen wollte, das aber bereits als Entsetzliches in sie eingedrungen war. Zudem wollten alle eine Einschätzung, ob es »wirklich« und »wahr« sein konnte, was die blutigen Bilder sehen ließen. Ob der Appellcharakter der Bilder von dem Mädchen bewusst beabsichtigt war oder nicht, wirksam war er allemal. Innerhalb kürzester Zeit waren die gesamte Schule und das soziale Hilfesystem mobilisiert.

Nimmt das Schneiden von Ritzerinnen durch Verselbstständigung suchtartige Ausmaße an, gehört es zu den am schwierigsten zu verändernden Verhaltensabhängigkeiten. Für Angehörige wie Helfende rangiert an vorderster Stelle jedes Angebots zu Hilfe und Selbsthilfe das Verstehen. Entsetzen oder Empörung nach dem Motto: »Was tust du dir an?«, sind keine wirksame Hilfe. Sie sind sogar ausgesprochen kontraproduktiv. Signale wie: »Du hast wahrscheinlich deine guten Gründe, dich selbst zu verletztten. Ich möchte versuchen, mit dir gemeinsam zu verstehen, was hinter deinem Verhalten steckt«, vermögen dagegen eine Tür zu öffnen, durch welche die Ritzerin günstigenfalls zu gehen bereit ist. Je früher und besser sie sich selbst versteht, desto früher nimmt sie die Hilfe in die eigenen Hände. Eine Schülerin berichtet mir über ihre Geschichte:

> »Irgendwann wuchsen mir einfach meine Probleme über den Kopf. Die Trennung meiner Eltern, der Druck in der Schule, die Hänseleien jeden Tag, ich kam mit meinen Problemen nicht mehr klar. Die Trennung meiner Eltern war besonders schlimm für mich. Angefangen, mich zu ritzen, habe ich durch Zufall. Ich habe mich zufällig mit einer großen Schere verletzt. Ich war überrascht, wie der Schmerz und das Blut mich erleichtert haben. Das wurde dann zum Selbstläufer. Ritzen tut mir gut. Es erleichtert mich. Als ich das immer öfter ma-

chen musste und meine Arme entsprechend ausgesehen haben, dachte ich mir schließlich: ›Es muss sich was ändern. Ich muss was ändern, denn andere tun das nicht für mich.‹ Und dann habe ich mich selbst in Behandlung begeben. Das war meine beste Entscheidung. Ich habe viel Verständnis gefunden. Nur manche verstehen bis heute noch nicht, wie es mir damals ging.«

Selbst wenn die Seele gesundet und das Ritzen unter Mühen aufgegeben werden kann, bleiben die jungen Frauen über die narbig verheilten Wunden auf ihrer Haut für ihr Leben gezeichnet. Heilung vermag sich über Sanftheit zu vollziehen: Sanftheit für Körper und Seele, wie ich es im entsprechenden Kapitel zur Selbstheilung vorschlage.

Obige Schülerin macht mit der Schilderung ihres Erlebens auf einen äußerst sensiblen Punkt für Erwachsene in ihrer Elternrolle aufmerksam. Viele Jungen und Mädchen sagen in Prävention oder Beratung ganz eindeutig: »Die Trennung meiner Eltern war für mich das Schlimmste. Da ging das mit meinem Drogengebrauch erst richtig los.«

Eine Trennung und Scheidung von Eltern ist eines der größten Risiken für Kinder und Jugendliche, zu Betäubungsmitteln zu greifen oder ein Suchtverhalten auszubilden. Das kann freilich nicht bedeuten, dass erwachsene Menschen, bei denen die Liebe zueinander erkaltet ist, sich nicht trennen dürfen. Es sollte aber unter allen Umständen bedeuten, dass sie dabei Feinfühligkeit walten lassen mit Blick auf die Folgen für ihre Kinder. Viele Mütter und Väter führen »Rosenkriege«, kreisen so um ihre eigenen Kränkungen, dass sie nicht mehr wahrnehmen, welche Bürden sie ihren Kindern aufla-sten. Mit dem nötigen Maß an Achtsamkeit ließe sich ein hohes Maß an innerer Not vermeiden.

Ich-Sucht: My Ego is my castle

Me, Myself, Mine – Ich, Mir, Mein, die Ich-Sucht ist vielleicht die fluideste aller Suchtformen und in unseren Zeiten gleichzeitig die mit den höchsten Zuwachsraten. In keinem diagnostischen Manual zu finden, finden sich Ichlinge und Ego-Isten als Fachmänner und Fachfrauen für Egologie allerorten. Das EGO wird zum Maß der Dinge: »Die anderen sind mir egal«, oder: »Was interessieren mich die anderen?«, und: »Ich kümmere mich nur um mich selbst«, höre ich nur allzu oft. Da die Ich-Sucht aber nicht zum Kern der Person hinführt, sondern im krassen Gegenteil immer weiter von ihm wegführt, lädt sie sich im Gefolge nicht selten alle denkbaren begleitenden Formen von Suchtverhalten ein: Trinken, Essen, Kiffen, Spielen, Zocken, Surfen, Posing, Sexting, Shoppen usw.

Ich-Sucht schleicht sich vordringlich still und leise ein. Sie ist sozusagen das geborene Kind des Zeitgeistes. Hat sie sich aber erst einmal eingenistet, kann sie zwischen leiser Selbstverständlichkeit und lautem Getöse pendeln. Als Selbstverständlichkeit ist sie genau das: selbstverständlich. So selbstverständlich, dass sie von der Person gar nicht als etwas Fremdes wahrgenommen wird. Als Charakterzug ist sie quasi zur Normalität geworden. So normal, dass sogar schon eine »Antifascist Punkrock«-Band namens »Ichsucht« die ganze »Tristesse« der Ich-Sucht in ihren Texten besingt. Wird dieses Kind des Zeitgeistes trotz seiner Normalität in Selbsterkenntnis noch als ein »falscher« Teil ausgemacht, kann die Ich-Sucht samt ihrer Tristesse als fremder Eindringling gehasst werden wie ein Monster. Das Eigentümliche dabei ist: Das Monster ist zwar eine eigene Schöpfung, wütet aber wie ein fremder Eindringling. Mareile Kurtz kennt sich aus mit ihrem Monster:

> »Ein Monster, das nicht fern, sondern ganz nah ist und in meinem eigenen Inneren haust. Ein skrupelloses, kaltschnäuziges Monster, das in *jedem* Menschen haust! Verführer! Zweifler! Neider! Blindmacher! Einflüsterer! Verwirrer! Durcheinanderwerfer! Faktenverdreher!

Verleumder! Schwarzmaler! Wegen Dir können wir niemals Frieden finden! Wegen Dir sind wir immer auf der Suche, doch wissen nie wonach. Wegen Dir sind wir dauernd auf der Flucht – und dauernd auf der Jagd. Wegen Dir sind wir Sieger und Verlierer in immer gleichem Kampf. Du bist mein falsches Selbst! Du bist die Drama-Queen! Du bist der Wolf! Und mit meinem Verstand habe ich Dich selbst erschaffen. Ich kenne Deinen wahren Namen! Er lautet: EGO!«

Es mag nicht so offensichtlich sein, die Ich-Sucht nach suchtdynamischen Kriterien als suchtartig geprägtes Verhalten zu identifizieren. Doch spätestens beim EGO wird es offenkundig. Überlassen wir ihm das Sagen, beginnt es in vielfältiger Weise, zermürbende bis zerstörerische Angriffe auf die eigene Person selbst sowie unsere Mitgeschöpflichkeit zu starten.

EGO-Wettstreiter und -Poser legen gern ein unglaubliches Gehabe um ihre Person an den Tag. In gewissem Sinn ist die EGO-Sucht der gewachsene Feind der Zivilisiertheit. Sie verändert die gesamte Kultur der Gefühle. Ichsüchtige und stärker noch ego-manische Menschen kennen nur sich selbst und daher kaum einzuhaltende Grenzen. Sie verlieren das Gefühl für Grenzüberschreitungen. Unablässig im Mittelpunkt stehend, inszenieren sie sich und ihr Leben als Event, nicht selten bis zur Schamlosigkeit und mit einem bisweilen bizarren Verständnis von Persönlichkeitskult. Nach außen getragene Ich-Sucht zieht Schnelllebigkeit, Beliebigkeit und Austauschbarkeit nach sich. Sie hat wenig Sinn für Anstand und noch weniger für Ästhetik.

Ich-Süchtige tun wichtig, weil sie sich wichtig nehmen. Leider nicht in Sinne vom Wert des menschlichen Lebens, sondern im Sinne von Selbstdarstellung. Sie sind von einem grenzenlosen Mitteilungsbedürfnis getrieben, das Botho Strauß bitterböse auf den Punkt gebracht hat: Die heutige Welt »ist erfüllt von jedermanns erbrochenem Alltag. Das Logbuch einer weltweiten Mitteilungsinkontinenz«. Das normal unachtsame oder auch dreiste grenzenlose Ich muss sich ständig zeigen und veröffentlichen. Oberflächlich scheint die Ich-

Sucht Individualisten zu begünstigen. Genauer betrachtet ist sie bloß maßlos angepasst und konform. Kurzfristige Genusssucht ist ihr Treibstoff. Nichts kann geschmacklos genug sein, um nicht im Lebensspiel Benutzung finden zu können. Respekt, Rücksicht, Verzicht, Wartenkönnen, Zeithaben sind den Ichlingen Fremdwörter geworden.

Wie offensichtlich die ganz selbstverständlich gewordene, früh gelernte Ich-Sucht das Erbe menschlichen Verhaltens zu verändern vermag, lässt sich an wenig bedeutsam erscheinenden Alltagssituationen beobachten. Vor der Überreizung durch eine unablässige Medienflut war es eine menschliche Selbstverständlichkeit, dass junge Leute im Bus aufstanden, um älteren Menschen ihren Sitzplatz anzubieten, wenn es eng wurde im Bus. Dieses Verhalten ist fast gänzlich verschwunden, lässt sich nur noch in Ausnahmesituationen beobachten. Die meisten jungen Leute bleiben heutzutage auf ihrem Platz sitzen, kommen gar nicht mehr auf den Gedanken, älteren Fahrgästen anzubieten, ihren Platz einzunehmen. Sie sehen zwar mit den Augen, aber nicht mehr mit dem Herzen und seinem Verhaltens- wie Reaktionswissen der Seele. So zieht die ganz alltäglich gewordene Ich-Sucht eine »ganz normale« ichbezogene Verengung in der Wahrnehmung und im Verhalten nach sich. Über die Jüngsten und Kleinsten, die in diese Selbstverständlichkeiten hineinwachsen, schreibt mir eine berufserfahrene Erzieherin: »Die Kinder unserer Zeit sind tendenziell sehr ichbezogen und wenig gruppenfähig. Das erfordert enormen Einsatz.«

Die Welt geht von der ichbetonten Unbezogenheit nicht unter, sie verliert aber an Farbe. Treffe ich in meinem Alltag sowie in meiner Arbeit auf die Spezies der gemäßigten oder maßlosen Ichlinge, lasse ich mich nicht narren oder täuschen. Ich verfahre, wie ich es bei allen Menschen tue. Ich schaue tief und tiefer und suche danach, was ich an diesen Menschen mögen kann. Und ich finde immer etwas, meistens sogar schnell, was ich mögen, wertschätzen oder sogar lieben kann. Denn letztlich ist ihr gewohntes oder grandioses Ich-Gehabe nur eine Show, um ihr bedürftiges Ego zu füttern und zu unterhalten. Lasse ich mich nicht blenden, finde ich einen Weg zu ihnen in die Blase der Ich-Bezogenheit. Hört das Ich auf, sich bedroht zu fühlen, muss es sich nicht länger anstrengen, sich darzustellen, zu inszenieren, zu verteidigen, sich Sorgen zu machen, Mauern hochzuziehen. Dann kann das aufgeblasene Ego Luft ablassen, aus den schützenden Mauern seines selbst errichteten »castle« heraustreten, die Brücke zu anderen wieder schlagen und in verbundenerer Weise in die Welt eintreten. Das ist unendlich erleichternd und lässt freier atmen.

Wenn Ismen die Köpfe der Menschen beherrschen, oder: Der Rausch der Macht. Verheerender als jede Droge

Schlussendlich landen wir bei einem missliebigen Kapitel: der Politik, denn so viel Politik muss sein. Im Suchtbereich führt kein Weg an ihr vorbei.

Viele Ismen verwirren den Menschen auf unserem Planeten die Köpfe und ergreifen Besitz von ihrem Denken und Handeln: Materialismus, Kapitalismus, Sozialismus, Rassismus, Antisemitismus, Dogmatismus, Despotismus, Faschismus, Extremismus, Fanatismus, Dschihadismus, Islamismus, Militarismus, Terrorismus, Opportunismus, Sexismus, Negativismus. Die Liste der Schlagwörter ist sicherlich nicht vollständig, aber nahezu alle haben sie zu tun mit der Macht und ihrem Missbrauch. Die Ismen mit positiver Besetzung sind eher rar gesät, weshalb ich Abbitte leiste beim Optimismus.

Vielen Menschen fiele es leichter, optimistischer in die Zukunft zu blicken, wenn wir nicht täglich über alle Medien mit einer Flut schlechter Nachrichten konfrontiert würden. Was fehlt, ist ein Portal zur Verbreitung guter Nachrichten, nicht im Sinne eines unerträglichen Gutmenschentums oder eines Weglächelns aller Krisen. Es würde nur wahrheitsgemäß verbreiten, zu welch großartigen Leistungen Menschen fähig sind, die im Geiste von Liebe, Güte und

Mitgefühl handeln. Sekündlich, minütlich, stündlich, täglich bewirken Menschen Gutes, überall auf der Welt. Bloß erfahren wir wenig davon. »Vergiftet« werden wir dagegen in erschreckender Tagesaktualität von den negativen Schlagzeilen aus aller Welt.

Macht als Droge in Politik und Wirtschaft zieht über den gesamten Globus eine Spur physischer wie psychischer Zerstörungen und Verheerungen nach sich, die bis in die privatesten Winkel unserer zwischenmenschlichen Beziehungen hineinwirken. »Globalisierung« ist nicht bloß zum politischen Schlagwort, sondern zu einer erschlagenden Realität geworden. Auf oberster Metaebene folgt die Globalisierung den Gesetzmäßigkeiten der süchtigen Dynamik. Als Verengung im Denken und Handeln zieht sie weltweite Vereinheitlichung nach sich, unter jeglicher Missachtung kultureller, traditioneller sowie menschlicher Vielfalt und Farbigkeit. Selbst die übliche Argumentation, dass gegen die immense Durchsetzungsfähigkeit der Globalisierung keine alternative Politik mehr möglich sei, weil weltweit alle Kräfte in die gleiche, von ökonomischer Rationalität vorgegebene Richtung drängen, schließt sich der immanenten Logik von Suchtprozessen an. Nur wer wegschaut und verdrängt, kann ausblenden, dass der Globalisierung letztlich weitaus mehr Zerstörungspotenzial als schöpferische, den Menschen dienende Schaffenskraft innewohnt. Die Spirale dreht sich: Droh- und Schrekkensszenarien, Kriege, Arbeitslosigkeit, Armut, Obdachlosigkeit, Umweltzerstörung, also die gesamte Palette der Ausbeutung von Menschen, Tieren und Natur sowie ein daraus erwachsendes sensibles Leiden an der Welt sind mitverantwortlich, weltweit unendlich viele individuelle Suchtkarrieren auszuprägen.

Dass uns das alle angeht, sobald wir über den Tellerrand hinausschauen, führt uns die Verzweiflung von Menschen vor Augen, die jede Hoffnung auf Teilhabe an einem erfüllten Leben verloren haben: In Griechenland und anderen europäischen Ländern etwa ist im Gefolge der europa- wie weltpolitisch diktierten Politik im Sinne der »Märkte« aus dem Nichts heraus eine gänzlich neue Drogenszene entstanden. Menschen, die um ihre Existenz gebracht wurden, suchen Zuflucht in harten Drogen. Andere nehmen sich aus Ohnmacht und Scham gleich ganz das Leben. Das geschieht fast unmittelbar vor unserer Haustür.

Vieles von dem, was vor allem heranwachsende Drogen gebrauchende junge Menschen über ihre Befindlichkeiten berichten, gründet weniger in innerpsychischen Konflikten oder Beziehungsschwierigkeiten, geschweige denn in ureigensten psychischen »Störungen« oder Defekten im Selbst, sondern geht zurück auf ein Leiden am System, das Gewalt, Depression, Perspektiv- und Orientierungslosigkeit produziert. Die wachsende Zahl von Verlierern, die vom vorherrschenden Denken in Politik, Wirtschaft und Gesellschaft im Stich gelassen werden, birgt sozialen Sprengstoff, an dem kein Verdrängungsweg vorbeiführt. Die Moderne wirkt real überaus selektiv. Ihre besonderen Kennzeichen sind Deprivation und Ausschluss von Menschen, die für »überflüssig« erklärt werden. Deren Leben ist bereits »verworfen«, bevor es überhaupt richtig beginnen konnte. Fakt ist: Für zunehmend mehr Menschen jeden Alters werden die existenziellen Sicherungsbedürfnisse wie Wohnung, Arbeit und das Nötigste zum Leben immer unsicherer. Das Wegbrechen dieses Fundaments in der menschlichen Bedürfnispyramide bleibt nicht ohne Auswirkungen auf das tragende Selbstgefühl von Urheberschaft und Wirksamkeit. Berücksichtigen wir solche Gegebenheiten, ist es weniger die Krankheit des Einzelnen als die Krankheit unserer angeblich so zivilisierten Welt, die von Geburt an begabte und glücksfähige Menschen in Drogengebrauch und süchtige Abhängigkeit zwingt.

Das klingt naturgemäß »grobstofflicher« als das mitfühlend »Feinstoffliche« im Gewebe des Zwischenmenschlichen und Mitgeschöpflichen, da es eine Portion »mitfühlenden Zorns« enthält, von keinem Zweiten so trefflich beschrieben wie von Noah Levine. Der Amerikaner Noah Levine hat seine unbändige Wut auf die Ungerechtigkeiten in Politik und Wirtschaft lange Jahre in einem Sumpf aus Drogen, Alkohol, selbstverletzendem Verhalten, Kriminalität und Gewalt ausagiert. Das Leben des rebellischen Punkers kannte in dieser Zeit nur eine Richtung: abwärts nach ganz weit unten und hinein in eine massive Abhängigkeit von Drogen und Alkohol. Bilanz ziehend, schreibt Levine in seinen Buch »Dharma Punx. Weg ins Leben«, mit dem er zum Sprachrohr einer gesamten wütenden Generation wurde:

> »Also geriet ich wie viele andere auf die Straße, angetrieben von der Musik der Revolution, von Zorn, Angst, Furcht, Verzweiflung, Hass und der totalen Unzufriedenheit mit den Verhältnissen ... Der einzige gangbare Ausweg aus dem Gefühl der Hoffnungslosigkeit und der Verzweiflung schienen Drogen und Alkohol. Viele von uns griffen schon als Teenager zu Betäubungsmitteln. Wir aßen LSD wie Schokolade und soffen billigen Wodka um die Wette, rauchten ganze Wagenladungen Gras, schütteten literweise billiges Bier in uns hinein, und alles nur in dem vergeblichen Versuch, uns zu betäuben und betäubt zu bleiben.«

Auf dem absoluten Tiefpunkt fand er Hilfe zur Selbstheilung. Meditation und Spiritualität wiesen ihm den Weg zur Überwindung seines Leidens. Er ging zurück hinter seine brennende Aggression und Zerstörungswut: zum wahren Wesen seines Menschseins. Die Sucht, seinen »verräterischen Feind«, Raub und Diebstahl lässt er hinter sich, um sich einem Leben von »Geben und Vergeben« zuzuwenden:

> »Nachdem wir eingesehen hatten, wie nutzlos Drogen und Gewalt sind, fanden ich und andere von uns positive Wege, gegen die Lügen der Gesellschaft aufzubegehren. Immer noch treibt uns der Zorn über die Ungerechtigkeit und das Leiden an, aber heute nutzen wir diese Energie, um unsere eigene natürliche Weisheit und unser Mitgefühl zu erwecken, anstatt uns selbst zu zerstören ... wir haben die höchste spirituelle Wahrheit entdeckt, den Dharma.«

Spricht Levine vom »Dharma« meint er nicht nur den spirituellen Pfad Buddhas als über Jahrhunderte hinweg erprobten Weg zur Freiheit vom Leiden, sondern er meint »damit die Wahrheit schlechthin«. »Gegen den Strom« führte ihn sein Weg fortan stromaufwärts:

> »Die Wahrheit ist, dass es sehr viel rebellischer ist, gegen den eigenen inneren Strom der Verblendung anzuschwimmen, als eine kulturelle Revolution loszutreten. Es ist so leicht, zu hassen und auf alles, was an der Welt nicht in Ordnung ist, mit dem Finger zu zeigen; viel schwerer und auch viel wichtiger ist es dagegen, daran zu arbeiten, sich von den Fesseln der Angst und der Anhaftungen zu befreien.«

Noah Levine und die »Dharma Punx«, die eine ganz eigene Bewegung in der Selbsthilfe Betäubungsmittelabhängiger geworden sind, vollziehen die Revolution im eigenen Inneren: »Die Revolution im Inneren wird nicht im Fernsehen gezeigt und nicht im Internet verkauft.« Sie bedeutet nicht Verdrängung und Raushalten, sondern einen anderen Ort der Revolution: »Wir müssen sie selbst anführen, in unserem Geist und unserem Herzen.« Von den Fesseln der Angst als Gegenteil von Liebe befreit ausschließlich die Kraft des Mitgefühls: »Mitgefühl ist unsere einzige Hoffnung«, weist Levine den Weg nach vorn. Das heißt nicht, keine Ungerechtigkeit mehr zu empfinden, aber »mitfühlender Zorn« mündet niemals in die Gewalt. Er hält die Kraft aufrecht, die positiv verändernd wirken kann: unsere »wahre Natur, wie tief sie auch vergraben, wie verborgen sie auch sein mag« und die »am allermeisten der Liebe entspricht und nichts anderem«.

Es war mir von jeher ein inneres Bedürfnis, die Sucht durch eine solcherart eingebundene Sicht der Dinge aus dem ausschließlich privaten und familialen Verschuldungsraum herauszunehmen und sie in das öffentliche Leben zu stellen. Suchttherapien, die solche Hintergründe von Suchtkarrieren nicht mitbedenken und nicht Position im Alltäglichen beziehen, drohen selbst zum Bestandteil der Krankheit im System zu werden, sofern sie ihren Erfolg daran messen, in welchem Maß sie den offiziellen Arbeitsaufträgen institutionalisierter Kostenträger entsprechen. Letztere haben vordringlich das gesellschaftliche Funktionieren der Menschen sowie ihre Reintegration in den Arbeitsprozess zum Ziel. Das ist ein wichtiges Anliegen, aber es reicht nicht aus. Auf den Punkt gebracht, sind wirksame Suchtprävention und -therapie heute darüber hinaus die Fähigkeit, Menschen ein ausreichendes Maß an Achtsamkeit und Selbstfürsorge zu vermitteln, welches sie befähigt, mit den Mängeln im System so umzugehen, dass sie ihr persönliches Leben trotz allem bejahen und ihren selbstzerstörerischen Tendenzen entsagen. Das setzt bei Therapeuten auch »private« Antworten auf die von süchtig Getriebenen häufig vehement vorgetragene »Sinnfrage« »Wozu soll ich eigentlich leben?« voraus, wenn sie ihrem Leben keinen klaren Sinn und Wert mehr beizumessen vermögen.

15 — *Zahlen machen das Leben erst schön. Das neue Elend der Suchtprävention*

Wir sind nicht nur vor der eigenen Haustür, sondern ganz direkt im eigenen Haus betroffen. Nicht bloß im Großen, sondern auch im Kleinen hat die Politik spürbare Auswirkungen auf die Ausgestaltung unserer Lebensgrundlagen. Die derzeitige Umgestaltung der Landschaft in der Präventions- und Drogenpolitik führt zu einem neuen Elend in der Suchtprävention, das auch Sie als Leser und Leserin betrifft.

Das alte Elend der Suchtprävention besteht seit jeher darin, dass sie mit gänzlich untauglichen personellen wie finanziellen Mitteln gegenhalten soll gegen finanzkräftige Sparten der Suchtmittelindustrie im Besonderen sowie im Allgemeinen gegen eine Gesellschaft, die auf den Metaebenen von Politik und Wirtschaft gemäß der Grammatik der Sucht funktioniert.

Das neue Elend der Suchtprävention sind ein finanzielles mit neuem Gesicht sowie ein inhaltliches. Finanziell wird die Suchtprävention derzeit ausgeblutet. Das rechtfertigende Argument ist die Schuldenbremse. Sie ist der Totengräber nahezu jeglichen sozialen Gedankens. Obendrein spült sie Menschen in verantwortliche Positionen und Schaltstellen, die kurzfristig aus einer Sanierermentalität heraus handeln, die langfristigen sozialen Folgen ihrer Weichenstellungen jedoch außer Acht lassen. Dafür fehlt ihnen der Weitblick.

Inhaltlich erfährt die Suchtprävention gleichfalls eine beispiellose »Umverteilung«. Gewachsene Präventionsstrukturen mit Best-Practice-Projekten, die in erfolgreicher Arbeit von fachkundigen Präventionskräften in den Strukturen vor Ort aufgebaut wurden, sind in wachsendem Maße in ihrem Bestand bedroht. Das ist einer Ursache anzulasten: Beinahe wöchentlich wird ein neues standardisiertes Präventionsprogramm durchs Land getrieben, das bundesweit flächendeckend umgesetzt werden soll. Dahinter stehen die unterschiedlichsten Akteure, allesamt mit Eigeninteressen der einen oder anderen Art: Stiftungen, Universitäten, Kliniken, therapeutische Einrichtungen, Verbände usw. Allesamt propagieren sie jeweils eigene, als erprobt, evaluiert und wirksam verkaufte Präventionsprogramme zur bundesweiten Umsetzung. Bisweilen scheinen sich dahinter weniger ideelle als vielmehr finanzielle Interessen zu verbergen. Alle Akteure auf dem Feld vermarkten ihre Programme über deren Lizenzierung. Inhaltlich nicht selten hinterfragbar, mutet es bizarr an, wie sie mittlerweile immer häufiger zu präventions- sowie drogenpolitischen Vorgaben werden. Manche Programme werden quasi von oben verordnet, gänzlich ungeachtet der fachlich begründeten Einwände ausgewiesener Präventionsfachstellen. Einflussreich oder gut vernetzt, gelingt es den Initiatoren der Programme, den Trend zur Standardisierung zu nutzen und die politischen Entscheidungsträger auf ihre Seite zu ziehen. Da Präventionszeit aber nicht teilbar ist, können entweder vermehrt Standardmaßnahmen umgesetzt oder bewährte Best-Practice-Projekte weiterentwickelt werden. Müssen Letztere auf Druck geopfert werden, ist das absolut kontraproduktiv. Viele in Kenntnis der Verhältnisse vor Ort praktizierte Präventionsmodelle erweisen sich bei genauem Hinsehen nicht nur als kostengünstiger als standardisierte Programme. Sie sind obendrein fachlich qualitativ überlegen, langfristig wirksamer und erreichen eine höhere Zahl von Personen aus den jeweiligen präventiven Zielgruppen. Was ihnen fehlt, sind die Lobby, der Bekanntheitsgrad und die Vermarktung der Standardprogramme. Die Erklärung liegt nahe: Präventionsarbeit vor Ort wird oft im Kleinen von überschaubaren Präventionsstellen gemacht, hinter denen kein großer Apparat steht, um sie entsprechend zu »verkaufen«.

Ich spreche mich nicht generell gegen flächendeckende Präventionsprogramme aus. Es existieren durchaus Programme, die Sinn ergeben. Wogegen ich mich positioniere, ist die Opferung lange bewährter, gewachsener Präventionsstrukturen vor Ort, weil die präventionspolitischen Entscheidungsträger nicht mehr abwägen möchten, was fachlich vorzuziehen ist. Es geht nämlich längst nicht mehr um Fachlichkeit und Qualität, sondern schlichtweg um Finanzierbarkeit. Während eines Vieraugengesprächs gab das ein ministerieller Entscheidungsträger ganz oben in der Hierarchie mir gegenüber unumwunden zu: »Wir können allein nicht mehr finanzieren. Wir brauchen Co-Finanzierer, und deshalb befürworten wir die Einführung dieses Programms, weil wir damit in eine Co-Finanzierung eintreten«.

Zum neuen Elend der Suchtprävention gehört – wie in allen anderen sozialen Bereichen – obendrein der Druck, jede Einzelmaßnahme sorgfältig zu dokumentieren, am besten noch zu evaluieren. Dokumentation, Evaluation, Qualitätsmanagement und Zertifizierungsdruck sind in meinen Augen längst eigene suchtartige Muster geworden. Sie haben sich verselbstständigt. Die treibenden Kräfte dahinter sind in der Durchsetzung ihrer Ziele ebenso geschickt, wie der Drogenabhängige durchsetzungsfähig ist im Verfolgen seiner Sucht. Das System kreist in sich selbst nach der Devise: »Daten und Zahlen machen das Leben erst schön.« Manche Mitspieler verdienen sich dabei eine goldene Nase. Es ist wie eine inzestuöse Gelddruckmaschine. Da wirkliche soziale Qualität in unserem nach geldwerten Maßstäben funktionierendem System keine Priorität genießt, wird des Öfteren Pseudoqualität verkauft.

Ein letztes neues Elend der Suchtprävention erweist sich in der Tatsache, dass genau betrachtet äußerst wenige Akteure die Sucht- und Drogenprävention überhaupt auf ihrem inneren Schirm haben. Selbst die für Prävention zuständigen Abteilungen in den jeweiligen Landesministerien oder namhafte für die öffentliche Hand Gutachten erstellende Therapieinstitute kennen sich mit den »Essentials« der Prävention selten aus. Sie denken in den Kategorien von »Beratung«, aber nicht in den Konzepten der Prävention. Letztere kommt in der Matrix ihres Denkens nicht vor, bestenfalls als Randnotiz.

Leider gehört es zum »guten Ton« im Selbstverständnis zahlreicher politischer Akteure, dass die Fachkräfte der sozialen Träger und

Suchtberatungseinrichtungen vor Ort kaum um ihre fachliche Meinung gebeten werden, wenn drogenpolitische Umbauten anstehen. Entscheidungen von oben folgen vielmehr den Gepflogenheiten von Herrschaftsdenken. Macht kommuniziert nicht. Macht macht. Einer, der an entscheidender Stelle die Fäden zieht, hat mir gegenüber während einer privaten Begegnung einmal seine Rolle im Getriebe offenbart: »Meine Aufgabe verstehe ich so, gewachsene Strukturen zu zerschlagen, neue Strukturen zu schaffen, um diese nach angemessener Zeit wieder zu zerschlagen.«

Schließen wir den Bogen, was das alles mit Ihnen als Leser oder Leserin zu tun hat: Weder Sie als Mutter oder Vater noch Ihre Kinder erfahren die für alle bestmögliche Form von Drogen- und Suchtprävention, sondern bloß eine Prävention unter dem Primat der Schuldenbremse. Umgekehrt erhalten Ihre Kinder dafür eine hohe Dosis Druck in puncto Betäubungsmittelkonsum und süchtige Verhaltensweisen. Als direkt betroffener suchtabhängiger Mensch erhalten Sie selten die für Sie wirksamste Form von Beratung und Therapie, sondern viel wahrscheinlicher standardisierte Therapiekost, die Ihnen als der Mensch, der Sie sind, nur bruchstückhaft gerecht wird. Immer mehr ambulante und stationäre Einrichtungen des Suchthilfesystems müssen notgedrungen ihre von einem ethisch-humanistischen Welt- und Menschenbild getragenen Behandlungskonzepte der vorgegebenen Ökonomisierung des Systems anpassen. Da das System der Suchthilfe also zunehmend selbst problematisch wird, wird parallel dazu der Weg zur Selbstheilung immer bedeutsamer.

Teil 4

16 — *Weil jeder Mensch einzigartig ist: Was Heilung verspricht …*

Die meisten Menschen beenden einen vorübergehenden Gebrauch psychoaktiver Drogen während einer bestimmten Phase ihres Lebens in Eigenregie, ohne jemals einen Fuß in eine Drogenberatungsstelle gesetzt zu haben, geschweige denn eine ambulante oder stationäre Entwöhnungsbehandlung durchlaufen zu haben. Immer mehr Drogen missbrauchende oder süchtig abhängige Jugendliche und Erwachsene schaffen den Ausstieg aus ihrer Sucht allerdings nicht ohne Unterstützung. Entscheiden sie sich, Hilfsangebote anzunehmen, oder willigen sie sogar in eine Entwöhnungsbehandlung oder Psychotherapie ein, bedeutet das noch nicht automatisch, dass sie die von ihnen erhoffte und benötigte Hilfe auch tatsächlich finden. In vielen Einrichtungen des Suchthilfesystems wird gute Arbeit geleistet. Aber längst nicht in allen und in allen Fällen. Zu häufig berichten Drogenabhängige, dass sie etliche Entzüge und Therapien absolviert haben, ohne dass ihnen irgendetwas davon entscheidend geholfen habe. Ein heroinabhängiger, mit Methadon substituierter Mann bedauert mir gegenüber:

> »Ich habe mich in meiner Therapie nie wirklich gesehen und verstanden gefühlt. Die haben mir ihr Standardprogramm übergestülpt, ohne auf mich als Mensch einzugehen. Ich sollte alles genau so machen, wie die das für gut hielten. Wenn ich eigene Bedürfnisse, Wünsche und Ziele anmelden wollte, bekam ich bloß zu hören: ›Später.‹ Immer hieß es: ›Später. Das ist noch nicht dran.‹ Wieso wissen die, was für mich wann dran ist?«

Ein Untersuchungshäftling schrieb mir nach der Lektüre meines Haschischbuchs kürzlich handschriftlich:

»Ich habe schon einige Erfahrung in Sachen Drogentherapie, und mein Resümee daraus ist bisher – totale Geldmacherei oder totales Unverständnis gegenüber den Hilfesuchenden. Zurzeit bin ich hier in der JVA bei der Drogen- und Suchtberatung. Nach einer Sitzung sagte man mir, es würde keine Notwendigkeit für weitere Gespräche in meinem Fall bestehen. Ich würde keinen Eindruck eines Suchtkranken machen. Ich sei intelligent + hätte einen hochgradig reflektierenden Geist usw. Schön zu hören! Aber ich glaube die nehmen einen nicht ernst. Ich selbst denke, nein, ich weiß, dass ich ein oder mehrere Probleme habe und das schon seit langer Zeit und mit Drogen diese kompensiere.«

Mütter und Väter berichten mir laufend über ähnliche Erfahrungen mit Drogenberatungsstellen sowie Jugendämtern. Sie fühlen sich nicht gesehen, nicht verstanden, abgespeist mit ein paar Ratschlägen oder sogar in ihrer elterlichen Rolle angegriffen, entwürdigt, beschuldigt.

Selbst diejenigen, die vor ihrem beruflichen Hintergrund den suchtkranken Menschen helfen sollen und wollen, erfahren im Getriebe des Suchthilfesystems nicht selten mehr eigene Entmutigung als Ermutigung. Ein Kollege, der seit 23 Jahren in einer anerkannten Suchtklinik arbeitet, schreibt mir nach einer Radiosendung zu »Fragen an den Autor« eine lange Mail, weil er sich zum »gedanklichen und seelischen Mitfühlen« eingeladen fühlte:

»Im Laufe der Jahre haben mich zunehmend die Gefühle *Enttäuschung* und *Kränkung* beschäftigt, allein schon angesichts ihrer permanenten Relevanz im Alltag – neben dem Gefühl Angst, das sich ja praktisch an jede menschliche Regung heften kann. Für eilige und einzelkämpferische Zeitgenossen ist Frustration rasch erledigt mit dem Hinweis, dass das Leben eben kein Ponyhof sei. … Der Punkt ist aber, warum der Patient (oder auch immer mal wieder ein Profi wie Sie und ich) so allein damit bleibt? Es fehlen Anteilnahme, Einfüh-

> lung, Trost, Beruhigung, Ermutigung, die Hand, die Umarmung, die fürsorgliche Ablenkung. … Ein Blick ins kollegiale Klima gestandener Therapeutenteams im Hamsterrad stimmt wenig optimistisch!«

Ich stehe vielfach im Austausch mit Kolleginnen und Kollegen aus der Suchthilfe und der Psychotherapie, die einmütig darüber klagen, dass sie am Ende ihrer Kräfte und darüber hinaus sind. So viele fühlen sich als getriebene hilflose Helfer mit wachsendem Risiko, selbst ein Burn-out oder eine ausgewachsene Depression zu erleiden. Das System krankt längst an sich selbst. Gemäß Nietzsches von mir bereits zitierten Worten: »Wenn du lange in den Abgrund blickst, blickt der Abgrund auch in dich hinein«, ist es nicht nur angesteckt, sondern veritabel infiziert von der Dynamik des Symptoms »Sucht«. Das Gesündeste im System sind noch die ethisch denkenden und handelnden Menschen, die vor Ort die praktische Arbeit leisten. Für alle wird es in den gesundheitsgefährdenden Strukturen im System aber immer mühsamer, die eigene körperliche wie seelische Gesundheit zu bewahren. Das hat in meiner Arbeit sogar zu einem präventiven Tätigkeitsfeld mit veränderten Inhalten geführt. Ich werde immer häufiger für Seminare und Workshops angefragt, die jenseits aller Theorie die Praxis der täglich gelebten Achtsamkeit und Selbstfürsorge sowie das heilsame Sich-Üben in Mitgefühl bei Tätigen in allen Arten von helfenden Berufen zum Ziel haben. Es gilt zu verhindern, dass ein in sich krankes psychosoziales Hilfesystem länger die Kräfte derer verzehrt, die in ihm arbeiten und zu wirken suchen. Das Fazit eines Klinikoberarztes zum Ist-Zustand lautet verheerend, stellt er doch die Grundsatzfrage, welche Genesung oder Heilung im System überhaupt noch zu finden ist:

> »Wie sollen wir eigentlich noch suchtkranken Menschen weiterhelfen, wenn wir uns selber schon nicht mehr zu helfen wissen? Schaue ich mich bei meinen Kolleginnen und Kollegen um, kann ich nur noch erschrecken, wie schlecht viele mit sich selbst umgehen. Von Selbstfürsorge und einem guten Umgang miteinander sind die mei-

lenweit entfernt. Ich persönlich gehe zwar zunehmend achtsam mit mir um, aber manchmal droht mir auch die Luft wegzubleiben. Und Verständnis von der Klinikleitung hat niemand wirklich zu erwarten. Da herrscht der pure Druck.«

Als von Suchtmitteln oder Suchtverhalten abhängiger Mensch oder als Angehöriger sind Sie von Fehlentwicklungen im Hilfesystem hautnah betroffen. Wenn Sie Hilfe suchen, erwarten Sie berechtigterweise auch Hilfe. Die Erwartung ist nicht, auf ausgebrannte Helfer zu treffen, die selbst der Hilfe bedürfen. Ebenso erwarten Sie eine Form der Hilfe, die Ihnen mit Ihren Anliegen gerecht wird, und nicht ein Paket voller Floskeln und Standardantworten.

Weil der Mensch ein Mensch ist und weil jeder Mensch einzigartig ist, wünscht er sich auch, in seinem Wesen gesehen und verstanden oder zumindest respektiert und gewürdigt zu werden. Standardisierte Hilfs- und Therapieprogramme können zwar durchaus hilfreich sein, stoßen aber schnell an ihre Grenzen, weil sie nicht in die Tiefe reichen. Folglich bewirken sie auch keine tief reichende Heilung.

Hilfe zur Selbstheilung

Wohlverstandene Heilung auf der Seelenebene oder im inneren Kern eines Menschen findet eher jenseits von Vereinheitlichung und therapeutischem Mainstream statt. Wirkliche Wandlungsprozesse spüren der Einzigartigkeit von Menschen nach, respektieren den Rhythmus und das persönliche Tempo der Wandlungsbereiten, arbeiten mit deren inneren Bildern und Landschaften. Haben wir nur für alle gleiche »Durchschnittsware« anzubieten, werden die Hoffnungen und Erwartungen der Hilfesuchenden schnell enttäuscht. Sie ziehen weiter und suchen woanders die erhofften Hilfen zur Selbstheilung. Resignation ist jedenfalls fehl am Platze. Denn wenn nichts mehr hilft, hilft uns allen, gleich in welcher Rolle wir uns an unserem

Platz befinden, Selbsthilfe! Gelingende Selbsthilfe bringt im Gefolge glückende Selbstheilung mit sich.

Briefe der Distanzierung, Briefe von Liebe und Abschied

Scheiden tut weh. Sich von einem lieb gewonnenen Rauschmittel oder Suchtverhalten zu trennen ist kein leichtes Unterfangen. Viele Konsumenten psychoaktiver Drogen erleben den Abschied vom Mittel ihrer Wahl nicht weniger schmerzhaft als die Trennung von einem nahestehenden Menschen. Suchtmittel sind eigenwillige Wesen, die sie lieben und hassen wie Menschen aus Fleisch und Blut. Trennungsgründe gibt es viele. In jedem Falle aber verdient eine vollzogene Trennung von einem stark bindenden Suchtmittel Achtung, Respekt und ausdrückliche Würdigung. Das ist kein Spaziergang im Vorbeigehen. So, wie wir als Menschen mit tiefen Gefühlen Trennungen und Verluste von Angehörigen, Freunden und Lieben betrauernd verarbeiten müssen, müssen die Konsumenten von Rauschmitteln den Abschied von ihren (Hass-)Lieben verkraften. Trauerarbeit gelingt über das Vollziehen von Ritualen, die den Abschied erleichtern. Und so ist eines der ersten und hilfreichsten Mittel zur Selbsthilfe, das jeder Betroffene in Eigenregie anzuwenden vermag, das Schreiben von Distanzierung- und Abschiedsbriefen an sein bevorzugtes Suchtmittel oder Suchtverhalten. Selbstverständlich schleichen sich da auch Liebestöne ein, und manche Briefe entlarven das ganze Dilemma einer lebenslangen Hassliebe, die ein Ende finden muss.

Stellvertretend für viele junge Frauen und Männer gebe ich den Abschiedsbrief eines 20-jährigen Studenten wieder, der sich nach sechs langen Jahren intensiver Beziehung zu Marihuana (Mary Jane) von seiner Liebe trennte:

»Hey, Mary Jane,
seit vier Wochen haben wir jetzt keinen Kontakt mehr, und ich muss immer noch oft an Dich denken und vermisse Dich manchmal sehr. Irgendwie habe ich mir unseren Abschied anders vorgestellt, er kam sehr plötzlich und unangekündigt. Eigentlich gab es ja gar keinen richtigen Abschied. Wir haben uns einfach nicht mehr gesehen. Vielleicht bleibt ja deshalb das, was ich mir erhofft habe, aus, weil die Bedingung dafür eine endgültige Trennung in meinem Inneren ist, die ich nicht vollzogen habe. Schließlich mache ich mir immer noch Gedanken über ein Wiedersehen und über eine Gestaltung unserer zukünftigen Beziehung. Ich komme irgendwie einfach nicht über Dich hinweg, will nicht einsehen, dass es so besser ist.
Obwohl ich mich schon so oft von Dir trennen wollte! Aber wenn Du dann weg warst, wollte ich nichts lieber, als wieder mit Dir zusammen sein. Und war es letzten Endes auch. Wir wären wohl auch jetzt wieder zusammen, wenn die Umstände nicht die wären, die sie sind. Wenn ich weiter mit Dir zusammenbleibe, kracht mein Leben aus den Fugen.
Ich stelle mir gerade vor, Du wärst hier, und frage mich, was ich tun würde. Dich abweisen? Mich von Dir in die Arme schließen lassen? Und dann? Würde ich die Welt um mich, meine Sorgen, meine Sehnsucht, meine Schmerzen vergessen? Oder würde ich mich schwach und elend fühlen, meinen persönlichen Kummer um den der Welt erweitern, Dich am liebsten wegstoßen?
Ersteres habe ich nie bewusst von Dir erwartet und war deshalb auch nie enttäuscht … Na ja, unbewusst habe ich schon Dinge von Dir gewollt, die Du mir oft genug nicht geben konntest. Dann habe ich mich meistens noch fester von Dir umarmen lassen, bis Du mich manchmal fast erdrückt hast. Manchmal bin ich mit Dir durch Märchenlandschaften gegangen und manchmal mit trockenen Tränen in den Augen durch Angst und Einsamkeit.
Früher war das irgendwie alles herzlicher. Wir waren zwar auch ständig zusammen, aber es waren noch andere da, wir haben mit ihnen zusammen gelacht und waren glücklich. Es gibt viele schöne Ge-

schichten in meiner Erinnerung. Als Du mir Musik gezeigt hast, die kein anderer hören kann, und Filme, die mit Sehen nichts mehr zu tun haben – aber mit Optik. Dafür sind andere Erinnerungen allerdings einfach zu heftig, wo Du mich so draufgeschickt hast, dass ich an Dir verzweifelt bin.

Irgendwie will ich trotzdem all diese Erfahrungen nicht missen, muss ich ganz ehrlich sagen. Aber ich habe den zunehmenden Eindruck, als hätte ich beim Herumhängen mit Dir einfach zu viel Zeit investiert, die ich woanders gebraucht hätte.

Denn wenn Du auch noch so schön bist, mit Dir werde ich nicht glücklich werden und auch keine Kinder kriegen, das steht außer Frage. Und meine Familie hätte mich so manches Mal auch mehr interessieren können als Du. Wenn ich es richtig sehe, hast Du mir in meinem Leben auch viel vorenthalten, was ich gar nicht mehr richtig mitbekommen habe, und manche Chance versaut. Ohne Dich hätte ich strotzen können vor Fähigkeiten.

Wie viel besser mein Leben ohne Dich verlaufen wäre, vermag ich selber natürlich schwer zu sagen, aber es wäre zumindest anders verlaufen, wenn ich Dich nicht getroffen und solchen Gefallen an Dir gefunden hätte. Ich bin sehr froh, Dir diesen Brief geschrieben zu haben, weil mir selbst jetzt auch einiges klarer ist. Und wahrscheinlich wird es nicht das letzte Mal sein, dass ich Dir schreibe. Dafür gibt es noch zu viel zu sagen, ich bin noch nicht fertig mit Dir. Aber eines ist mir klar: Ich werde mich von Dir trennen. Ein Zurück darf es nicht mehr geben.«

Ein Aufruf zur Distanzierung stammt von einem spielsüchtigen Abiturienten. Er war gar nicht so recht gewillt, sein Spielen zu reduzieren oder gar aufzugeben. Da er aber durch und durch ein Spieler war, ließ er sich auf das Spiel ein, seinem Gehirn eine Stimme zu verleihen. Er schrieb einen Klagebrief aus dessen gequälter Perspektive heraus. So ganz neu war ihm das nicht, da er einen älteren Bruder hatte, der bereits wegen Spielsucht in einer Klinik behandelt wurde und ihm seinen »Modellbrief« lieferte, zu dem er dort angehalten worden war.

»Lieber PC-Crack,
Hier bin ich. Erlaube mir, dass ich mich Dir vorstelle: Ich bin Dein Gehirn. Ich möchte mich heute auf dem Briefweg mit Dir in Verbindung setzen, weil mir sonst die Luft wegbleibt. Wenn ich auf dem normalen, direkten Weg mit Dir sprechen möchte, hörst Du mir nicht zu. Jedenfalls nicht für die Dinge, die ich Dir unbedingt zu sagen habe. Da führt kein Weg dran vorbei, wenn wir noch länger eine gute gemeinsame Zeit zusammen verbringen wollen und Du möchtest, dass ich für Dich funktioniere – was ich sehr gerne möchte, denn das ist meine Aufgabe. Ich kenne nichts anderes. Doch es geht um mein Überleben, meine nackte Existenz! Und Deine mit!
Um es auf den Punkt zu bringen: Du machst mich fertig mit Deinen PC-, Konsolen- und Smartphone-Spielen. Sie bekommen mir nicht, denn sie sind voll gegen meine Natur. Das ist für mich, wie soll ich es Dir erklären? Stell Dir vor, Du hast Hunger und gehst in ein Restaurant, in dem es total lecker nach Essen duftet. Zarte Bratengerüche, Dein Lieblingsfleisch, Kräuter, ein leiser Hauch von Basilikum – Dir läuft das Wasser im Munde zusammen, darüber hast Du keine Kontrolle. Umwerfend schöne Bedienungen tragen an den Nachbartischen Teller voller Köstlichkeiten auf. Dir gehen die Augen über. Alles macht Dich an, Du wirst ganz ungeduldig. Du bestellst und wartest voller Ungeduld auf die Versprechungen, die da kommen sollen, auf dein Essen. Endlich! Die Bedienung kommt auch, lächelt verheißungsvoll, stellt einen Teller mit einer silbernen Glocke vor Dich hin, lüftet den Deckel und darunter – ist nichts. Gähnende Leere. Dein Teller ist leer! ›Guten Appetit‹, macht Dir die Bedienung die Nase lang, gerade so, als könntest Du von Luft und Nichts leben. Siehst Du, so geht es mir mit Deinen PC-Spielen. Es sieht nach Spaß, Freude, Abenteuer und Herausforderung aus, aber ich werde nicht satt davon, ich verhungere regelrecht. Ich brauche, um mich gut zu

fühlen und zu funktionieren, gute Gehirnnahrung und bekomme nichts als heiße Luft, sozusagen. Sag's mit x, war wohl nix.
Du glaubst, in den Ego-Shooter-Spielen könntest Du kämpfen, Pläne und Strategien entwerfen, ein Held sein, etwas bewirken ... Ich kenne natürlich Dein Motiv, schließlich hat es sich in meinen Nervenbahnen gebildet, aber in den Spielen wird es nicht befriedigt oder nur für sehr kurze Zeit, und dann hat es wieder Hunger und bekommt nichts, wie in dem Restaurant mit deinem leeren Teller.
Warum bietest Du mir nicht mehr von dem, was ich wirklich brauche? Ich brauche Anregungen, Leben um mich herum, lebendige Menschen, keine Toten und Gewalttaten. Ich brauche Ruhepausen, Stille, Entspannung und dann wieder knifflige Aufgaben, die mich positiv herausfordern, mir Leistung auf allen mir möglichen Ebenen abverlangen. Deine Spiele langweilen mich im wahrsten Sinne des Wortes zu Tode. Sie überreizen mich mit dem immer Gleichen, ich bekomme Gehirnweh. Ich brauche Deine Kreativität, die Zaubergärten der Fantasie, um es mal poetisch auszudrücken.
Ich möchte Dich noch etwas wissen lassen, was mir sehr wichtig ist: Es geht um meine engen Beziehungen zu Deinem Körper. Er und ich, wir sind aufeinander angewiesen. Der eine kann nicht ohne den anderen. Was ich denke, registriert Dein Körper sofort und ohne besonderen Befehl. Er tut das einfach, weil er wissen muss, was vor sich geht und wie er am besten für Dich reagieren soll. Ich und Dein Körper verstehen uns blind, wir sind eine Einheit. Und um auf den Punkt zu kommen: Deine PC-Spiele sind nicht sinnlich, sie sind körperlos, d. h., sie ignorieren dieses wichtige Anhängsel von mir, meinen besten Freund. Der spielt keine Rolle, wird nicht einbezogen. – Schlecht, ganz schlecht, eine Katastrophe für mich: ein Haufen Adrenalin und Aufregung, und der Körper darf nichts anderes tun, als eine Konsole zu bearbeiten oder in eine Tastatur zu hämmern. Ansonsten hängt er nur ab und im Sessel rum. Das turnt mich echt ab.
Und noch was: Die PC-Spiele lassen keinen wirklichen, ich meine wirklich lebendigen Kontakt zu anderen Menschen zu! Über den Bildschirm, das reicht mir nicht. Das ist mit das Ärmlichste an der

Spielerei. Das lässt mich echt völlig verhungern. Ich brauche Kontakt. Ich brauche Zuwendung, Beziehung, Berührungen. Und manchmal brauche ich Stressregulierung und Trost. Das bringt Dein PC nicht.

Das war's erst mal, was ich Dir zu sagen hatte. Ich würde mich freuen, wenn etwas davon bei Dir ankäme, denn ich brauche dringend Deine Hilfe, damit ich Dir weiter dienen kann. Ansonsten werde ich früher oder später meinen Dienst quittieren müssen, und dann bist Du mit geliefert.

Dein Gehirn«

Die Ermunterung folgt auf dem Fuße: Schreiben Sie als Leser oder Leserin doch einmal einen »Liebesbrief« an Ihr liebstes Genussmittel. Sie werden sich wundern, was Ihnen da so alles einfallen mag. Und geben Sie Ihrem Gehirn als Ihrem großen Organisator doch auch mal eine Stimme, um sich bemerkbar zu machen. Warten Sie nicht auf Kopfweh! Falls Sie es aber schon verspüren, fragen Sie sich doch, was Ihr Kopf Ihnen damit sagen möchte, statt eine Schmerztablette einzunehmen.

Schreiben als Eigentherapie und Überlebensschaffen, oder: Weshalb es ratsam ist, sich von Drogen- und Suchtbiografien etwas sagen zu lassen

Eine ratsame Möglichkeit der Selbsthilfe ist, sich von Menschen, die etwas mitzuteilen haben, etwas sagen zu lassen. Gemeint sind in diesem Fall suchterfahrene Menschen, die aus ihrer Binnenperspektive berichten, wie sie sich aus der Sucht herausgearbeitet und herausgeschrieben haben. Für Angehörige, die in Angst und Sorge um Menschen gefangen sind, die ihrem Herzen nahestehen, kann es ungemein hilfreich sein, zu lesen, was Dritte über ihre Sucht und den geglückten Ausstieg zu Papier gebracht haben. Es fördert den Einblick in das Erleben süchtig agierender junger und erwachsener

Abhängiger und führt darüber im besten Fall zu einer veränderten inneren Haltung gegenüber eigenen Familienmitgliedern. Selbst Drogen missbrauchende oder Suchtverhalten ausübende Menschen nehmen von suchterfahrenen Dritten leichter etwas an, das ihnen selbst weiterzuhelfen vermag, als von Eltern oder Drogenberatern, denen sie automatisch unterstellen, ihnen bloß ihr bevorzugtes Rauschmittel wegnehmen zu wollen.

Ich erhalte des Öfteren Zuschriften von Suchtabhängigen, die mir nach der Lektüre eines meiner Bücher berichten, sie hätten ebenfalls ein Buch über ihre Geschichte geschrieben oder sie dächten daran, es zu tun. Manche lassen mich ihre Texte lesen, weil sie eine Rückmeldung von mir wünschen. Einige schreiben nur für sich, andere suchen den Weg in die Öffentlichkeit, aber die wenigsten sehen ihre Texte tatsächlich als Buch veröffentlicht. Allen gemeinsam ist, dass sie das Schreiben als Eigentherapie betrieben haben. Sie haben sich ihr Überleben buchstäblich »erschrieben«.

Große Literatur ist in Worte gefasstes großes Erleben, bei dem freilich die große Macht der Sprache am Werk ist. Und so haben von jeher große Geister, Dichter und Denker, welche sich wie andere Menschen auch in eine Sucht verstrickt hatten, ihr Leiden daran in literarisches Schaffen gegossen. Sie und weniger bekannte Autoren und Autorinnen zu lesen, ist Hilfe zur Selbsthilfe.

Literatur von Weltrang ist »Der Spieler« von Dostojewski, der dadurch vermutlich zum berühmtesten Glücksspieler der Geschichte wurde. Legendär ist der Whiskykonsum Ernest Hemingways, nach dem sogar eine der bekanntesten Bars der Welt benannt ist. So kann die Rolle, welche der Alkohol in seinem Leben spielte, noch über den Tod hinaus weiterbestehen. Auch Charles Bukowski war der Droge Nummer eins Alkohol verfallen, was seinen Werken immer wieder einen thematischen wie stilistischen Stempel aufprägte. Hemingway, Bukowski, Joseph Roth und viele andere hat ihr literarisches Schaffen nicht gerettet, sie haben ihr Leben an den Alkohol verloren. Ihr Lebenswerk gilt nichtsdestoweniger als literarische Geschichte.

Andere Selbstheilungsversuche durch erschriebenes Überleben sind hingegen geglückt. Drei völlig unterschiedliche zeitgenössische Zeugnisse stammen von Menschen, die nicht bloß den Alkohol kennengelernt haben, sondern obendrein die Drogen moderner Zeiten.

Olivier Adam, der sich vor allem in Frankreich einen Kultstatus erschrieben hat, verarbeitet in seinem Roman »Klippen« seine lange Leidensgeschichte, die mit dem Selbstmord seiner Mutter begonnen hat. Über viele Jahre hinweg waren illegalisierte Drogen, Alkohol und Medikamente seine ständigen Lebensbegleiter. Er gebrauchte sie aber nicht in der Absicht, sich zu zerstören, sondern sie waren ihm »eine Vollzeitbeschäftigung, ein Programm, eine Perspektive«, seinen Schmerz zu ertragen. Bis zu einem Punkt in seinem Leben, an dem durch Schmerzüberwindung und Schmerzheilung Überleben ohne psychoaktive Überlebenshilfe möglich wurde. Davor stand als charakteristischer Einstieg in einen Suchtmittelmissbrauch allerdings die Schmerzvermeidung:

> »Heute denke ich, dass ich damals in einer anderen Welt lebte. Ich wohnte darin ohne besonderen Schmerz, ohne Leid, fast ohne Schreie oder Schluchzer, die zum Erbrechen führen, fast ohne mich auf dem Boden zu wälzen, meinen Kopf gegen die Küchenschränke zu stoßen, mit der Faust auf die Zementmauern einzuhämmern. In der Benommenheit, in die mich die vom Hausarzt unserer Familie verschriebenen Beruhigungsmittel versetzten, wohnte ich in einer Wattewelt, in einem schummrigen Teil meines Gehirns, ganz und gar außerhalb des wahren Lebens, wie in einem anderen Stockwerk, einem anderen Zimmer, in einer fortlaufenden Vergangenheit, in der meine Mutter nicht tot war.«

Eingebettet in den Zeitgeist und gebunden an seinen fortdauernden Schmerz, kommen weitere Stoffe hinzu:

> »Wir verbrachten viele Stunden, Abende, ja ganze Tage im finstren Keller. Wir schleppten das Bier packweise nach unten, wir rauchten

von morgens bis abends, bis unsere Augen glänzten und unser Hirn vernebelt, betäubt und vergesslich war ... So verging die Zeit, wir schlugen sie tot, indem wir sie in Alkohol ertränkten, in Musik und Licht ersäuften, mit Sperma und Küssen zudeckten.«

Jahre später findet er wie Hemingway zu seiner Lieblingsdroge: Whisky, mit der er im Delirium verloren zu gehen droht:

»Tatsächlich befand ich mich am Rand des Wahnsinns ... Was mich anging, weiß ich nicht, wie ich das merkwürdige Brodeln, das mein Gehirn aufquellen ließ, oder die Bilder, die mich verfolgten, beschreiben soll, alles lag lahm, nichts ergab einen Sinn, nichts hatte einen Zweck. Auf Geistesblitze folgten Angstzustände, Erleuchtungen gingen Panikattacken voraus, ich hatte ständig Anwandlungen von Paranoia, litt unter einer Art Verfolgungswahn, und alles entlud sich ... Die Schleusen öffneten sich, es war, als würde alles, was eines Tages zerspringen sollte, dies jetzt tun, als würden die zerstörerischen Kräfte ihr Werk im Eiltempo verrichten. Ich zerfiel innerlich, mein Gehirn löste sich auf, die Dämme stürzten ein ... Ich hatte das starke Gefühl, zu Staub zu zerfallen, zu zerbröckeln wie eine fleckige Mauer ... Danach erinnere ich mich an nichts mehr.«

Die Rettung bringt das Schreiben. Adam schreibt erste Erzählungen und Romane. Seine Selbstheilungsversuche durch Überlebensschaffen finden Unterstützung durch die unverbrüchliche Liebe zweier Menschen, die ihn zum Leben überzeugen:

»Wir machten meinem Leben als Schlafwandler, meinen von Alkohol zersetzten, beklemmenden, kraftlosen Stunden als lebendem Toten ein Ende.«

Nicht durch weitere Selbstzerstörung mittels Alkohol oder durch Selbsttötung, um endlich der Sucht ein Ende zu setzten, sondern durch ein erstes anderes Leben, das er sich eröffnet, indem er die

Welt von Drogen und Alkohol hinter sich lässt und seinen Lebensmittelpunkt neu verortet, überwindet er sein altes Leben:

> »Dieses Leben hat mich nicht geheilt, es war lediglich möglich, während kein anderes es war, schon gar nicht das, das ich soeben aufgegeben hatte. Es war ein Leben der Stille und Leere, der Abwesenheit und geschärften Wahrnehmung der Dinge, der wechselnden Lichtverhältnisse, der reglosen Bewegung des Wassers, der Düfte, der Beschaffenheit der Luft. Es war ein Leben, in dem ich endlich einen Platz fand, fernab von allem, aber ruhig, ein Körper, der von Luft und Gischt erfüllt, ein Gehirn, das völlig vom Rauschen des Meeres und des Windes und der Begegnung mit den Vögeln in Beschlag genommen wurde. Manchmal schrieb ich.«

Adam gießt seine gesamte Geschichte, Schmerz und Leiden, in einen poetisch starken Überlebensroman, mit dem er sich in die erste Reihe der französischen und europäischen Gegenwartsautoren katapultiert. In einer letzten großen Anstrengung integriert er seine Vergangenheit, entbindet sich vom Schmerz und gestattet sich die Zukunft.

In einem Interview bezeichnet Olivier Adam seinen Roman weniger als autobiografisch denn als »autofiktional«, auf eigenen Ängsten, Zweifeln, Erfahrungen basierend.

Noch jünger an Jahren und stilistisch sehr viel stärker der Sprache seiner verkifften Jugendjahre verhaftet, nimmt Amon Barth in »Breit. Mein Leben als Kiffer« Abschied von diesem dunklen, leeren Teil seines bisherigen Lebens. Am Anfang seiner Drogenkarriere stehen die Faszination und die Schwärmerei:

> »Ich kann es kaum fassen. Mein Geist ist erweitert, ich bin von einem Glühen durchdrungen, fühle mich, als würde mein Gehirn von innen gestreichelt. Es dehnt sich in alle Richtungen, meine Gedanken werden immer assoziativer, ich fühle mich unglaublich kreativ, entgrenzt. Alles um mich herum ist groß und weit und weich. Filter

> vor meinen Augen und in meinen Ohren, eine dicke Watteschicht, ein einziger großer, unterschwelliger Klangteppich. Vollkommenes Wohlgefühl.«

Anlässlich eines weiteren intensiven Triperlebens steigert er seine Schwärmerei sogar noch:

> »Der Trip ist einmalig. Ich bin so high, dass ich für einen Moment lang glaube, über Wasser gehen zu können. Jegliches Gefühl für die Realität ist verschwunden und macht einer berauschenden Unverwundbarkeit Platz. Ich erwarte, dass ich im nächsten Augenblick anfangen werde zu fliegen oder kurz davor bin, mich aufzulösen. Es ist einer dieser extrem intensiven Flashs, bei denen man alles vergisst. Euphorie breitet sich in meinem Körper aus, schwappt in Wellen von meinen Füßen bis in meinen Kopf und wieder zurück, sitzt in jeder Zelle meines Körpers. Ich lasse mich reinfallen in dieses Gefühl und verliere mich darin.«

Die Gewohnheitskifferei mündet in das Selbstverständnis des Kiffers und in sein Credo »Ich kiffe, also bin ich«:

> »Wie sind einfach nur da, immer gleich und doch immer anders. Wir genießen es, jedes Mal die gleichen Dinge zu tun, Abwechslung brauchen wir keine. Wir haben das Gras und uns – das reicht«.

Die Phase der wachsenden Gleichgültigkeit sich selbst, seinem sozialen Umfeld und dem Leben gegenüber fasst Amon Barth in den wenig spektakulär klingenden Sätzen zusammen:

> »Seitdem ich regelmäßig kiffe, sind mir einige Dinge viel gleichgültiger geworden. Ich mache mir keine Sorgen mehr darum, wer nun mein Freund ist und wer nicht oder was die anderen für Probleme haben. Solange jemand da ist, mit dem ich kiffen kann, ist alles in Ordnung.«

Alles im Leben wird gleich gültig, oder umgekehrt: gleich unbedeutend. Das Einzige, was zählt, ist das Kiffen – und ein leiser innerer Restzweifel:

> »Manchmal denke ich, dass ich mir nichts dazukiffe, keine neue Welt, … sondern dass ich mir etwas wegkiffe: meine wirklichen Interessen.«

Der Ansatz von Selbsterkenntnis und Problembewusstsein reicht nicht aus, um ein Innehalten zu bewirken. Der Sog ins Traumland ist stärker:

> »Es frustriert mich, von der Droge abhängig zu sein und nichts dagegen tun zu können, außer weiterzukiffen. Andererseits finde ich es schön, mich gehen zu lassen, in der Droge zu versinken und vollkommen in die breite Erlebniswelt einzutauchen. Nur durch sie gelange ich in diesen meditativen Zustand, der mir wahres Glück beschert.
> Es ist so einfach, sich einen rauchbaren Joint zu drehen. Ich will dieses Hochgefühl nicht verlieren – also kiffe ich ständig. Der harte Rauch schießt mir in die Lunge, und sofort durchfährt mich dieses wunderbare Ganzkörpergefühl, das fast besser als ein Orgasmus ist. Ich bin ein Grasjunkie und liebe die Traumzeit, die ich mir durch das Kiffen herbeizaubere. Ja, ich bin ein Grasjunkie, doch wenn ich auf meinem roten Sofa sitze und kiffe und voll breit meine grüne Lavalampe betrachte, fühle ich mich großartig. Ich bin fast wunschlos glücklich. Das Leben ist eine Sternschanze, und ich schieße mich mit meiner Bong ins Traumland … Es ist eine Lüge, zu sagen, man könne als Kiffer nicht glücklich sein. Das geht sehr gut. Trotzdem hoffe ich, dass ich nicht irgendwann mal durchdrehe. Eigentlich wäre ich prädestiniert für ein solches Ende bei meinem Kifferverhalten … Ich weiß, dass ich mit dem Kiffen übertreibe, doch habe ich das Ideal eines zugedröhnten Superchillers im Kopf.«

Was folgt, ist der Absturz, das Abgleiten in die Psychose:

> »Alles dreht sich, jede Gehirnzelle scheint davonzuschwimmen, ich kann keine Zusammenhänge mehr herstellen zwischen dem Raum, den Leuten, die da sitzen, und mir selbst. Nichts ergibt Sinn. Gleichzeitig ist das erleichternd. Endlich muss etwas keinen Sinn haben. Der Raum dehnt sich und dreht sich, eine vierte Dimension kommt hinzu, ich scheine auf einmal einen erweiterten Blickwinkel zu haben. Wow! Schwebe über meinem Körper und spüre gleichzeitig jede seiner Zellen. Simultanexistenz.
> Irgendwann gegen sechs Uhr morgens wache ich als irgendjemand irgendwo auf. Ich weiß weder, wer ich bin, noch wo ich bin. Panik.«

Noch verbucht er das nach der ersten Panik als »Kiffertrophäe«, doch in seinem »Leben als Kiffer« nimmt das Abgleiten in die Psychose Tempo auf:

> »Ich denke zu viel. Während ich stoned auf dem Sofa sitze, höre ich meine innere Stimme unentwegt plappern. Manchmal schreibe ich mit. Endlose, sich um sich drehende Betrachtungen, die sich im breiten Nichts verlieren. Dunkler schwerer Rauch liegt im Raum. Meine Seele erstickt unter der Asche.«

Amon Barth verhilft seiner Seele wieder ans Licht. Mithilfe eines verständigen Drogenberaters sowie seiner geglückten Schreibtherapie und Selbstheilung findet er heil aus seiner Cannabispsychose heraus. Anlässlich einer Lesereise habe ich ihn kennengelernt. Sein Buch ist geglückte Abhängigkeitsbewältigung, die anderen Zuversicht eröffnen kann.

Auf wieder ganz andere Weise ist James Bowen die Abhängigkeitsbewältigung gelungen. Sein Weg aus der Drogensucht ist der Stoff, aus dem das reale Leben gelegentlich noch seine Märchen strickt. Heroinabhängig, heruntergekommen, obdachlos und krank läuft ihm ein ebenso verwahrloster kranker Kater zu. Beide retten sich gegenseitig das Leben, heilen sich, werden unzertrennlich. Die Geschichte von »Bob«, dem roten Kater, und dem »Junkie« geht als Weltbestseller um den Globus. Sie rührt Millionen von Menschen das Herz. Was die Einblicke in seine Sucht angeht, hält sich James Bowen eher bedeckt:

> »Leider gab es da eine Menge Dinge in den Jahren als Junkie, die ich in die hinterste Ecke meines Gedächtnisses verbannt habe. Ich habe damals Entscheidungen getroffen, für die ich mich heute zutiefst schäme.«

Worauf er ebenfalls eher im Vorbeigehen den Finger legt, ist die völlig verfehlte psychiatrische Diagnostik, die ihm als Teenager übergestülpt wurde. Da er sich unverstanden fühlte, war sie sogar die Initialzündung für seine lange Drogenkarriere, die ihre Wandlung erst durch die Begegnung mit dem magischen Kater Bob und dem gänzlichen Ausstieg aus der notdürftigen Methadon-Substitution erfuhr. Obwohl Bowen sich von spirituellen Gedanken wenig angezogen fühlt, bezeichnet er die Verbindung zwischen seinem wundervollen Kater und ihm als Mensch als »karmisch«. Der Star in den Büchern von James Bowen ist eindeutig der Kater. Der Mensch aber beschreibt, welche Kraft ihm den Ausweg aus Obdachlosigkeit und Drogensucht gewiesen hat: die Liebe. Liebe und Vertrauen zu den Menschen waren James Bowen durch seine Erfahrungen als drogenabhängiger »Abschaum« viele Jahre seines Lebens nicht möglich. Erst über den Weg der unverbrüchlichen Liebe seines Katers öffnete er sein Herz auch wieder für die Liebe zu den Menschen.

Das sind nur drei Beispiele, wie Menschen sich als Eigentherapie ihre Sucht vom Leib und aus der Seele schreiben. Diesen Weg kann jeder und jede beschreiten. Das Ziel muss nicht die breite Öffentlichkeit sein. Noah Levine und eine weitere Autorin, von der Sie sich als Leser und Leserin etwas sagen lassen dürfen, haben Sie längst kennengelernt: Mareile Kurtz. Ihren Roman: »Mausmakis Blaue Pumas. Über chemisches Heilfasten und die Angst, sich zu Tode zu feiern« habe ich bereits in mehreren Kapiteln zitierend gewürdigt. In der Sprache gewöhnungsbedürftig, vermittelt die Autorin tiefste Einsichten in die inneren Zirkel der Sucht.

Was haben wir alle davon, wenn wir uns von diesen Stimmen etwas sagen lassen? Sie ermöglichen uns das Wichtigste überhaupt: Verstehen. Ich bin darüber hinaus der festen Meinung: Wären diese und ähnliche Stimmen Pflichtlektüre für alle Ausbildungskandidaten zum Sucht- und Sozialtherapeuten, könnte das heilsamere Effekte bewirken als manche zu erlernende klinische Diagnostik. Der Blick des Klinikers ist der distanzierte Blick von außen, der »Störungen« klassifiziert. Legen Menschen, welche die Sucht an Leib und Seele durchmessen haben, in der Rückschau ihr Innenleben offen, ist dies hingegen der unverstellte, direkte Blick auf alle Verstrickungen ihres Lebens, auf alle Kämpfe mit Gefühlen wie Scham und Schuld, Angst und Hoffnungslosigkeit, Zorn und Wut, Not und Elend, die Pein von Lüge, Diebstahl und Gewalt. Über die ungeschönte »Eigendiagnostik« ihrer Person erlauben sie uns den unverstellten Blick auf das ganz normale Leben ganz normaler suchtabhängiger Menschen. Da scheint Lehrreicheres auf als durch den Blick mit der klinisch getönten Datenbrille.

Süchtig abhängige Menschen selbst finden bei diesen drogen- und suchtbiografischen Stimmen unmittelbare Hilfe zur Selbsthilfe. Sie finden Ermutigung und die Erlaubnis zur Barmherzigkeit mit sich selbst. Menschen, die von ganz unten gekommen sind, machen anderen Mut, weil sie die Wege aufzeigen, die »stromaufwärts« zu beschreiten möglich sind. Wer seine eigenen schlimmsten Gefühle im Dunkel geteilt sieht, braucht sich nicht so abgrundtief schlecht, minderwertig, unwert zu fühlen. Alles bleibt eingebettet ins »Normale«, sprich in die Irrungen und Wirrungen, denen wir als Menschen unterworfen sein können. Das erlaubt gnädigere, barmherzigere Blicke auf eigenes süchtiges Fehlverhalten und falsche Lebensentscheidungen. Zudem öffnet es die Pforten, durch die alle schreiten müssen, wollen sie Drogenabhängigkeit und Sucht überwinden: Verantwortungsübernahme und Vergebung. Diesen entscheidenden Schritt betonen alle erfolgreichen Aussteiger. Wie unterschiedlich ihre Wege der Wandlung auch sonst sein mögen, am Ende laufen sie alle auf die eine verändernde Kraft zu: die Liebe.

»Ich liebe Tina«, oder: Wenn das Leben absolut keinen Ausweg mehr weiß

Wundern Sie sich nicht, wenn ich an dieser Stelle einen Abschnitt einfüge, der so völlig im Gegensatz zur gerade angesprochenen Kraft der Liebe steht. Der Text ist absolut tragisch. Nichtsdestoweniger vermag es Menschen hilfreich zu sein, die es richtig einzuordnen wissen.

Nach dem Motto: »Wo die Liebe hinfällt«, können wir uns im Leben in vieles »verlieben«. Finden wir aber die zwischenmenschliche Liebe nicht, »verlieben« wir uns ersatzweise oft ins Falsche. Drogen gebrauchende Menschen gehen Liebesverhältnisse mit ihren bevorzugten Rauschmitteln ein, von denen manche in einer Tragödie enden.

Unmittelbar vor Fertigstellung des Manuskripts erreichten mich die Worte eines Mannes, der einige Tage vorher seinen Bruder auf die denkbar grausamste Weise an die Droge »Crystal« verloren hatte. Fassungslos schockiert versucht er, die letzten Jahre seines Bruders zu recherchieren. Er sucht das eigene Verstehen, und er sucht Dritte verstehen zu machen, was seinem Bruder widerfahren ist. Da er wusste, dass ich an diesem Buch schreibe, hat er mir eine Kurzgeschichte seines Bruders geschickt in der Hoffnung, darüber etwas mitteilen zu können. Ich nehme die Geschichte hier aus mehreren Gründen auf: Der Mann, dessen Geschichte Sie gleich erfahren und lesen können, hat durch sein Schreiben das eigene Leben nicht retten können. Er hat »Ich liebe Tina« – Tina ist ein Name für Crystal – wenige Tage vor seinem Scheiden aus dem Leben geschrieben. Da wusste er schon, dass ihn nichts mehr am Leben halten würde, dass das Leben für ihn keinen anderen Ausweg mehr bereithielt, als sich selbst zu töten, damit seine Sucht endlich an ihr Ende käme. Er hat die Geschichte sicherlich nicht bloß für sich geschrieben, sondern in der Erwartung, dass irgendjemand sie finden und lesen würde. Es ist zudem ein authentisches Zeugnis über die verheerenden Wirkungen von Crystal, der »beschissensten Droge, die je das Licht der Welt erblickt hat« und die auch in Deutschland auf dem Vormarsch ist. Vielleicht bleibt etwas über das Gedenken hinaus von diesem Menschen und seinem Leben, wenn seine Geschichte Würdigung erfährt, vielleicht ein letzter Sinn, von dem andere Menschen sich etwas sagen lassen möchten.

Der hinterbliebene Bruder schreibt mir über den an die Droge Verlorenen:

> »Mein Bruder nahm ungefähr ein knappes Jahr lang Crystal Speed oder Crystal Meth. Er spritzte sich das, … Seine einst saubere Wohnung war in völlig verwahrlostem Zustand, messimäßig.
> Fotos, welche er von sich gemacht hat, zeigen ihn (verglichen mit vorher) in einem Zustand, den ich gar nicht beschreiben möchte. Er schien um mindestens 20 – in Worten zwanzig – Jahre gealtert, mit Ausschlägen und Infektionen im Gesicht … Ähnliche Bilder mit degenerativer Alterungserscheinung habe ich im Netz gefunden. (Gemeint ist die amerikanische Abschreckungskampagne »Faces of Meth«. H. K.)
> Ich mag Ihnen keine Fotos schicken, aber auf einigen ist zu sehen, wie er sich mit Fäkalien eingeschmiert hat und seine homosexuelle Neigung mit Fremden hemmungslos ausgelebt hat. Das Zeug bekam er aus Amsterdam.
> Zurzeit lese ich eine Art von Tagebuch. Es sind Berichte über sein Leben, keine täglichen Notizen, eher Kurzgeschichten, welche aber alle eine große geistige Klarheit zeigen. Ihm war offensichtlich klar, dass er daran sterben würde. Er war Doktor der Biochemie (cum laude) und wäre, wenn nichts dazwischengekommen wäre, heute

Professor für sein Fachgebiet im deutschsprachigen Raum. Nachdem es ihm gelungen ist, wenige Wochen ohne das Zeug zu leben, ging es ihm so schlecht, dass er sich in … (die genaue Ortsangabe lasse ich weg. H. K.) vor einen fahrenden Zug geschmissen hat. Er gab auch an, mit Mikrowellen bestrahlt zu werden, und war in dieser Angelegenheit öfter bei der Polizei. Ob dies durch die Droge verursachte Paranoia war oder … (hier folgt eine Anmerkung zu einem beruflichen Zusammenhang, die ich auslassen muss. H. K.) entzieht sich meiner Kenntnis.«

Hier nun die Kurzgeschichte, die der Bruder nur wenige Tage vor seinem brutalen Selbstmord geschrieben hat:

»Ich liebe Tina« (Wie man erfolgreich abnimmt)

Ein Mann geht zu einem Arzt und möchte gerne 30 kg abnehmen. »Ich habe schon alles versucht, aber nichts hat geholfen«, sagt er. Da entgegnet der Arzt: »Ich habe da etwas ganz Neues, das wirkt garantiert, und Sie nehmen bis zu 5 kg pro Woche ab! Hier, Tina heißt das neue Schlankheitsmittel, Sie spritzen sich das 3- bis 4-mal freitags und samstags direkt in die Venen, es wirkt garantiert«, sagt der Arzt. »Und die Nebenwirkungen?«, fragt der Patient. »Da nehmen Sie einfach ein starkes Antidepressionsmittel am Ende des Wochenendes, und Sie haben keine Probleme!«, entgegnet der Arzt routiniert. »Die Tina-Dosis pro Injektion liegt bei ca. 0,25 bis 0,3 g, sagt der Arzt noch beiläufig.
Am Wochenende setzt sich der Patient den ersten Druck: Er ist überwältigt von dem Headrush, der nach wenigen Sekunden eintritt, und dem sexuellen Verlangen nach der Injektion. Er fickt stundenlang mit der ganzen Nachbarschaft herum. Erschöpft nimmt er am Sonntagabend das Antidepressivum in einer hohen Dosis. Die Arbeitswoche verläuft nicht optimal, aber es geht gerade noch. Am Wochenende stellt er überraschend fest, dass er tatsächlich 5 kg an Gewicht verloren hat. Er aß einfach nichts mehr, ein schöner Nebeneffekt von

Tinainjektionen. Die nächsten Wochen verliefen genauso, und nach 6 Wochen hatte er sein Traumgewicht erreicht. Eigentlich wollte er weiter Tina fixen, er war richtig süchtig nach dem nächsten Fix, vor allem dem Headrush und dem sexuellem Verlangen. Doch das Geld ging ihm aus, denn Tina war teuer: 200 Euro das Gramm in sehr guter Qualität.

Er ging wieder zum Arzt: »Ich bin tinasüchtig, und mein Idealgewicht habe ich ja jetzt erreicht, wie komme ich wieder von Tina los?« »Da gibt es eine ganz einfache Methode«, entgegnete der Arzt, »ich schicke Sie in die Klinik nach ... (an dieser Stelle steht der Name einer realen Klinik, den ich hier auslasse, H. K.), dort werden Sie in einer halben Stunde von Tina entwöhnt!« Der Mann ging also in die besagte Klinik und wurde von zwei Ärzten und einer Frau empfangen. »Legen Sie sich einfach eine Stunde auf die Liege hier, haben Sie keine Angst, Sie sind drogensüchtig, wir machen alles nur zu Ihrem Besten«, sagte der Klinikarzt. Der Mann vertraute den Ärzten und legte sich auf das Krankenbett. Die Tür schloss sich.

Plötzlich wurde der Mann bestrahlt, bei vollem Bewusstsein das Gehirn. Der Mann schrie, verzerrte sein Gesicht, doch die Strahlen wurden immer stärker, und der Mann merkte bei lebendigem Leibe, wie er gefoltert wurde und sein Gehirn wirr gemacht wurde. »Aufhören, aufhören!«, schrie er, »ich mache alles, was ihr wollt, ALLES! Ich gestehe auch alles, was ihr wollt, auch Sachen, die ich nie getan habe, wenn nur die Bestrahlung aufhört! Tötet mich, tötet mich, gebt mir den Gnadentod!« Seine Stimme wurde nun immer leiser, ein letztes Mal bäumte er sich auf: »Bitte gebt mir den Gnadentod!«

Endlich starb der Mann. Nach einer Weile kamen die beiden Ärzte in das Folterzimmer. Gut gelaunt sagte der eine: »Er hat doch alles bekommen, was er wollte: Sex, Gewichtsabnahme und sogar seinen eigenen gewollten Tod!« »Ja«, sagte der andere, »Tina ist schon eines der besten Medikamente der Welt!«

Tina ist Tod, und Tod ist Tina.

So weit die Geschichte. Beim ersten Lesen scheint sie abstrus und erklärungsbedürftig. Erst auf den zweiten Blick erschließen sich ihre Feinheiten. Der Einstieg des Mannes in den Gebrauch der Droge Crystal ist banal, an eine alltägliche Absicht gekoppelt, wie im richtigen Leben. Risiken und Nebenwirkungen werden verharmlost bzw. sollen mit einer zweiten Droge kuriert werden. Der Rausch auf »Tina« ist überwältigend, Sucht und Verfall des Konsumenten folgen auf dem Fuß. Realitätsverzerrung und Paranoia infolge des Drogenmissbrauchs wirken fast wie eine übersteigerte Karikatur, verdeutlichen aber die Ausweglosigkeit. Der verstorbene Bruder, dem bewusst war, dass seine Sucht nur noch durch den selbst gewählten »Gnadentod« an ihr Ende kommen würde, verklausuliert seine eigenen Erfahrungen mit Suchtmedizin und klinischer Behandlung. Er verweist damit jedoch auf den wunden Punkt, dass sich die Innenwelt suchtabhängiger Menschen und das klinische Verständnis dieser Welt oftmals diametral entgegenstehen. Beide verfehlen sich.

Nichts und niemand konnte diesem von Crystal abhängigen Menschen hilfreich sein. Nichts hielt ihn am Leben. Sein brutalstmöglicher Tod zeigt auf tragische Weise die ungeheure Zerstörungswucht der süchtigen Dynamik. Damit möglichst wenige Suchtabhängige in ihrer Ausweglosigkeit einen ähnlich zerstörerischen Weg gehen, schließen wir wieder den Bogen, indem wir nach dem Heilsamen fragen: Wie ist eine bessere Passung zu erreichen zwischen Suchthilfesystem und Drogen gebrauchenden und suchtabhängigen Menschen? Was wirkt hilfreich und heilsam im zwischenmenschlichen Feld? Und über welche Wege vermögen süchtig gebundene Menschen durch Selbsthilfe ihre Selbstheilung zu befördern?

Das heilende zwischenmenschliche Feld

Zahlreiche Suchtstoffe missbrauchende oder süchtiges Verhalten praktizierende Menschen tragen eine Menge negativer, ihr Leben belastender Gefühle und Selbsteinstellungen in sich herum. Ihr Erleben ist von ungesunder, schwer verdaulicher Seelennahrung geprägt. Oftmals hungern sie nach einem einzigen wohlwollenden, gütigen oder mitfühlenden Wort, oder ihr flehender Blick bettelt um ein bloßes Gesehen- und Wahrgenommenwerden. Sie würden ihren ganzen angesammelten »inneren Müll« oder »die Seuche in mir« am liebsten loswerden, bloß sehen sie keinerlei realistische Möglichkeit mehr dafür. Zu dunkel und schwarz, zu beschädigt sind ihre Erfahrungen mit zwischenmenschlichem Erleben und Mitgeschöpflichkeit. Sie haben ihr Vertrauen in gelingende menschliche Beziehungen, in Gott und die Welt verloren.

Um neues Vertrauen in die eigene Person, in Mitmenschen, in das Leben wachsen zu lassen, braucht es den Zugang zur Innenwelt der in ihrer Sucht befangenen jungen und erwachsenen Menschen. Entgiftung, Entzug, Psychoedukation, Wissens- und Informationsvermittlung über Sucht sind eventuelle nützliche Schritte, entfalten aber aus sich heraus keine nachhaltigen heilenden Wirkungen. Korrigierende emotionale, affektive und seelische Erfahrungen vollziehen sich ausschließlich über gelingende Zwischenmenschlichkeit. Je tiefer sie reichen, desto eher bewirken sie heilsame Veränderungen auf der Seelenebene von Menschen, welche der Heilung bedürfen. Um tiefere Ebenen hilfreich zu berühren, bieten sich als ein überaus tauglicher Zugangsweg Imaginationsübungen an.

Imaginationsübungen für süchtig abhängige Menschen

Imaginationsübungen oder Fantasiereisen bedienen sich zwar der Wörter unserer Sprache. Sie funktionieren aber nicht über die kognitive oder rationale Bewusstseinsebene, sondern zapfen über andere Kanäle vorbewusste, unbewusste und seelische Ebenen an, die dann die Imaginationen und inneren Bilder von Menschen in Szene setzen. Imaginatives Arbeiten ist immer ein Prozess kreativen Arbeitens. Darüber vermag Neues und Heilendes zu erwachsen.

Persönlich schöpfe ich aus einem unversiegbaren Füllhorn von Imaginationsübungen, Fantasiereisen sowie Bildern und Motiven des kollektiven menschlichen Unbewussten. Zum einen greife ich auf hilfreiche imaginative Basisübungen anderer zu, die ich für die Bedürfnisse der eigenen Arbeit jeweils variiere. Oder meine Angebote sind das Ergebnis von Spontaneinfällen in Situationen mit ganz bestimmten Klienten und Patientinnen. Irgendwann, jeweils in spezifischen Kontexten mit ebenso spezifischen Klienten, kommen urplötzlich Ideen oder imaginative Bilder wie »angeflogen«, die ad hoc als neue Imaginationsübung angeboten und erprobt werden. Das folgt dem Grundgedanken, dass jeder Mensch einzigartig ist und seiner auf ihn zugeschnittenen Therapie und Heilung bedarf. Die Theorie wie Praxis der Nutzung von Imaginationen als heilsamer Bilder für eden und jede habe ich samt »Risiken und Nebenwirkungen« in meinem Buch »Imaginationen« (2009) beschrieben.

Wenn die Sucht Gestalt annimmt …

Die ersten Ihnen vorgestellten Ideen, imaginative Übungen als Hilfe zur Selbsthilfe sowie Selbstheilung zu nutzen, können Sie als imaginative Fingerübungen betrachten.

Bei passender Gelegenheit ermuntere ich junge und erwachsene Menschen mit Suchttendenzen oder -abhängigkeit sich vorzustellen, welche bildhafte oder symbolische Gestalt sie ihrer konsumierten Hauptsubstanz oder dem von ihnen in süchtiger Weise ausgeübten Verhalten geben würden. Trotz allen Ernsts in der Sache erwächst durch den Vorschlag ein Freiraum zum inneren Umgang mit dem Gegner, der nicht selten Fantasien hervorbringt, die auf der einen Seite zwar das Maß der Abhängigkeit verdeutlichen, gleichzeitig aber auch nicht des Humors und der Komik entbehren. Beides kann als Mittel zum Zweck eingesetzt werden und damit in den Dienst einer imaginativen Distanzierung von der Sucht treten.

Ein ganz normaler abhängiger Zigarettenraucher erzählt mit geschlossenen Augen, was er sieht:

> »Ich sehe ganz deutlich eine schlanke Gestalt. Sie reicht mir eine Hand, überaus verlockend, verführerisch. Außerdem kommt sie mit jeder Menge angenehmer Erinnerungen daher. Und sie vermittelt mir Happen von Beseeltheit. Sie lächelt mich an. Aber stopp: Ihr Lächeln wird zu einem falschen, scheinheiligen Lächeln. Und jetzt wandelt sich das Bild. Hinter der ersten Gestalt taucht eine diffuse zweite Gestalt hervor. Im Moment noch ziemlich undeutlich. Jetzt wird sie klarer. Ich sehe, dass es eine männliche Gestalt ist, aber böse. Ihr Ausatem geht wie Nebel aus schwarzem Rauch in mich hinein, wie ein Monster, das mit tausend Armen in mich eindringt. Es höhlt mich ganz aus. Es erzeugt mit seinem Eindringen Leere und Resignation in mir. Aber jetzt sehe ich plötzlich was Gutes: Ein Teil von mir kann deutlich unterscheiden, dass das Leere, das Leblose von außen in mich kommt. Eine ganz tiefe Ebene von mir ist heil. Das fühlt sich gut an, denn das hätte ich so nicht gedacht.«

So unterschiedlich die in eine Gestalt gegossenen Abhängigkeiten der Klienten und Patientinnen auch sein mögen, so gibt es andererseits signifikant häufig gemeinsame Merkmale in den Bildern. Die augenfälligste Gemeinsamkeit ist die Vorstellung vom Abhängigkeit bewirkenden Gegner Sucht als etwas Überdimensionalem, über alle Maßen Großem, das sich bedrohlich aufbaut, nähert und mit Verschlingen oder anderweitiger Vernichtung droht.

Von Alkohol abhängige Männer und Frauen sehen ihren Gegner häufig in Gestalt von Flaschen, die von der Höhe her dem »Dubai Tower« Konkurrenz machen könnten. Sie selbst dagegen erscheinen winzig. Bei solch empfundenen Größen- und Machtverhältnissen ist es schwierig, den Gegner zu fixieren, um ihm fest in die Augen zu blicken.

Von Cannabis abhängige junge Erwachsene geben der Gestalt ihrer Sucht gleichfalls gern gigantische Ausmaße. Ein 16-jähriger Auszubildender erzählt:

> »Ich sehe einen riesigen Joint, der vor mir herumtänzelt, mir Grimassen macht und mich offen verhöhnt, weil ich es ja doch nicht gebacken kriege, mit dem Kiffen zumindest mal halblang zu machen, vom Aufhören gar nicht zu reden. Die Fratze des Megajoints hat etwas von einem Clown und was Dämonisches.«

Ein 18 Jahre alter Schüler beschreibt mit geschlossenen Augen sein Bild:

> »Meine Gestalt hat zwei Seiten. Von vorne sehe ich eine absolut scharfe, unglaublich schöne Braut. Wobei, Braut trifft nicht ganz zu. Denn das wäre ja wie ein Mädchen, mit dem ich wirklich poppen könnte. Diese Gestalt ist nicht wirklich und auch nicht berührbar, trotzdem überirdisch schön, ein Gesicht wie eine magische Fee, lockend, alle Freuden dieser Welt versprechend. Mit der möchte ich immer bleiben. Aber jetzt dreht sich die Gestalt, und auf der anderen Seite sehe ich sie nur noch hässlich, dunkel, schwarz, wie eine hässliche Alte. Dreckig, mit fauligen Zähnen, stinkend, in einer dunklen, bedrohlichen Wolke. Die will mit ihren Klauen nach mir greifen. Da muss ich weg.«

Vor den Augen einer erwachsenen, politisch aktiven Frau mit der Eigendiagnose »schwere Arbeitssucht« taucht ihre Verhaltensabhängigkeit auf als

> »haushohe Aktenordner, die mich umzingeln und sich unaufhaltsam auf mich zuschieben, um mich zwischen ihren riesigen, an den Rändern messerscharfen Aktendeckeln, die unbarmherzig auf- und zuschnappen, zu zerquetschen. Alles um mich herum wird staubig, fahl, bleich. Mir bleibt die Luft weg.«

Wenn süchtig abhängige Menschen Suchtdruck bekommen, erliegen sie entweder ihrem Druck, oder es gelingt ihnen, einen wie auch immer gearteten Zwischenraum zwischen sich und dem andrängenden Verlangen zu etablieren. Jeder Zwischenschritt vor dem unmittelbaren Nachgeben kann den Suchtdruck unter Umständen so mäßigen und begrenzen, dass Zeit gewonnen wird bis zum nächsten Anrennen des Gegners. Süchtig abhängige Menschen können dann nach der Devise verfahren: »Tu etwas, und zwar sofort.« Jeder sucht die für ihn geeignetsten Mittel und Wege, sich gegen unmittelbaren Suchtdruck zu behaupten.

Manche meiner Klienten und Patientinnen machen gute Erfahrungen mit folgendem imaginativem Vorschlag:

> Probieren Sie mal die Vorstellung aus, wie es ist, wenn diese riesige Gestalt, die Sie Ihrer Sucht gegeben haben, also die überdimensionale Flasche Roter Crémant (der übergroße Joint, der haushohe Aktenordner, der Dämon mit den Scherenhänden usw.), langsam auf Sie zukommt ... Sie ist um so vieles größer als Sie, und Sie fühlen sich ihr gegenüber im Moment so klein ... Versuchen Sie trotzdem einmal in der Vorstellung, dass Sie die riesige Gestalt nicht aus den Augen lassen. Sie fixieren sie mit Ihrem eigenen Blick ganz fest. Sie senken den Blick nicht und wenden ihn nicht ab. Schauen Sie hin ... Außerdem ermuntere ich Sie jetzt, für diesen Versuch auch aufzustehen und sich fest hinzustellen. Dann sind Sie größer ..., und weil Sie größer dastehen, sind Sie stärker, handlungsfähiger ... Und jetzt stellen Sie sich bitte vor, wie Sie mit jedem Schritt, mit dem die riesige Gestalt sich Ihnen zu nähern versucht, von der Zahl 20 langsam und bewusst zurückzählen bis auf null. Stellen Sie sich gleichzeitig vor, dass die Gestalt mit jeder Zahl, die Sie zurückzählen, ein Stück kleiner wird. Mit jeder Zahl nehmen Sie ihr fest entschlossen wieder ein Stück der Macht über Sie weg. Stellen Sie sich das ganz deutlich vor ... Wenn Sie bei null angelangt sind, haben Sie die Gestalt kleingeschrumpft und im Falle eines Falles auch Ihren unmittelbaren Suchtdruck runtergezählt.

Selbstverständlich kann diese kleine Intervention nicht als Allzweckwaffe funktionieren. Schwerst suchtabhängige Menschen werden selbst über die Zauberkraft ihrer Vorstellungen damit kaum nennenswerten Erfolge verzeichnen können. Aber bei vielen anderen, die im Kampf mit ihrem Suchtmittel oder Suchtverhalten noch um den Wiedergewinn der eigenen Macht und damit um ihre Kontroll- wie Abstinenzfähigkeit ringen, hat sich die kleine Imagination als ein Mittel unter anderen gut bewährt. Sie gibt den Betroffenen zumindest eines an die Hand: eine Entscheidungs- und Wahlmöglichkeit. Sie verfügen mit der Imagination, für die sie niemanden brauchen außer sich selbst, über ein jederzeit abrufbares Instrument zur Begrenzung entstehenden Suchtdrucks. Sie allein entscheiden, ob sie es anwenden und darüber versuchen möchten, sich in kritischen Augenblicken selbst zu helfen, oder ob sie lieber alles beim Alten lassen, die Methode abwerten und sich dem Suchtdruck widerstandslos gleich ergeben.

Bei Ausstiegswilligen, die sich durch ausgewiesene Motivation und Entschlossenheit auszeichnen, bietet sich noch eine Variante der kleinen Imaginationsübung an:

> Falls Sie das wollen oder es Ihnen möglich ist, können Sie die Gestalt, die da mit Macht auf Sie zukommen will, beim Zurückzählen auch an jedem beliebigen Punkt stoppen, indem Sie tatsächlich laut und vernehmlich »Stopp« sagen. Stellen Sie sich so konkret wie möglich vor, wie Sie dadurch die Macht Ihres Gegners brechen, sich Ihnen weiter zu nähern. Wenn Sie mögen, probieren Sie es jetzt aus. Sie bekommen dadurch wieder eine eigene vernehmbare Stimme.

Wenn die Sucht eine Stimme bekommt …

Sie können Ihre Sucht nicht bloß Gestalt annehmen lassen, sondern ihr obendrein eine Stimme verleihen:

Setzen Sie Ihre Sucht auf einen leeren Stuhl, den Sie vor sich platzieren, in einem Abstand, dass Sie es gut aushalten können. Stellen Sie sich genau vor: Auf diesem Stuhl sehe ich meine Abhängigkeit sitzen. In Ihrer Vorstellungskraft ist das problemlos möglich, denn Vorstellungskraft ist Zauberkraft. Fixieren Sie Ihre Sucht, nehmen Sie sie in den Blick, schlagen Sie nicht die Augen nieder. Und dann beginnen Sie, zu ihr zu sprechen, ganz direkt, als sprächen Sie mit einem existierenden Wesen aus Fleisch und Blut. Sie können da nichts falsch machen. Zu Anfang mag Ihnen eine innere Stimme einflüstern wollen: »Das kann ich nicht.« Das läge aber weniger daran, dass Sie nicht wirklich zu Ihrer Sucht sprechen könnten, sondern vielmehr daran, dass Sie sich zu Anfang vermutlich »komisch« vorkommen werden. »Man« spricht doch nicht zu einem leeren Stuhl. Probieren Sie es aus. Ich würde Sie auch ermuntern wollen, einmal den Stuhl zu wechseln. Setzen Sie sich selbst auf den Stuhl der Sucht, fühlen Sie in sich hinein, wie sich das anfühlt, plötzlich nicht nur suchtabhängig zu sein, sondern auf diesem Stuhl eins zu werden mit der Sucht. Sie sind jetzt Ihre Sucht. Damit haben Sie das Sagen und geben den Ton an … Und dann geben Sie Ihrer Sucht eine Stimme und lassen sie zu sich selbst sprechen. Hören Sie ihr genau zu, was Sie Ihnen zu sagen hat. Sie werden erstaunt sein, was alles zutage tritt, sobald Sie der Sucht eine Stimme verleihen … Haben Sie als Sucht alles ausgesprochen, was Ihnen in den Sinn und über die Lippen kommen mag, wechseln Sie wieder auf Ihren eigenen Stuhl und lassen das Gesagte auf sich wirken … Sie haben jede Entscheidungsfreiheit, anschließend einen Weg der Veränderung einzuschlagen.

Sie können im kognitiven Wissen um die gesundheitlichen Risiken Ihres Suchtmittelmissbrauchs oder Suchtverhaltens auch eine kleine Reise durch das Innere Ihres Körpers antreten. In Anlehnung an einen berühmten Science-Fiction-Film, in welchem ein U-Boot auf ein solches Miniaturformat verkleinert wird, dass es in die Blutbahn eines Menschen injiziert werden kann, um zielgerichtet bestimmte Organe im Körper anzusteuern, verfahren Sie in Ihrer Vorstellung ähnlich:

Sie bereisen in einem winzigen U-Boot Ihren eigenen Körper. Je nach Suchtmittelgebrauch und innerer Eingebung steuern Sie Ihre Lunge, den Magen, die Nieren, die Leber, das Herz oder Ihr Gehirn an. Dort angekommen, verharren Sie und schauen sich genauestens um. Was sehen Sie vor Ihrem geistigen Auge? Wie sieht es dort jeweils aus? Und dann verleihen Sie dem jeweiligen Ort oder dem Organ in Ihrem Körper wieder eine Stimme und lassen es zu sich sprechen. Es wird Ihnen erzählen, was Sie ihm mit Ihrer Suchtabhängigkeit antun und was es sich von Ihnen wünscht, um weiter seinen Dienst zu verrichten.

Ein Webdesigner, Zigarettenraucher für kleine Zwischenhochs, Cannabiskonsument zum Abschalten und Computerspieler zum Erschlagen seiner Gefühle von Kleinheit und Minderwertigkeit, erlebt Eindrückliches:

»Ich kann mir das mit dem U-Boot gut vorstellen, ich kenne ja auch den Film. Okay, ich reise jetzt los. Hm, ich fahre ein wenig ziellos herum, mache hier ein wenig Station und dort ein wenig. Ich weiß schon, weshalb. Ich lasse mir Zeit auf dem Weg zu meiner Lunge. Ich bin sicher, ich will dahin, muss dorthin, aber ich habe es nicht eilig. Fürchte wohl, was ich dort antreffe. Aber okay, es führt kein Weg dran vorbei. Ich bin jetzt dort, halte an und inspiziere genau, wie es in meiner Lunge aussieht. Boah! Das ist echt eklig. Ich bin da an einem völlig dunklen, grauen, klebrigen, leblosen Ort gelandet. Da ist alles tot, unheimlich. Es riecht grauenhaft, nach Verwesung. Ich will da weg. Das Schwarz verschluckt alles, will auch mich verschlucken. Was für ein Unterschied: Um die Risiken von meinem Rauchen zu wissen, das ist nur Kopf. Was ich hier in meiner Lunge jetzt sehe, ist so viel krasser. Das hätte ich so nicht erwartet, wie ich das sehe. Ah, da kommt was Neues. Ganz in der Ferne sehe ich ein orangenes Licht, ganz hell, und ich sehe und spüre Wind. Luft. Frischluft. Ich kann durchatmen. Und meine Lunge lächelt, sie freut sich, sie blüht regelrecht auf, weil das

> orangene Licht und die frische Luft als frischer, sauberer Atem sie erfüllen. Mann, tut das gut.«

Verwechseln Sie solche Szenarien nicht mit einer billigen Strategie von Abschreckung. Diese Form von Innenreisen bestärkt eher die Bereitschaft zur Verantwortungsübernahme. Sie lässt den Vorsatz wachsen, achtsamer und fürsorglicher mit der eigenen Person umzugehen. So auch bei obigem Webdesigner, der nach der Imaginationsübung zuerst mit dem Zigarettenrauchen aufhörte und kurze Zeit später seinen Ausstieg aus dem Cannabiskonsum einläutete.

Arbeite ich persönlich mit Menschen mit schädlichem Suchtmittelgebrauch, gebe ich bei Bedarf die Übungen vor. Junge wie erwachsene Abhängige reagieren dabei nicht selten erstaunlich heftig auf angeleitete Improvisationen rund um ein in Mitleidenschaft gezogenes inneres Organ. Als Beispiel wähle ich hier wiederum die Lunge:

> Ihre Lunge spendet Ihnen den Atem. Stellen Sie sich vor, wie Ihnen Ihre Lunge zu Diensten ist. Mit jedem Einatmen füllen Sie sie mit Luft. Mit jedem Ausatmen lassen Sie die verbrauchte Luft wieder hinaus ... Mit jedem Atemzug atmen Sie Wohltuendes ein, mit jedem Ausatmen atmen Sie Schädliches aus ... Mit jedem Atemzug strömen Wohltuendes und Lebensnotwendiges in sie ein. Mit jedem Ausatmen strömen verbrauchte Luft und alles Schädigende aus ihr heraus.

Fiele die Wahl substanz-, verhaltens- oder gefühlsbezogen auf das Herz, die Leber oder die Haut, würde ich die Anleitung auf diese Organe abstimmen. Der Improvisationsgabe sind dabei keinerlei Grenzen gesetzt, außer denen der eigenen Fantasie.

Sanftheit streichelt die Haut und die Seele

Bei vorwiegend jungen Frauen und Männern mit selbstverletzendem Verhalten in Form von Schneiden und Ritzen, die durch vorangegangene Stabilisierungsphasen ausreichend gefestigt sind, um beim Thema »Haut« nicht sofort »getriggert« zu werden, habe ich gute Erfahrungen mit einer sehr sanften körperbezogenen Imaginationsübung sammeln können, deren ungefähren Wortlaut ich hier wiedergebe. Manchmal läuft die Imagination ohne zwischengeschaltete Rückfragen ab, sicherer ist jedoch der dialogische Austausch während der Anleitung. Diese heilsame Übung kann jede junge Frau mit selbstverletzendem Verhalten auch zu Hause als Selbsthilfe zur Selbstheilung praktizieren. Da ich mit den Klientinnen in der Regel per »Du« bin, findet sich das »Du« auch in der Vorlage:

> Verweile jetzt mal bei deiner Haut. Du musst nicht tun, wozu ich dich jetzt ermuntern mag, falls du nicht willst. Dann höre den Worten einfach nur zu. Du darfst und kannst aber auch ausprobieren, was ich dir vorschlage. Versuche mal, so wie du gerade dasitzt, zu spüren, ob und wie du deine Haut wahrnimmst … Spürst du etwas? … Gut!
>
> Und jetzt schau mal auf deine Unterarme, die du in der Vergangenheit am meisten geritzt hast. Du hast deine Haut und dich selbst dort verletzt. Du hattest deine ganz privaten guten Gründe, die du heute verstehen kannst. Und es war so wichtig für dich, dich selbst zu verstehen … Aber da sind jetzt noch die Wunden und Narben, jede mit ihrer Geschichte. Die, die äußerlich schon so gut verheilt sind, dass man sie fast nicht mehr sehen kann, von denen du aber für dich dennoch weißt. Oder auch die, die noch nicht verheilt sind, deren Narben auch ich hier sehen kann, weil du sie mich sehen lässt.
>
> Und jetzt probier mal, auf einen deiner verletzten Unterarme deine andere freie Hand zu legen. Mit deiner Hand bedeckst und schützt du jetzt deine Haut … Es tut gut, deine Hand auf deinem Arm zu spüren. Sie ist wie Balsam für deine Wunden … Und jetzt stell dir mal vor, wie du sagst: »Es tut mir leid.« Du sagst es zuerst zu dir selbst, und dann sagst du es in Gedanken oder auch, indem du es konkret aussprichst, zu deinem Arm, zu deiner Haut. Vielleicht so ähnlich: »Es tut mir leid, dass ich dich so schlecht behandelt habe. Doch ich

> konnte noch nicht anders. In Zukunft aber werde ich dich achten und beschützen.« Du weißt aber am besten, welche Worte für dich die richtigen sind. Indem du sie aussprichst, entschuldigst du dich bei deiner Haut und bittest sie um Verzeihung. Probier es mal aus, falls du magst.
> Damit deine Haut es noch besser versteht, streich doch vielleicht mal mit deiner Hand ganz leicht, wohlwollend, liebevoll über die Haut an deinen Arm. So, wie man ein trauriges Kind zur Beruhigung streicheln kann. Erlaube dir einfach, das zu tun ... Du spürst deutlich, wie diese sanfte Berührung dir selbst und deiner Haut guttut. Etwas ganz tief in dir drin weiß, dass du das wert bist ... und es atmet tief drin in dir auf ... Mit dieser Geste der Versöhnung und des Sich-Anfreundens kommst du mit dir und mit deiner Haut ins Reine.

Bei Klienten und Patientinnen, mit denen ein so vertrauensvolles Arbeitsbündnis besteht, dass Formen berührender Körperarbeit möglich sind, kann ich an der Stelle noch den Vorschlag hinzufügen:

> Wenn du magst und das für dich gut ist, kann ich meine Hand noch zusätzlich schützend auf deine Hand legen. So kann ich wie ein wohlwollender Zeuge sein, und wir bekräftigen gemeinsam, dass du in Zukunft achtsam mit dir und deiner Haut umgehen wirst.

In Eigenregie zu Hause kann eine gute Freundin diesen Part übernehmen. Oder in bestehenden Selbsthilfegruppen eine Person, die sich früher selbst verletzt, aber erfolgreich den Ausstieg bewältigt hat. Für manche jungen Erwachsenen mit Narben an Leib und Seele schlägt die Bekräftigung durch eine zweite Hand eine zusätzliche Brücke. Sie können sich wieder verstärkt in die menschliche Gemeinschaft aufgenommen fühlen und ihr Selbstbild, abgelehnt, ausgestoßen oder aussätzig zu sein, ablegen. Obendrein können sie – immer ihre Erlaubnis vorausgesetzt – die körperpsychotherapeutisch wie zwischenmenschlich korrigierende Erfahrung in sich aufnehmen, dass stimmige Berührung schützend, Sicherheit gewährend ist.

Jüngere Mädchen, die mir in Schulen sehr frühzeitig von ihrem Ritzen berichten und mir ihre Arme zeigen, frage ich bisweilen, ob es in ihrem Leben irgendetwas gibt, dem sie niemals ein Leid zufügen könnten. Viele nennen, ohne zu zögern, ein ihnen ans Herz gewachsenes Kuscheltier, das sie schon lange durch ihr Leben begleitet und dem sie alle Sorgen und Nöte erzählen. Ich ermuntere sie dann, sich in Situationen, in denen der Impuls, sich zu ritzen, drängend wird, ihr Kuscheltier als Schutz in die Hände zu nehmen und es sprechen zu lassen: »Du würdest mir nie wehtun. Tu dir selbst auch nicht weh.« Oft schauen mich die Mädchen oder Frauen dann erst einmal lange wortlos mit großen Augen an. Dann nicken sie manchmal, und wir verstehen uns ohne viele weitere Worte.

Ich habe auch schon gehört, dass junge Mädchen mir antworten: »Ich würde niemals etwas verletzen, was meine Lieblingsfarbe hat.« Im frühen Stadium des Ritzens kann dann die Ermunterung hilfreich sein, sich den eigenen Arm, die eigene Haut in der Lieblingsfarbe vorzustellen. Eine 14-jährige Schülerin erzählt mir dazu:

> »Ich hab ausprobiert, was wir besprochen haben. Immer wenn ich mich ritzen will, stelle ich mir meine Arme und die Haut pink vor. Das funktioniert jetzt schon seit ein paar Wochen. Wenn ich mich selbst pink vorstelle, mag ich nicht mehr ritzen, denn dann würde ich ja meine Lieblingsfarbe verletzen. Das mache ich nicht.«

»Pink«, also Rosa, ist übrigens die Herzfarbe!

Alle bislang vorgeschlagenen Imaginationen und Übungen bergen einen gemeinsamen Vorteil: Sie sind sozusagen »schadensneutral«. Probieren Suchtgefährdete oder Suchtabhängige die Methoden aus, verbuchen aber keine Veränderungen, ist absolut nichts verloren. Dann greifen sie auf stärker wirkende Methoden zu. Die anschließende Übung wirkt nicht nur stark, sondern heftig!

Die goldene Schale der Vergebung, oder: Killergefühle wie Scham und Schuld entgiften

Ein Hindernis auf dem Veränderungs- und Heilungsweg vieler süchtig agierender Menschen sind ihre abgrundtiefen Scham- und Schuldgefühle, die ihnen auf ihrem Lebensweg entweder eingeimpft wurden oder die sie aus eigenem Zutun angehäuft haben. Scham- und Schuldgefühle können wir nicht auf die gleiche Stufe stellen wie andere Gefühle. Beide sind absolute Killergefühle, wobei völlig offen ist, welche für einen Menschen jeweils schwerer wiegen. Sie können in ihrer Bindungswirkung so heftig sein, dass alle Hilfsangebote von Angehörigen wie professionellen Helfern daran abprallen. Sie beißen sich die Zähne an ihnen aus. Quälende Scham und Schuld sind andere Wörter für »Hölle«. Ich gebe erneut Mareile Kurtz das Wort, die das Drama »Schuld« aus ihrer Innensicht aufbricht:

> »Es ist der Name meiner Hölle. Denn auf einmal begreife ich, dass mir die Verdammnis nicht bevorsteht, sondern ich schon seit unzähligen Jahren mittendrin stecke. Es ist die Hölle, in der jeder Mensch steckt. Es ist die Hölle, die uns Menschen seit Tausenden von Jahren mit Teufelsknüppeln eingeprügelt wird. Es ist: Schuld.
> Schuld – weil wir im System nicht funktionieren. Schuld – weil wir den Anforderungen der Matrix nie gerecht werden können. Schuld – weil wir nicht nach den vermeintlichen Regeln spielen. Schuld – weil wir nicht den äußeren Idealbildern entsprechen. Schuld – weil die Matrix es unmöglich macht, sich angemessen um Partner, Freunde und Familie zu kümmern und sich auf die wirklich wichtigen Dinge zu konzentrieren. Schuld – weil wir uns immer leer und nie zufrieden fühlen. Schuld – weil wir spüren, dass das alles nicht richtig sein kann, und wir uns vor lauter Hilflosigkeit nach Betäubung sehnen. Schuld – weil man einen unpopulären Schlafrhythmus hat und erdrückt von negativen Energien erst mittags aus dem Bett kommt. Schuld – weil wir nach Größerem und der Wahrheit gieren. Schuld –

weil wir keinen Bock mehr auf die ganze Scheiße haben. Schuld – weil sich unsere Seelen gegen ein Leben aufbäumen, das uns krank macht. Schuld – die unser Selbstwertgefühl zu winzigen Krümeln zerfrisst. Schuld – die uns selbst zu unseren härtesten Kritikern und abhängig von dem Lob, der Meinung und der Anerkennung anderer macht. Schuld – die bewirkt, dass wir nie einfach nur dankbar sein können, sondern sofort ein schlechtes Gewissen kriegen, wenn jemand mal etwas Nettes für uns tut. Schuld – die dafür sorgt, dass man sich nie traut, Nein zu sagen, weil man fürchtet, dann nicht mehr geliebt zu werden. Schuld – die wir nicht mehr ertragen und deswegen auf andere laden. Schuld – weil wir immer mehr innere Verletzungen anhäufen und den Schmerz an anderen auslassen, womit wir uns selbst allerdings am allermeisten wehtun. Das wissen wir, doch wir wollen es so. Wir wollen leiden. Wir wollen uns selbst bestrafen. Und warum? Weil wir uns für schuldig halten! ›Ich bin ein toller Mensch!‹ – Wer kann das schon laut aussprechen, ohne sich dabei komisch zu fühlen? Vor allem in Gesellschaft.
Und dabei ist es überhaupt kein Wunder, dass wir alle so durchdrehen! *Unser großer Krieg ist ein spiritueller! Unsere große Depression ist das Leben.* Denn in der Matrix, in der äußeren Welt, werden wir unser Glück *niemals* und *nirgendwo* finden – die Zeit arbeitet immer gegen uns! Der einzige Ort, an dem wir erfolgreich suchen können, ist das Innere.
Und so etwas wie durchweg dumme, böse oder gar falsche Menschen gibt es nicht – nur falsche Förderung! … Und so etwas wie Schuld gibt es nicht! Es gibt nur tief vergrabene Schmerzen, die wir uns nicht anzugucken und zu sezieren trauen und deswegen immer und immer wieder ausagieren. Und Ängste. Alles verzehrende, auf Vergangenheit und Zukunft gerichtete Ängste, die uns handeln, habgierig werden und Dinge tun lassen, die nicht unserem wahren Selbst entsprechen. Jenseits von Ego und Schuld liegt das Paradies verborgen. In jedem von uns. Mit oder ohne Apfel. Das Paradies ist kein Ort, den man suchen kann, sondern ein Gefühl. Denn all diese Ängste sind nicht real. Sie sind – nur in unserem Kopf!«

... oder in unserer Seele, füge ich hinzu. Kein Lehrbuch über Schuld könnte Ihnen als Leser oder Leserin diesen Einblick in verheerende Schuldgefühle vermitteln. Spüren Sie, wie atemlos das macht, dieses »Herunterbeten« von Schuldgefühlen? Deshalb schlage ich Ihnen eine kleine Besinnungspause vor:

- Wo finden Sie selbst sich darin wieder?
- Was davon kommt Ihnen bekannt, vertraut vor?
- Was ist Ihr eigener Preis, den Sie zahlen?
- Mögen Sie das überhaupt erwägen? Oder sperren Sie sich gegen die Wortflut?
- Und falls Sie das alles gar nicht beträfe, was würde es verändern, wenn Sie unter dem Blickwinkel, der sich Ihnen hier bietet, einen neuen Blick auf den Menschen werfen würden, der Ihnen vielleicht gerade den größten Kummer bereitet, weil er als Mensch, der Ihrem Herzen nahesteht, im Niemandsland von Drogen und Sucht umherirrt?

Weil tief sitzende Scham- und Schuldgefühle durch ein bloßes Darüberreden bestenfalls an der Oberfläche angekratzt, jedoch nicht am Ursprung verändert werden, habe ich ein Instrument geschaffen, um durch die Hintertür zu kommen. Diese »Hintertür« führt allerdings auf geradem Wege mitten ins Herz. Obendrein verschafft sie noch Zugang zu in uns angelegten spirituellen Ebenen. Niemand braucht vor dem Wort »Spiritualität« zurückzuschrecken, meint es doch nur: die Welt in einem anderen Geist zu durchdringen.

Meine Imaginationsübung »Die goldene Schale der Vergebung« ist vor vielen Jahren während der Arbeit mit einem harte Drogen konsumierenden Klienten entstanden, dem ich sie auf den Leib beziehungsweise auf seine aktuelle Befindlichkeit zugeschneidert habe. Erst danach habe ich ihre Wirksamkeit bewusst an weiteren Suchtklienten erprobt und ihr die derzeit aktuelle Fassung verliehen, die eine ebenso bewusste wie absichtsvolle Konstruktion ist, entstanden aus Erfahrung. Sie spricht sehr dezidiert das Innenleben vieler meiner Drogenklienten und Suchtpatientinnen an. Sie kann jederzeit in Eigenregie für die eigene Person genutzt werden, wobei es von Vorteil ist, wenn eine zweite, befreundete Person anwesend ist.

Die »Entgiftungs«-Anleitung zur Anwendung in Eigenregie

Die verschriftlichten Anleitungen dieser mit Bedacht komponierten Imagination sind in der direkten »Du«-Form gehalten. Die inneren Anteile eines Menschen, die hier berührt werden, bedürfen nicht des distanzierten »Sie«. Es wäre eher hinderlich.

> Schließe die Augen. Falls es dir nicht möglich ist, die Augen zu schließen, fixiere einfach einen Punkt auf dem Boden, etwa einen Meter vor deinen Füßen. Nimm eine bequeme Haltung ein. Spüre, wo dein Körper Kontakt zum Sitz oder zum Boden hat. Achte auf deine Atmung, gleichgültig, wohin du atmest, ob in den Bauch oder in die Brust. Nimm nur einige Atemzüge lang wahr, wie du atmest, dass du atmest und dass dein Atem kommt und wieder geht, ohne dass du dafür etwas tun musst. Mach dir einen Augenblick bewusst, dass dein Atmen in deinem Leben etwas ist, wofür du dich nicht anstrengen musst. Wenn du magst, vertiefe deine Atmung ein wenig. Für ein paar Atemzüge warte ich auf dich.
> Und nun stell dir vor, dass sich mal wieder einer deiner üblichen Tage dem späten Nachmittag zuneigt. Du fühlst dich nicht gerade besonders erhebend mit dir selbst, weil du wie immer in der letzten Zeit deiner Abhängigkeit nachgejagt bist. Und eigentlich weißt du auch mal wieder gar nicht so recht, was du überhaupt noch fühlst oder fühlen willst und wie es für dich und mit deinem Leben weitergehen soll.
> In Gedanken läufst du einfach so vor dich hin. Einfach so in Bewegung zu sein tut dir gut, selbst wenn du vor lauter Gedanken den Weg, den du gehst, überhaupt nicht richtig wahrnimmst ... Weder

hast du ein Gefühl dafür, noch bedeutet es dir wirklich etwas, wie lange du schon so ziel- und planlos unterwegs bist, als du plötzlich bemerkst, dass der Weg nicht mehr weiterführt. Ohne dass du es bewusst registriert hättest, hat dich dein Weg in einen kleinen Felsenkessel geführt ... Da es nicht mehr weitergeht, siehst du dich jetzt doch einmal aufmerksam um, wo du eigentlich gelandet bist. Rings um dich her ragen steinerne Wände hoch, die von Sträuchern und Bäumen bewachsen sind ... Der Ort ist dir nicht einmal unangenehm. Und da du schon einmal hierhergeraten bist, beschließt du, dich erst einmal auf einen größeren, glatten Stein zu setzen, um auszuruhen und dir zu überlegen, wohin du von hier aus als Nächstes gehen möchtest.

Beiläufig registrierst du, dass du ein leises Geräusch von Wasser hörst. Du schaust dich genauer um und bemerkst an einer Stelle des kleinen Felsenkessels eine Quelle, an der ein unterirdischer Wasserlauf wieder an die Oberfläche gelangt. Dein Blick folgt dem Wasser, und du siehst, dass das Wasser einen kleinen Bach speist, der sich neben dem Weg entlangwindet, auf dem du vorhin hierhergelangt bist ... Auf deinem Felsen sitzend, schaust du den Weg zurück. Ein ganzes Stück des Weges können deine Augen noch erfassen. Du wunderst dich nach wie vor, dass du gar nicht wirklich wahrgenommen hast, wie du ihn bis hierher gegangen bist. Aber was soll's. Ob du hier bist oder woanders, scheint für dich keine besonders wichtige Rolle zu spielen.

Noch während du innerlich die Achseln zuckst, erfasst dein Blick in der Ferne eine Gestalt, die sich dir über den Weg, den du selbst gegangen bist, nähert. Du kannst noch nicht genau sehen, wer oder was da auf dich zukommt, aber es ist keine Person, die du kennst oder mal gekannt hast. Es ist nicht einmal sicher, ob es überhaupt eine menschliche Gestalt ist. Du bist aber neugierig, welches Wesen oder welche Gestalt sich zu dir an diesen Ort verirren könnte ... Im Näherkommen siehst du auch, dass die Gestalt etwas in ihren Händen trägt, das wie eine Schale aussieht. Außerdem kannst du die Gestalt selbst jetzt immer genauer erkennen. Du hast dieses Wesen

noch nie gesehen, bist dir aber merkwürdig sicher, dass du keinerlei Grund für Besorgnis oder Angst zu haben brauchst. Dieses Wesen scheint dir unwirklich und überwirklich zugleich ... Es ist dir mittlerweile so nahe gekommen, dass du seine Augen sehen und seine Anwesenheit spüren kannst ... Von dem Wesen strahlt etwas ganz Besonderes aus. Du bist völlig gebannt von seiner Erscheinung und von dem Blick, mit dem es dich anschaut.
Ganz im Gegensatz zu den eher wenig guten Gefühlen, dir du dir derzeit selbst entgegenbringst, schaut dich dieses Wesen mit seinen Augen auf eine so eindringlich gütige, wohlwollende, ja sogar uneingeschränkt liebevoll bestätigende, warmherzige Weise an, dass dir eine regelrechte Gänsehaut über den Rücken läuft ... Sie wird noch verstärkt dadurch, dass du weitere Eigenschaften an dem Wesen wahrnimmst, die dir selbst in deiner Lage nur guttun könnten: Das Wesen erscheint dir nicht bloß friedfertig, sondern gleichzeitig voller Standhaftigkeit und innerer Stärke ... Du siehst dir dieses ebenso gütige wie Kraft verströmende Wesen genauestens an, erfasst es in seiner ganzen Gestalt, wie es da vor dir steht und dich wortlos spüren lässt, dass es extra für dich hierhergekommen ist. In deiner eigenen Verwunderung fragst du dich noch innerlich, ob du wirklich gemeint sein kannst ... Von dem Wesen dir gegenüber strahlt indes ein solches Ausmaß an Würde und Annahme aus, dass du dir sicher bist, es hat den Weg hierher gefunden, weil es dich finden wollte.
Du spürst plötzlich eine lange nicht mehr vertraute Rührung in dir hochsteigen. Gefühle drängen mit Macht an die Oberfläche, die du lange Zeit nur noch versucht hast, irgendwie unter Kontrolle zu halten, um es mit dir selbst auszuhalten ... Jetzt siehst du auch deutlich, was das Wesen vor dir in seinen beiden Händen hält. Es ist eine golden schimmernde Schale, die es mit beiden Händen umfasst und die es jetzt so vor dich hinhält, dass du nur den Eindruck gewinnen kannst, sie ist da, damit du etwas in sie hineintun kannst ... Wieder bist du erstaunt, denn was solltest du, so wie du hier und überhaupt in deinem momentanen Leben stehst, diesem aus sich heraus strahlenden Wesen schon zu bieten haben?

Während du mit dieser Frage beschäftigt bist, schaut dich die Gestalt unverändert wohlwollend an. Aus ihren Augen heraus fühlst du dich auf eine Weise angesprochen, dass du gar nicht anders kannst, als den Blick zu erwidern und sogar zu halten. Dein Blick ruht in den Augen dieses gütigen, dich wortlos anschauenden Wesens, als du plötzlich so etwas wie eine innere Stimme vernimmst, die dich ganz leise und behutsam ermutigt: »Gib mir in diese Schale all deine Niedergeschlagenheit und Mutlosigkeit.« ... Und wie unter einem Zauber hast du tatsächlich den Eindruck, dass jedes Gefühl von Niedergeschlagenheit, Mutlosigkeit oder Nicht-weiter-Wissen aus dir herausfließt, um in der Schale zu verschwinden, die dir dieses Wesen entgegenhält. Du fühlst regelrecht, wie eine Mattigkeit von dir weicht, die du seit Langem mit dir herumgetragen hast.
Aufmunternd lächelnd und bestätigend nickend blickt dich die gütige, warmherzige Gestalt weiterhin unverwandt an, als du erneut klar und unzweideutig eine innere Stimme vernimmst, die dich diesmal ermuntert: »Lass alle deine Gefühle von Minderwertigkeit und Wertlosigkeit in diese Schale hineinfließen.« ... Und wieder geschieht etwas in dir, was du gar nicht wirklich willentlich beeinflussen kannst. Alles, was du selbst an dir nicht magst, und alles, wofür du dich selbst nicht akzeptierst, dich nicht leiden kannst, vielleicht sogar selbst verachtest oder hasst, und alles, was du dir nicht zutraust, was du glaubst, nicht schaffen zu können, und schließlich alles, weswegen du dich selbst abwertest, dich nicht selbst mögen und lieben magst, all diese negativen, behindernden Wertungen und Gefühle fließen aus dir heraus und hinein in diese Schale, die dir dieses uneingeschränkt wohlwollende Wesen dir gegenüber hinhält ... Du schaust in die Schale hinein und bemerkst voller Erstaunen, dass diese ganzen dunklen Gefühle sie in keiner Weise verunreinigen. Eher scheint sie sogar noch ein bisschen mehr zu glänzen. Erleichtert atmest du mehrfach ganz tief durch.
Dein Blick wird wieder eingefangen vom Glanz in den Augen dieses gütigen Wesens, das dir weiterhin seine goldene Schale anbietet. Du siehst dich aus seinen Augen noch freundlicher, bestätigender und

strahlender angeschaut und hörst zum dritten Mal eine sanfte Aufforderung durch die innere Stimme, die dir eingibt: »Gestatte allen deinen quälenden Schamgefühlen, in der goldenen Schale zu verschwinden.« ... Diese Ermunterung löst zwar einen heftigen inneren Aufruhr in dir aus, aber wiederum kannst du gar nicht anders, als ebenso erleichtert wie froh wahrzunehmen, dass tatsächlich der Druck aller in dir sitzenden Schamgefühle einen Damm bricht, um in einem großen Schwall aus dir herauszufluten ... Alles, wofür du dich in deiner aktuellen Lebenssituation vor dir selber schämst oder wofür du dich in der Vergangenheit in deinen Augen zu Unrecht durch andere beschämt gefühlt hast, fließt einfach in die dir dargebotene Schale ab ... Nach einer Weile fühlst du dich von allen peinigenden Schamgefühlen befreit. Es ist wie eine innere Reinigung ... Und all den schwarzen Gefühlen zum Trotz ist dir, als sei das Gold der Schale, in der sie verschwunden sind, noch ein wenig goldener geworden.

Erneut vertieft sich dein Blick in die Augen des dich liebevoll anschauenden Wesens, das mit dir an diesem merkwürdigen Ort ist, an den du gelangt bist und an dem es für dich nicht mehr weiterging ... Ganz besonders eindringlich und gütig siehst du dich jetzt angeschaut, als du zum wiederholten Male eine eindrückliche Ermutigung der innerlich vernommenen Stimme hörst: »Lade alle deine schweren Schuldgefühle in der goldenen Schale der Vergebung ab.« ... Du glaubst dich verhört zu haben, denn wie soll das angehen, dass du dich tatsächlich sogar noch deiner Schuldgefühle entledigen darfst? ... Zweifelnd schaust du das Wesen dir gegenüber an, doch es strahlt dich so bestätigend und aufmunternd an, dass du der Botschaft der inneren Stimme Glauben schenken kannst, die dich noch einmal ermutigt: »Lade alle deine schweren Schuldgefühle in der goldenen Schale der Vergebung ab.« In dem Moment fühlst du dich von einem brennend heißen Strom durchflutet. Er fährt dir durch Mark und Bein. Fast scheint es dir, als würde es dein ganzes Inneres zerreißen.

Glühend heiß erinnerst du dich an alle Situationen und Stationen deines Lebens, in denen du dich schuldig gefühlt hast. Entweder weil du aus deiner Sicht von anderen für etwas beschuldigt wurdest, was du nicht getan hattest, was du deshalb als zutiefst ungerecht empfunden hast ..., oder weil du im Laufe deiner Geschichte mit Drogen und Sucht tatsächlich eine Menge Mist gebaut hast ... Du erinnerst jede Einzelheit in deiner Vergangenheit, wo du dich dir selbst gegenüber verschuldet hast ..., und wo du durch dein Verhalten anderen Menschen gegenüber Schuld auf dich geladen hast durch Kränkungen, Verletzungen, Grenzüberschreitungen, Übergriffe, Diebstähle, unangemessene Aggressivität oder anderes ... Du bist dir sehr wohl bewusst, dass du durch dein eigenes Zutun ein erhebliches Schuldkonto angesammelt hast. Und irgendwann war es dann fast egal. Deine Schuldgefühle hatten ein Ausmaß erreicht, dass du ohnehin keinen Ausweg mehr gesehen hast, um irgendetwas davon wiedergutmachen zu können ... Und jetzt sollst du von diesem wohlwollenden Wesen, das mit dir an diesem seltsamen Ort ist, wirklich die Chance erhalten, all diese miesesten und schwärzesten Gefühle abzuladen, indem du sie dieser Schale der Vergebung anvertraust? Dir schwindelt fast vor diesem Angebot.

Und erneut kannst du gar nicht anders. Es geschieht einfach in dir. Es würgt dich für einen Moment, als alle deine Schuldgefühle einfach aus dir herausbrechen. Von der Kraft dieses Ausbruchs fühlst du dich gerüttelt und geschüttelt ..., aber dann ebben die Wogen zunehmend ab, und du merkst, wie du innerlich ruhig und ruhiger wirst ... Etwas richtet sich in dir auf. Du fühlst dich erleichtert und befreit von vielem, was du die ganzen letzten Jahre über als wachsende Last mit dir herumgetragen hast ... Hinter deinen Augen spürst du eine deutliche Veränderung. Du hast den Eindruck, dass du endlich wieder ganz offen und ohne eine Spur von Unaufrichtigkeit oder gar Verschlagenheit aus deinen Augen in die Welt blicken kannst ... Du siehst auch gerade noch, wie die letzten schlechten Gefühle sich in der goldenen Schale, die dir weiterhin hingehalten wird, in Nichts auflösen ... Gleichzeitig tauchen schöne Ideen und Bilder in dir auf, wie du dich symbolisch mit den Menschen, denen du Unrecht zugefügt hast, wieder versöhnen kannst ... Und merkwürdigerweise scheint die Schale genau in dem Augenblick noch goldener zu schimmern und ihren höchsten Glanz zu verströmen.

Nachdem du durch das Wohlwollen, die Warmherzigkeit und die hilfreiche Unterstützung durch diese gütige Gestalt, die dir weiterhin gegenübersteht, alle deine Niedergeschlagenheit, Mutlosigkeit, Perspektivlosigkeit, deine Minderwertigkeit und Selbstzweifel sowie deine Scham- und Schuldgefühle loswerden durftest, fühlst du dich merkwürdig leer in dir ... Aber nicht unangenehm leer, du spürst nur sehr klar, dass da viel Raum für Neues in dir ist ... Noch einmal siehst du dich von dem gütigen Blick dieses wohlwollenden Wesens gesehen und in deinem tiefsten Wesen erkannt, als du bemerkst, dass das Wesen seine rechte Hand oder, falls es gar kein menschenähnliches Wesen ist, das, was so etwas wie seine rechte Hand sein könnte, auf die Stelle deiner Brust legt, hinter der sich dein Herz verbirgt ... Die goldene Schale schwebt dabei einfach schwerelos in der Luft ... Durch den Blick des warmherzigen Wesens sowie die Berührung deines Herzens fühlst du, wie in dem neuen Raum in dir Mitgefühl und Liebe für dich selbst erwachsen ... Du kannst dich wieder selbst achten, spürst ganz ungewohnt dein Herz schlagen ... Eine neue Verbundenheit mit dem Leben beginnt dich auszufüllen ... Du weißt, du willst leben. Alle Zerstörung soll zu Ende sein.

Das Vertrauen, dass du mit neuer Zuversicht deinen weiteren Weg wirst gehen können, wirkt ungebrochen in dir weiter, als das gütige Wesen behutsam seine Hand von deinem Herzen nimmt und einen Schritt zur Seite tritt ... Du siehst, dass es in Richtung des Weges schaut, auf dem du irgendwann und irgendwie an diesen Ort gelangt bist, an dem es für dich nicht mehr weiterging. Du schaust ebenfalls in die Richtung dieses Weges ... Und dann vernimmst du noch ein letztes Mal eine Ermutigung durch diese wohlwollende Gestalt, die wie eine innere Stimme in dir spricht: »Geh jetzt. Geh deinen Weg!« ... Und du weißt plötzlich mit Sicherheit, dass du dir, wenn du dich von diesem Ort mit seinem kleinen Felsenkessel aus wieder in Bewegung setzt, einen neuen, achtsamen, mit dir selbst verbundenen Weg ins Leben und in die Welt da draußen suchen wirst, genauso wie dieser Bach, der sich von diesem Ort aus unaufhaltsam seinen Weg bahnt.

Mit einem letzten, tief dankbaren Blick verabschiedest du dich von dem liebevollen, bestätigenden Wesen an deiner Seite und machst dich auf den Weg ... Und mit den ersten Schritten, die du auf deinem neuen Weg beschreitest, kehrst du ganz allmählich auch wieder hierher in diesen Raum zurück. Nimm dir genügend Zeit dafür. Ich warte in Ruhe auf dich.

Den eigenen menschlichen Wert erfahren jenseits von Abhängigkeit

Jeder Drogengebrauch, jede süchtige Abhängigkeit kostet einen Preis. Keine psychoaktive Substanz stellt dem Gebraucher ihre Wirkungen zur Verfügung, ohne eine Gegenleistung einzufordern. Der Drogenkonsument muss einen Teil von sich zurückgeben, unabhängig davon, ob er es selbst so sieht oder empfindet. Drogenabhängigkeit und Suchtverhalten greifen den Selbstwert eines Menschen massiv an. Schlimmstenfalls zehren sie seine gesamte Würde auf. Abhängige Drogenkonsumenten, Spielsüchtige, Shopaholics, Sexaholics, Arbeitssüchtige, Ess- oder Magersüchtige leiden letztlich allesamt nicht nur an ihrer Sucht, sondern obendrein an ihren nagenden Selbstzweifeln.

Zweifel am eigenen menschlichen Wert unabhängig von einer zu erbringenden Leistung oder von zu erfüllenden Maßstäben, Hadern mit sich und der Welt, Selbstentwertung oder gar Selbsthass sind das pure Gegenteil von Mitgefühl mit sich selbst. Wer sich darin verfangen fühlt, vermag sich nicht zu lieben. Er verachtet sich, wie er auch seinen Nächsten verachten und hassen mag, ohne einen Gedanken an Mitgefühl zu hegen.

Individuelles Wohlergehen, innerer Friede im Geiste wie im Herzen, Friede mit den Menschen in der eigenen Familie und im sozialen Umfeld können allerdings nur gelingen vor dem Hintergrund von

Selbstannahme, Selbstliebe und Achtung der eigenen Menschenwürde sowie der der anderen. Wie soll Heilung im Innen wie im Außen sonst geschehen, außer durch die Liebe zu uns selbst und zu anderen? Innerlich wissen wir vielleicht darum, wiewohl sich unser Verstand gegen diese Einsicht zu sperren, sie sogar zu leugnen vermag. Der rationale Verstand deckt sich selten mit dem denkenden und fühlenden verstehenden Herzen. Wir tun gut daran, diese Diskrepanz und Polarität zu überwinden, wollen wir uns selbst lieben wie unseren Nächsten. Sobald wir die Herzensqualität des wirklichen Mitgefühls in uns entdecken und uns erlauben, setzt die Wandlung ein, welche zur Selbst- *und* Nächstenliebe befähigt und in eine Kultur des guten Umgangs mit sich *und* anderen mündet.

Drogen missbrauchende oder verhaltensabhängige Menschen mit ihrer durch die Sucht getrübten Selbstdefinition brauchen die unbedingte Ermutigung, sich zu fragen: »Was bin ich eigentlich noch als Mensch außer Kiffer, Kokser, Spieler, Kaufsüchtige oder Bulimikerin?« Was können süchtig Abhängige an sich selbst noch mögen, wertschätzen oder lieben, um nicht von sich selbst im O-Ton reden zu müssen: »Ich fühle mich wie ein Stück Scheiße«? Mit einem derartigen Selbstgefühl lässt sich nicht leben.

Ebenso dürfen sich Angehörige von Suchtabhängigen durch die Macht der süchtigen Dynamik nicht in die Irre führen und verführen lassen, in ihren Drogen gebrauchenden oder süchtig abhängigen Kindern oder Partnerinnen nur noch den süchtig agierenden Problemfall zu sehen. Jeder noch so süchtige Mensch ist viel mehr als seine Sucht. Wenn wir uns nicht verleiten lassen, diesen Gedanken und dieses Gefühl jemals aus den Augen zu verlieren, wenn wir ein solches Empfinden immer und immer wieder spiegeln können, ist allein das ein unendlich wertvoller Beitrag dazu, dass ein suchtabhängiges »Sorgenkind« sich schlussendlich wieder in einen »Sonnenschein« zu wandeln vermag. Leider ist die süchtige Beziehungsdynamik in vielen Fällen derart mächtig und durchsetzungsfähig, dass Angehörige wie professionelle Helferinnen das verbleibende Positive, Liebenswerte an süchtig agierenden Menschen nicht mehr zu achten vermögen. Dann ist das Spiel verloren, bis neue Regeln in Kraft gesetzt werden:

> Das mögliche Verhängnis des wechselseitigen Verlierens schleicht sich wie ein zersetzendes Gift in das familiäre Zusammenleben ein. Wie ist es möglich, dass mir allein innerhalb einer Woche drei Mütter voller Verzweiflung berichten, ihre cannabisabhängigen Söhne hätten das Gefühl, ihre Väter würden sie überhaupt nicht mehr lieben? Die Väter dieser Jungen sind keine Rabenväter, sondern ganz normale Väter, die Qualen leiden bei der Vorstellung, ihre Kinder richten sich und ihr Leben zugrunde. Tief gekränkt, bis ins Mark verletzt und abgrundtief enttäuscht von ihren Söhnen, wissen sie nicht ein noch aus. Sie reagieren, wie es leider vielen Männern gegeben ist: Sie ziehen sich in ein trotziges Schweigen zurück, reden kein Wort mehr mit ihren Söhnen, strafen sie mit vermeintlichem Liebesentzug. Sie warten auf eine Entschuldigung ihrer Söhne für deren Fehlverhalten, die aber nicht kommen wird, weil ihre Söhne sich nicht kleinkriegen lassen dürfen. Außerdem haben sie nicht das Gefühl, ihren Vätern etwas angetan zu haben, wofür sie sich entschuldigen müssten. Da es die Söhne ihrer Väter sind, reagieren sie mit den gleichen Verhaltensmustern: Sie ziehen sich ins Schweigen zurück. Jeder Dialog erstirbt, weil zwei gekränkte Menschen nicht mehr über ihre Schatten zu springen vermögen. Dauert dieser Zustand Wochen oder gar Monate an, schreitet die Cannabiskarriere der Söhne munter fort, weil sie diese unerträgliche Situation wegzukiffen trachten. Die Väter schlafen schlecht, bekommen möglicherweise sogar Herzbeschwerden, missachten diese Botschaft ihrer Seele jedoch und schweigen weiter. Die Mütter sehen die Spirale, könnten verzweifeln, weil sie zwischen zwei sich anschweigenden Trotzköpfen nicht zu vermitteln wissen. Das ist nun wirklich das Falscheste, was Erwachsene als Eltern tun können, nicht aus Böswilligkeit, sondern aus der puren inneren Not heraus, die jeden gesünderen Blickwinkel verstellt.

Ich bin mir absolut sicher, dass sich einige von Ihnen als Väter und Mütter in dieser Situation gerade leidvoll wiedererkennen. Der Ausweg ist unglaublich einfach und augenblicklich zu eröffnen. Einem Vater, ein in meinen Augen liebenswerter Mensch und seinen Sohn liebender Vater, der gleichfalls erzählte, dass er seit Wochen nicht mehr mit seinem 15-jährigen Sohn rede und schlecht schlafe, gab ich nur mit auf den Weg:

> »Tun Sie sich das selbst nicht mehr länger an. Gehen Sie abends nicht mehr ins Bett, ohne Ihrem Sohn eine gute Nacht gewünscht zu haben. Springen Sie über Ihren Schatten, Sie sind der Erwachsene. Schweigen Sie ihn weiter an, ernten Sie nur das, was Sie am meisten fürchten. Es tut Ihnen selbst nicht gut, wenn Sie Ihrem Sohn nicht ›Gute Nacht‹ sagen, weil Sie dieses negative Gefühl selbst mit ins Bett nehmen und deshalb schlecht schlafen.«

Eine Woche später war der Vater in der Lage, zu berichten:

> »Alleine mit diesem einen Satz: ›Gehen Sie abends nicht mehr ins Bett, ohne Ihrem Sohn eine gute Nacht zu wünschen‹, haben Sie mir total geholfen. Wir reden wieder normal miteinander, und die Situation hat sich entspannt.«

Vater und Sohn reden nicht nur wieder miteinander, sondern der Vater vermittelt seinem Jungen über Worte und Gesten, wie froh er ist, dass es ihn gibt. Der Sohn hängt nicht länger dem Missverständnis an: »Mein Vater liebt mich nicht.« Seine Augen leuchten auf, wenn sich sein Vater ihm zuwendet, und er reagiert, indem er seinen Cannabismissbrauch reduzieren oder gar einstellen möchte.

Natürlich ist es längst nicht in allen Fällen so einfach. Aber es gilt die unverrückbare Tatsache: Jeder suchtabhängige Mensch ist als Mensch weitaus mehr als seine Sucht.

Daran versucht auch eine Mutter festzuhalten, die mich per Mail um einen Beratungstermin ersuchte, obwohl sie von weit her anreisen musste. Als ich sie fragte, was sie sich trotz der Entfernung davon verspreche, mailte sie zurück:

> »Ich glaube, es war mein tiefes Bedürfnis als Mutter, mit einer Person zu sprechen, die Menschen wie meinen Sohn nicht als Versager, Kleinkriminelle, Revolluzer etc. sehen, sondern den oft zu weichen Kern, die Verletzungen und unverarbeiteten Lebensaufgaben und so weiter hinter der Fassade erkennen.
> Die Suche nach einer Person, welche diesen hilfebedürftigen Cannabisabhängigen – ich kenne außer meinem Sohn noch sehr viele aus seinem Freundeskreis (alles nette Jugendliche) – mit Achtung und Respekt begegnet und ihnen ihre Würde lässt, die sie selber oft schon verloren haben.
> Die Suche nach einer Person, die versteht, warum ich durchhalte und zu ihm stehe, auch wenn meine Belastungsgrenze schon lange erreicht ist.
> Die Suche nach einer Person, die mir nicht sagt: ›Schmeißen Sie ihn raus‹, oder Ähnliches. Die Suche nach einer Person, die mir Rat geben kann, wie ich mich verhalten soll in der ein oder anderen Situation.
> Ganz schön viele Erwartungen, merke ich da, wenn ich das so niederschreibe. Das hätte Sie ja erdrückt, befürchte ich.
> Aber wie gesagt: Ich habe mein Leben, mein Zusammenleben mit meinem Sohn in Ihrem Buch gelesen. In so vielen Worten habe ich unsere Situation wiedererkannt. Und da ich hier niemanden finde, der mir weiterhelfen kann, habe ich mich an Sie gewendet.
> Ich bin froh, zu wissen, dass es eine Möglichkeit gäbe, zu Ihnen zu kommen. Das tröstet mich schon ein bisschen.«

Ich habe lange mit mir gerungen, ob ich die Aussagen dieser Mutter hier wiedergeben soll. Ein wenig mag mich Fremdscham beschleichen. Nicht, weil ich mich darin in ein so gutes Licht gestellt sehe, sondern ob der Frage: »Weshalb findet diese Mutter in ihrer Not nicht an ihrem Wohnort oder in der Nähe das, was sie sucht?« Wieso ist so schwierig zu finden, was menschlich eigentlich ganz selbstverständlich sein sollte? Das Problem ist wirklich nicht, dass es keine Kollegen gäbe, die mit dem Herzen arbeiten, sondern vielmehr, dass sie schwierig zu finden sind.

Zur Ruhe und zur Mitte finden

Von Drogen abhängige oder Suchtverhalten praktizierende Menschen sind häufig von einer heftigen körperlichen wie seelischen Unruhe getrieben. Um ansatzweise wieder zu einer Form von Ruhe sowie zur eigenen Mitte zu finden, verfügen aber auch sie über ein zuverlässiges »Fahrzeug«.

Unstrittig ist der Atem das natürlichste leibhaftige Mittel, welches uns jederzeit und überall zur Verfügung steht, um unser inneres Spannungs- und Erregungsniveau zu regulieren. Uns unseres Atems zur Beruhigung zu bedienen, ist ganz allein unsere private Entscheidung. Dazu bedürfen wir keiner sonstigen Person. Tatsache ist bloß, dass wir aus Gedankenlosigkeit oder Unachtsamkeit häufig versäumen, auf dieses jederzeit taugliche Mittel zurückzugreifen, wenn es uns eigentlich guttun würde. Süchtig agierende Menschen tun sich besonders schwer, sich etwas Gutes angedeihen zu lassen. Deshalb gebe ich ihnen hier die Anregung zu einer einfachen Atemübung für jeden Tag und jede Situation. Sie tut übrigens auch »normalen« Menschen gut.

> Setzen Sie sich bequem an einen ruhigen Ort hin, und schließen Sie die Augen. Falls es Ihnen nicht möglich ist, die Augen zu schließen, fixieren Sie einen Punkt auf dem Boden, etwa einen Meter vor Ihren Füßen. Nehmen Sie eine bequeme Haltung ein. Spüren Sie, wo Ihr Körper Kontakt zur Lehne, zum Sitz oder zum Boden hat. Achten Sie auf Ihre Atmung, gleichgültig, wohin Sie atmen, ob in den Bauch oder in die Brust. Nehmen Sie nur einige Atemzüge lang wahr, wie Sie atmen, dass Sie atmen und dass Ihr Atem kommt und wieder

geht, ohne dass Sie bewusst etwas dafür tun müssen ... Machen Sie sich einen Augenblick bewusst, dass das Atmen in Ihrem Leben etwas ist, wofür Sie sich normalerweise nicht anstrengen müssen. Ihr Atem kommt und geht von allein. Als Einatem strömt er leicht und fließend ein, und als Ausatem wieder hinaus. Es gibt da in Ihrem Leben also zumindest einen Bereich, der ganz und gar ohne Anstrengung funktioniert. Machen Sie sich das noch einmal ausdrücklich bewusst.

Und nun beginnen Sie damit, Ihren Atem bewusst etwas zu vertiefen. Atmen Sie langsam tiefer ein und aus ... Ihr Atem kommt, und Ihr Atem geht wieder ... Nehmen Sie ganz genau wahr, wie bei jedem Einatmen die Luft zum Leben in Sie einströmt und bei jedem Ausatmen wieder aus Ihnen hinausströmt, um Raum zu schaffen für einen neuen Atemzug ... Spüren Sie die Temperatur der Luft, die Sie einatmen und die Sie eine kleine Weile später wieder ausatmen ... Können Sie die leichte Bewegung Ihrer Nasenflügel spüren, während Sie einatmen? Sie nehmen in allen Einzelheiten wahr, wie sich bei jedem Einatmen Ihr Brustkorb hebt, wie sich die Bauchdecke wölbt und sich Ihre Flanken weiten durch die Luft, welche Sie in sich einströmen lassen ... Bei jedem Ausatmen spüren Sie umgekehrt, wie Ihre Bauchdecke und die Flanken sich wieder leicht einziehen und Ihre Brust sich sacht senkt ... Verfolgen Sie diese Wahrnehmungen für einige weitere Atemzüge.

Und nun stellen Sie sich vor, dass Sie Ihren Atem bei jedem Ausatmen durch Ihre Arme fließen lassen. Stellen Sie sich genau vor, wie Sie den Ausatem durch Ihre beiden Oberarme, die Unterarme und ihre Hände schicken und ihn schließlich durch die Fingerspitzen wieder austreten lassen. Sie können genau spüren, wie Ihr Ausatem durch Ihre Arme strömt ... Bleiben Sie für einige Atemzüge bei dieser Wahrnehmung.

Und jetzt stellen Sie sich bitte vor, dass Sie Ihren Atem beim Ausatmen durch Ihren gesamten Körper schicken. Sie lassen ihn langsam durch Ihren Brustkorb, durch den Bauch und Ihr Becken, die Oberschenkel und die Unterschenkel wandern, bis Sie ihn durch Ihre Fuß-

sohlen in die Erde verströmen … Nach einer kleinen Pause, welche Sie als ganz selbstverständlich registrieren, atmen Sie wieder tief und ruhig ein, um mit dem nächsten Ausatem die Luft wieder durch Ihren ganzen Körper zu schicken, bis sie an den Fußsohlen schließlich wieder austritt … Ruhig und regelmäßig folgen Sie in Ihrer Vorstellung diesem Atemrhythmus … Gelingt Ihnen die Vorstellung, wie Ihr Ausatem Ihren gesamten Körper durchströmt? Falls die Vorstellung schwierig sein sollte, Ihren Atem beim Ausatmen so durch Ihren ganzen Körper zu leiten, nehmen Sie die Schwierigkeiten einfach beiläufig wahr, und bleiben Sie trotzdem weiterhin bei dem Versuch dieser Vorstellung. Fällt die Vorstellung dagegen leicht, verfolgen Sie für einige weitere Atemzüge, wie Sie einatmen und Ihren Atem beim Ausatmen durch Ihren Körper schicken. Sie können seinen Weg durch Ihren Körper genau verfolgen … Vielleicht können Sie sogar richtig körperlich spüren, wie Ihr Ausatem durch den Körper fließt, als leichtes Kribbeln oder tatsächlich als ein körperlich spürbares Dahinströmen? … Oder ist es eher so, dass Sie den Weg Ihres Atems durch den Körper bloß bildlich in Ihrer Vorstellung verfolgen? … Es gibt kein richtig oder nicht richtig, es gibt bloß Ihre Wahrnehmung.
Mit Ihrer Wahrnehmung ganz bei Ihrem Atem, atmen Sie ohne Hast und Eile ruhig weiter. Ihr Atem kommt, er erfüllt Sie mit Luft zum Leben, und Sie schicken ihn beim Ausatmen auf die Reise durch Ihren Körper, bis er an den Fußsohlen wieder austritt. Ihr Atem kommt, und Ihr Atem geht, gleichmäßig fließend, … ruhig, … beruhigend, … ruhig, … beruhigend … Ihr Atem fließt, er strömt ein, und er strömt wieder aus, … er kommt, und er geht.
Und vielleicht stellt sich nach etlichen weiteren Atemzügen sogar das Gefühl ein, dass gar nicht mehr Sie es sind, der oder die atmet, sondern dass *es* Sie atmet, ganz selbstverständlich, ohne jegliche Mühe, ohne die leiseste Anstrengung, ohne wirkliches willentliches Zutun. Es atmet Sie, und Sie können sich dem vollkommen ruhig und entspannt überlassen.
Falls sich dieses Gefühl nicht oder noch nicht einstellt, ist es auch nicht weiter schlimm. Dann atmen Sie ganz einfach ruhig für sich

weiter und verfolgen, wie Ihr Atem kommt und wie er wieder geht, gleichmäßig, ruhig, beruhigend.
Falls Sie mögen, lassen Sie Ihren Atem noch für einige Atemzüge weiter kommen und wieder gehen, ... öffnen Sie dann langsam wieder die Augen, strecken Sie sich wohlig, und gönnen Sie sich einen letzten Moment achtsam präsenter Besinnung, bevor Sie sich wieder Ihrem Tagesgeschehen zuwenden.

Ich habe noch nie erlebt, dass diese Atemübung auf meine Klienten keine Wirkung ausüben würde.

Die Formulierung »Es atmet mich« ruft seit den Ursprüngen von New Age und Atemarbeit täglich neue Kritiker und Skeptiker auf den Plan, die sich wenig mitfühlend zu Spott und Häme berufen fühlen. Wer indes nur ein einziges Mal leibhaftig verspürt hat, wie sich dieses »Es atmet mich« authentisch anfühlt, wird nie wieder etwas an dieser Wortwendung bekritteln wollen, sondern sich des puren Erlebens glücklich schätzen.

Das Licht nicht unter den Scheffel stellen

Menschen sind nicht nur Wesen aus Fleisch und Blut, sondern in einem bestimmten Sinne auch Lichtwesen. Wer einmal das menschliche Energiefeld, unsere Aura, hat strahlen sehen, glaubt nicht nur, sondern er weiß dann, dass Menschen ein Licht ausstrahlen. Unsere leuchtende Aura sehen zu können ist keine Hexerei und hat auch nichts mit Esoterik zu tun. Jeder und jede kann mit entsprechender Unterweisung üben, sein eigenes Licht sowie das seiner Mitmenschen zu sehen. Wer weiß, wie er wo zu schauen hat, sieht. Im Anschluss müssen wir uns nur entscheiden, was unser Wissen um unser Licht für unser Welt- und Menschenbild bedeuten soll.

Sein eigenes Licht leuchten zu lassen, es nicht unter den Scheffel zu stellen bedeutet in keiner Weise, sich in den Mittelpunkt zu stellen oder sich gar narzisstisch grandios als Lichtgestalt zu inszenieren. Das Licht nicht unter den Scheffel zu stellen heißt vielmehr, in angemessener Demut darum zu wissen, dass wir als Menschen mit unserem Licht am Licht der Schöpfung teilhaben dürfen. Das ist nicht wenig.

Süchtig agierende Menschen greifen sich selbst und ihr Licht an. Nichtsdestoweniger bringen sie es nie völlig zum Erlöschen. Und erstaunlicherweise strahlen manche Suchtabhängige mit besonderen inneren Fähigkeiten trotz ihrer Sucht ein bemerkenswert strahlendes Licht aus. Alle suchtabhängigen Menschen vermögen beim Ausstieg aus der Sucht im Zuge ihres Wandlungsprozesses ihr Licht unter dem Scheffel hervorzuholen, um es zur Gesundung und im Idealfall zur Heilung zu nutzen. Wiederum ist es ihnen zwar nicht gegeben, einfach einen inneren Schalter umzulegen und sich zu sagen: »Ich lasse von nun an wieder mein Licht leuchten.« Das wäre nun doch zu simpel. Aber es steht ihnen offen, den Prozess zu initiieren und zu bekräftigen, indem sie ausgesuchte imaginative oder meditative Übungen praktizieren, die ihr Licht neu entfachen und heller strahlen lassen. Wer sich durch seine eigenen inneren Boykotteure nicht davon abbringen lässt, wirksame Lichtübungen regelmäßig zu nutzen, wird langsam, aber stetig feststellen, wie es heller wird in Geist und Seele. Der heilsame Effekt ist einleuchtend: Wo vermehrt Licht ist, können zwar Schatten sein. Aber wo Licht ist, kann das Dunkel nicht mehr herrschen.

Menschen, die in süchtige Abhängigkeit geraten sind, weil sie sich vor den Herausforderungen des Lebens mit Rauschmitteln oder Suchtverhalten zu schützen suchten, können sich über Lichtübungen einen gänzlich anders gearteten Schutz zu Hilfe nehmen. Eine der grundlegendsten imaginativen Lichtübungen gebe ich Ihnen und dir hier zum eigenen Nutzen an die Hand. Für die Anleitung wechsele ich wieder in die direkte Anrede, weil die Übung sich in der Tiefe an das private »Du« und nicht an ein förmliches »Sie« wendet.

Sich geschützt und geborgen fühlen in strahlendem Licht

Setz dich bequem an einem ruhigen Ort hin, und schließe die Augen. Falls es dir nicht möglich ist, die Augen zu schließen, fixiere einen Punkt auf dem Boden, etwa einen Meter vor deinen Füßen. Nimm eine bequeme Haltung ein. Spüre, wo dein Körper Kontakt zur Lehne, zum Sitz oder zum Boden hat. Achte auf deine Atmung, gleichgültig, wohin du atmest, ob in den Bauch oder in die Brust. Nimm nur einige Atemzüge lang wahr, wie du atmest, dass du atmest und dass dein Atem kommt und wieder geht, ohne dass du bewusst etwas dafür tun müsstest ... Mach dir einen Augenblick bewusst, dass das Atmen in deinem Leben etwas ist, wofür du dich normalerweise nicht anstrengen musst. Dein Atem kommt und geht von allein. Als »Einatem« strömt er leicht und fließend ein und als »Ausatem« wieder hinaus. Es gibt da in deinem Leben also zumindest einen Bereich, der ganz und gar ohne Anstrengung funktioniert. Mach dir das noch einmal ausdrücklich bewusst. Und mach dir bewusst, dass dein Atem in deinem Leben das Erste ist, das kommt, und das Letzte ist, das geht. Dazwischen bist du mit deinem Leben.

Und nun vertiefe deine Atmung ein wenig, aber ohne Anstrengung. Bring deine Atmung in Ordnung, indem du vermehrt in den Bauch hinein atmest ... Stell dir nun vor, wie du mit jedem Einatmen strahlend helles weißes Licht in die Mitte deines Herzens atmest. Mit jedem Einatem atmest du leuchtend helles weißes Licht in die Mitte deines Herzens ... Und weil du mit jedem weiteren Einatem immer neues strahlend helles Licht in die Mitte deines Herzens atmest, verdichtet sich dieses helle strahlende Licht an der Stelle in deiner Brust, hinter der dein Herz für dich und dein Leben schlägt ... Das Licht verdichtet sich dort zu einer strahlend hellen Kugel oder zu einem leuchtenden Kristall. Und immer weiter atmest du strahlend helles weißes Licht in die Mitte deines Herzens, sodass die leuchtende Kugel oder der Kristall in deiner Brust immer heller und strahlender wird.

Mit jedem Einatem atmest du helles weißes Licht in die Mitte deines Herzens, und dieses strahlend weiße Licht der leuchtenden Kugel fängt an, sich auszudehnen. Das Licht dehnt sich aus in deinen gesamten Brustraum, es dehnt sich aus in deinen Bauch und in dein Becken hinein. Und immer neu atmest du helles weißes Licht in die Mitte deines Herzens hinein, sodass das Licht sich weiter ausdehnt in deine Beine und Füße hinein, in deine Arme und Hände, und das strahlend leuchtende weiße Licht erfüllt auch deinen Kopf ... Arme und Beine, dein gesamter Körper ist durchdrungen und erfüllt von diesem strahlend hellen weißen Licht ... Das Licht dringt in jede deiner Körperzellen ein, du bist erfüllt und ausgefüllt von diesem hellen strahlenden Licht. Das Licht dehnt sich aus bis an die Grenzen deiner Haut. Du siehst dich völlig ausgefüllt von diesem hellen weißen Licht. Und jetzt stell dir vor, dass sich dieses strahlend helle weiße Licht noch weiter ausdehnt. Es dehnt sich aus über die Grenzen deiner Haut hinaus, etwa drei bis vier Zentimeter über deine Haut hinaus. Du siehst dich ausgefüllt und umhüllt von dieser Schicht aus strahlend hellem weißem Licht ... Das Licht umgibt dich wie eine schützende Hülle. Du siehst dich umflossen von einer schützenden Schicht aus strahlend hellem weißem Licht. Und in dieser Schutzhülle aus Licht kannst du dich jetzt sicher und geborgen fühlen. Deine Schutzschicht aus hellem strahlendem Licht schränkt dich in keiner Weise ein, du kannst alles sehen, hören, spüren, fühlen, wahrnehmen. Aber du fühlst dich zuverlässig geschützt von diesem strahlend hellen weißen Licht, das dich umfließt. Mit jedem Fließen deines Atems spendet dir die leuchtende Schicht um dich herum mehr Sicherheit. Von Kopf bis Fuß bist du sicher eingehüllt in dieses strahlend helle Licht, das dich umgibt.

Sicher geborgen in deiner Schutzhülle aus hellem weißem Licht und so in dir selbst ruhend, kannst du dir nun alles vorstellen, was dich in der Vergangenheit geängstigt hat, was dich schmerzt, dir Leiden verursacht, weshalb du Drogen missbraucht oder dich süchtig abhängig gemacht hast ... Was davon in dir ist, was zu dir selbst gehört, weil du es dir selbst angetan hast, wird von dem hellen strahlenden Licht in dir, das jede Zelle deines Körpers ausfüllt und in jeden Winkel deiner Seele hineinleuchtet, aufgelöst und ersetzt. Wo dein Licht ist, kann kein dauerhaftes Dunkel mehr sein ... Was an Dunklem, Schweren, an Leid und Not, an Trauer und Schmerz von außen auf dich einströmt, wird genau dort aufgelöst, wo es auf deine strahlend helle Schutzhülle aus weißem Licht trifft. Nichts kann dieses Licht von außen durchdringen, um in dich einzudringen. Dort, wo es auf deine Schutzhülle aus Licht trifft, wird es aufgelöst und geht selber ins Licht. Denn das ist seine Bestimmung ... All das vermagst du dir vorzustellen, denn Vorstellungskraft ist Zauberkraft.

Falls du magst, kannst du dein eigenes Licht jetzt auch noch so leuchten und ausstrahlen lassen, dass du anderen Menschen, an die du denkst, Licht zukommen lässt. Vielleicht gibst du ihnen dadurch etwas zurück für etwas, was du ihnen durch deinen Drogengebrauch oder deine Sucht angetan hast ... Du kannst ihnen in Gedanken so viel helles weißes Licht schicken und schenken, wie du magst. Und zwar ohne dass dir selbst in irgendeiner Weise etwas von deinem Licht abgezogen würde, denn mit jedem neuen Einatem atmest du weiter strahlend helles weißes Licht in die Mitte deines Herzens, das sich ausdehnt, dich erfüllt und umfließt. Du kannst so viel davon verströmen, wie du magst.

Weiter zuverlässig von deiner Hülle aus Licht umflossen und geschützt, kannst du nun wieder ganz zu dir selbst zurückkehren und langsam wieder die Augen öffnen. Lass das Erlebte innerlich noch eine Weile in dir nachklingen, bevor du dich wieder deinem Alltag zuwendest.

Ich bediene mich in schöner Regelmäßigkeit sowohl in der Einzel- wie Gruppenarbeit einer ganzen Fülle von Lichtübungen, die ich immer wieder variiere. Ich habe über die Jahre hinweg höchsten Respekt vor ihnen entwickelt und weiß um ihre Wirkmächtigkeit. Je nachdem, mit wem ich es zu tun habe, dosiere ich die Lichtübungen überaus fein, damit die Menschen keine Überdosis Licht abbekommen, die sie noch gar nicht verkraften können. Es ist tatsächlich so, dass eine Überdosis Licht die Menschen ansengen, innerlich sozusagen verbrennen würde. Eine zu hohe Dosis des strahlenden imaginativen Lichts können wir ebenso wenig ertragen wie den ungeschützten Blick in die Sonne, die uns die Augen verbrennen würde. Es gibt mindestens zwei Gründe, weshalb einzelne Menschen ganz klar und bestimmt sagen können: »Stopp. Das ist mit zu viel. So viel Licht kann ich noch gar nicht ertragen.« Entweder sie fühlen sich extrem wertlos und folglich des Lichtes noch nicht würdig. Oder sie sind derart feinfühlig überempfänglich für die Wirkungen von Lichtübungen, dass sie sich nur sehr sorgfältig und achtsam dosierten Mengen von Licht ausgesetzt sehen möchten.

Auf der nächsten Stufe würde ich diese Lichtübung zusätzlich mit der Liebe verknüpfen. Für den Moment genügt es, im Kopf zu behalten, dass unser wahres Licht immer auch Liebe ist.

»Sorgenkinder« ins Licht stellen

Wir können mit Lichtübungen nicht nur unser eigenes Licht wieder unter dem Scheffel hervorholen, um es leuchten zu lassen. Ebenso ist es möglich, uns einer Vorstellung zu bedienen, bei der wir andere Menschen, die unserem Herzen nahestehen, uns aber Sorgen bereiten, in ein Licht stellen. Ich durfte oft genug erleben, dass sich durch diese imaginative Lichtarbeit indirekt etwas in der Beziehung zu den »Sorgenkindern« verändert hat. Haben Sie vieles an Hilfen für süchtig agierende Kinder oder sonstige ihnen nahestehende Menschen versucht, ohne dass etwas gegriffen hat, versuchen Sie es mit der Vorstellung, dass Sie den Menschen, den sie zu erreichen suchen, in eine helles rosa Licht stellen:

Sie stellen sich den Menschen ganz genau vor, sehen ihn vor Ihrem inneren Auge auftauchen mitsamt den Sorgen, welche er Ihnen bereitet. Und dann stellen Sie ihn in Ihrer Vorstellung außerhalb von sich in ein helles rosa Licht, von dem er ganz eingehüllt wird. Halten Sie dieses Vorstellungsbild eine ganze Weile aufrecht, oder wiederholen Sie es zu verschiedenen Gelegenheiten. Sie brauchen sich bei dieser Vorstellung weiter nichts zu wünschen. Geben Sie Ihren Gedanken keine Zielrichtung, was sich gemäß Ihren eigenen Wünschen verändern sollte. Stellen Sie die Person nur in ein helles rosa Licht, und seien Sie offen für alles, was geschehen darf. Nichts weiter!

Die Mutter eines schwerst heroinabhängigen jungen Mannes berichtet von ihren Erfahrungen mit der Übung:

»Als mein Sohn wieder einmal tagelang nichts von sich hören ließ, entwickelte ich wieder einen enormen Groll und eine Riesenwut gegen ihn. Das ist für mich so schlimm als Mutter, wenn ich so schlechte Gefühle gegen meinen Sohn empfinde. Nachts erlebte ich eine Panikattacke, die mich wach hielt. In dem Moment dachte ich: ›Das kann nicht so bleiben. Versuch es anders.‹ Und ich erinnerte mich an Ihre vorgeschlagene Lichtübung und entschloss mich, diese Atem-Licht-Übung auszuprobieren. Lange und geduldig habe ich mit dieser Vorstellung gearbeitet. Ich habe meinen Sohn ins rosa Licht gestellt und ihm zusätzlich von mir noch Licht geschickt. Lange habe ich ihn in dieser Nacht im rosa Licht gelassen. Ich wurde selbst ganz ruhig. Ich habe gespürt, wie etwas weggeht in mir. Etwas hat sich deutlich wahrnehmbar in mir verwandelt, mein Groll hat sich aufgelöst, meine ganze Wut war weg. Und kaum überraschend: Am nächsten Tag hat sich mein Sohn wieder bei mir blicken lassen. Ich konnte aber ohne jeden Zorn auf ihn zugehen. Seither kann ich ihn wieder lieben, ohne Wut und Groll. Das erleichtert mich sehr. Ich habe zwar immer noch die Befürchtung, dass er an seinen Drogen untergehen kann, aber ich weiß auch, ich kann ihn nicht retten. Seit der Rosa-Licht-Übung gehen wir beide anders miteinander um. Und es ist für mich als Mutter deutlich leichter, sollte ich ihn wirklich durch die Drogen verlieren, ich verliere ihn in Liebe als im Groll.«

Mütter wie Väter heben oft hervor, wie sehr ihnen die Rosa-Licht-Übung hilft, die Beziehung zu ihren Kindern zu verbessern, weil sie unter schwierigen Bedingungen die Liebe zu ihnen wiederaufleben lässt. Lehrer und Lehrerinnen, die Cannabis gebrauchende, sie provozierende Schüler in ein rosa Licht gestellt hatten, erzählen wiederholt, dass die betreffenden jungen Leute ihre Provokationen aufgegeben hatten, dass vernünftiger mit ihnen zu reden sei. Eine Versicherungsangestellte stellte eine Kollegin ins rosa Licht, von der sie sich jeden Tag missachtet fühlte. Schon nach dem ersten Versuch mit der Übung erlebte sie zu ihrem Erstaunen, dass die ihr gegenüber so unfreundliche Kollegin sie am nächsten Tag zum ersten Mal mit einem freundlichen »Guten Morgen« bedachte.

Ich bin nicht so vermessen, zu behaupten, dass diese Rosa-Licht-Übung in allen Fällen, in denen uns »Sorgenkinder« innere Nöte bereiten, Veränderungen nach sich zieht. Aber in zahlreichen bezeugten Fällen hat sie geholfen wie vorher nichts anderes. Ausprobieren lohnt folglich.

Von solchen und ähnlichen Lichtübungen können Menschen niemals zu viel bekommen. Wer sie praktiziert, merkt, wie sich schleichend und unaufhaltsam etwas im Selbstbild und Selbstwert zum Positiven verändert. Eine 39-jährige Frau mit Alkoholproblemen, die sich selbst als ganz schlechte Mutter und resigniert lächelnd als »Stück Scheiße« bezeichnet, erzählt, als wir darüber sprachen, ob sie überhaupt noch an irgendetwas Positives glaube, über ihr Erleben von Licht:

»In ganz schlechten Momenten gehe ich gerne in eine Kirche, um eine Kerze anzuzünden. Wenn ich eine Kerze entzünde, spüre ich irgendwie Gott, obwohl ich nicht wirklich an ihn glaube. Ich spüre dann nämlich plötzlich große Wärme (und dabei zeigt sie auf ihr Herz). Und ich spüre auch Vertrauen in mich selbst, das ich sonst nicht habe. Mit der Vorstellung, dass die Wärme um mein Herz auch die Liebe Gottes zu mir ist, tue ich mich zwar schwer, aber es hilft mir. Ich kann ganz langsam lernen, mich selbst mehr zu mögen,

> nicht so schlecht von mir zu reden. Wenn das Licht meiner Kerze Wärme in mir bewirkt und ich mir vorstelle, dass die Wärme vielleicht bedeutet, dass ich doch geliebt werde, dann wäre es vermessen von mir, mich nicht selbst lieben zu lernen.«

Von diesem Punkt ab hat sich diese Frau langsam verändert. Sie hat zugelassen und verstanden, was sie berührt hat, und es für ihre Heilung genutzt.

Die Öffnung des Herzens

Unser Hörsinn wie das Hörverstehen sind uns gegeben, damit wir anderen Menschen zuhören und uns von ihnen etwas sagen lassen können. Hören wir süchtig agierenden Menschen mit offenem Ohr und mithörendem Herzen zu, sagen viele unüberhörbar: »Ich mache mich dicht«, »Ich mache mich zu«, »Ich beame mich weg«. Was ist in unserer Gesellschaft so schwer erträglich, dass sich so viele genötigt fühlen, sich zu-, dicht-, wegzumachen? Fragen wir uns das überhaupt, oder sind wir von diesen Menschen bloß genervt?

Ganz im umgekehrten Sinne höre ich in meiner Arbeit mit Tausenden von jungen sowie erwachsenen Menschen im präventiven, beratenden und therapeutisch heilenden Bereich immer wieder gleiche und ähnliche in Wörter und Sätze verpackte Sehnsüchte und Wünsche. Frauen wie Männer, Jungen wie Mädchen lassen mich immer wieder den sehnlichen Wunsch hören: »Ich wünschte, ich würde öfter mein Herz spüren …«, oder: »Es wäre schön, ich würde mehr mein Herz spüren und nicht diese Eiseskälte oder Leere in mir, die mich frieren macht …«, und weiter: »Es ist oft so eng um mein Herz, ich fühle mich wie eingeschnürt oder erdrückt. Ich möchte mich so gern von dieser Enge befreit sehen und mein Herz weit offen spüren«, oder: »Ich würde mich so gern verbunden fühlen, es ist schrecklich, mich immer so abgeschnitten zu fühlen. Ich spüre mich selbst schon so wenig und kann nur ganz selten mit anderen irgendwie mitfühlen.« Es ist das verschlossene Herz, das Menschen leiden macht.

Wie viele Bande und Ringe legen wir in unserem Alltag um unser Herz, um bestimmte Gefühle gerade nicht zuzulassen und zu spüren? Sei es, weil wir sonst gar nicht so funktionieren könnten, wie es diese Gesellschaft von uns abverlangt, sei es, weil wir so Trauriges erleiden, dass wir es kaum zu ertragen vermögen und uns mit Banden und Ringen ums Herz zu schützen suchen.

Es ist doch geradezu eine Diagnose ebenso wie eine schallende Ohrfeige für unseren Way of Life, wenn so viele Menschen immer wieder suchen, was sie verloren zu haben glauben: »Ich suche mich selbst, ich will mich mehr spüren«, »Nur wenn ich mein Herz spüre, weiß ich, dass es mich doch noch gibt«, »Wenn ich mich nicht spüre, verliere ich mich, und dann verliere ich auch mein Leben aus den Augen«, »Wenn ich mein Herz spüre, bin ich bei mir, und dann weiß ich auch, wo mein Platz ist und was mir im Leben wichtig ist«, »Es ist mir immer wieder ein Warnsignal, wenn ich mal wieder registriere, dass ich ja mein Herz gar nicht mehr spüre und ich mich so unverbunden fühle«, »Ich möchte nicht länger zulassen, dass es mir so eng ums Herz wird, dass es sich anfühlt, als würde es von Ringen zerquetscht«. Immer neue Menschen setzen bei dieser Suche auch auf die psychoaktiven Wirkungen potenter Rauschdrogen, ungeachtet des Risikos, dass es ihnen langfristig dadurch noch enger ums Herz werden kann.

Süchtig gebundene Menschen sind regelmäßig auch suchende Menschen. Alle suchen sie eine Art Wahrheit. Was bedeutet das für uns? In dieser Gesellschaft der neuen frostigen Kälte tatsächlich sein Herz zu spüren, zu seinen Wahrheiten zu stehen erfordert den Mut, seinen eigenen Weg zu gehen. Den eigenen Weg zu gehen erfordert wiederum den Mut, so einen einfachen Satz gelten zu lassen wie: »Ich spüre mein Herz«, und erfordert auch eine von Selbstmitgefühl und Verbundenheit getragene sichere Positionierung gegenüber »Dingmenschen«, die solche Worte spöttisch belächeln oder als billige Gefühlsduselei abzutun trachten, womit sie sensible, aber in sich ungefestigte Menschen in die Sucht treiben können.

Sein Herz zu spüren setzt eine innere Entwicklung und Bereitschaft voraus, dass sich das Herz öffnen kann und darf, dass wir es erblühen lassen mögen. »Herzensöffnung« ist darüber hinaus beileibe nicht das geläufigste Wort unter den Sprachen der Welt. Aber alle wissen wir: Unser Herz kann sprechen, und es kann brechen. Es zu spüren ist keine willentliche Entscheidung unseres Bewusstseins. Es sprechen zu lassen und seiner Stimme zu lauschen ist an den Geist des Mitgefühls, an entwickelte feinfühlige und achtsame Innerlichkeit gebunden. Für viele suchtabhängige Menschen war diese sensible Innerlichkeit in einer bestimmten Lebensphase nicht lebbar. Sie mussten sich schützen, haben sich zugemacht, ihr Herz verschlossen. Möchten sie den Prozess zum Ausstieg aus der Sucht wieder umkehren, können sie nicht einfach einen inneren Hebel umlegen. Sie können die Öffnung des Herzens aber tatkräftig unterstützen, indem sie bewusst den Kontakt zum fühlenden Herzen herzustellen suchen. Anfänglich hilft dabei eine sehr einfache Imaginationsübung. Erinnern Sie sich bitte wieder der Begründungen für die Anleitung in der privaten »Du«-Form.

Herzensöffnung durch Sonne im Herzen

Setz dich bequem hin und schließe deine Augen. Ob dir Gedanken durch den Kopf schießen wollen oder nicht, ist völlig unerheblich. Es ist, wie es ist. Du fängst einfach an, etwas tiefer zu atmen ... Nimm wahr, dass du atmest und wie du atmest ... Schon allein das verlangsamte und vertiefte Atmen besänftigt deine Gedankenflut, dein Nervenkostüm und lässt dein Herz in deiner Brust gleichmäßiger und ruhiger schlagen.
Während du weiter ruhig ein- und ausatmest, stell dir vor, dass dein Herz genau in deinem Rhythmus mit ein- und ausatmet. Lenke deine innere Aufmerksamkeit und Vorstellung dorthin in deiner Brust, wo

dein Herz sitzt, und lass es mitatmen. Vor deinem inneren Auge kannst du genau sehen, wie dein Herz ein- und ausatmet … Du kannst auch sehen, welche Farbe dein Herz hat, wenn du es atmen lässt … Bleib mit deiner Vorstellung noch für einen Moment bei deinem atmenden Herzen.

Und dann stell dir eine Situation vor, die du in natura bestimmt schon öfter beobachtet und andächtig genossen oder bewundert hast, vielleicht sogar absichtlich verstärkt durch den Einsatz psychoaktiver Stoffe: Stell dir einen schönen morgendlichen Sonnenaufgang vor, in einer Landschaft oder Umgebung, wie es dir beliebt … Du siehst genau, wie die Sonne aufgeht und beginnt, den Tag zu erhellen. Der ersten Morgendämmerung folgt eine bezaubernde Morgenröte … Dann erhebt sich die Sonne immer höher, bis sie schließlich alles um dich herum mit ihrem strahlend hellen Licht erleuchtet und wärmt.

Und jetzt stellst du dir vor, wie dieser Sonnenaufgang sich in deiner Brust, in deinem Herzzentrum vollzieht. Du siehst die Sonne in der Gegend deiner Brust aufsteigen, in welcher dein Herz für dich schlägt … Zuerst wird dein Herz von den allerersten Strahlen der Morgensonne erreicht, dann in eine sanfte Röte getaucht und schließlich von dem immer heller werdenden Licht der Sonne erleuchtet und erwärmt, bis es in einem gleißenden, unermesslichen Licht erstrahlt.

Du kannst dir nun sogar vorstellen, dass dein Herz selbst die aufgehende Sonne ist. Mit jedem Atemzug lässt du es ein wenig mehr aufleuchten und erstrahlen … bis seine Lichtstrahlen und seine Wärme jede Pore, jede Zelle und jeden Winkel deines Körpers und deiner Seele erreichen … Du siehst und spürst dein Herz atmen und leuchtend erstrahlen.

Und nun kannst du dir noch vorstellen, wie du dein Herz ganz sorgsam in deine eigenen Hände nimmst, wie du es in der Schale deiner Hände birgst und dort ruhen lässt … Du hältst dein atmendes und leuchtendes Herz in deinen eigenen Händen wie einen unermesslich kostbaren Schatz. Es ist dein Herz, das für dich und dein Leben schlägt.

Je nach deinem eigenem Welt- und Menschenbild oder Glauben darfst du dir auch vorstellen, dass dein Herz von den Händen eines anderen mitfühlenden Wesens berührt wird: von einem Engel, von Gott, Jesus, von Buddha, von Krishna, von Mohammed oder von einem weisen Mann oder einer weisen Frau, die in deiner Vorstellung auftauchen mögen.

Stell dir zum Schluss noch einmal dein Herz vor, und spüre in es hinein. Lass dabei alles so, wie du es genau in diesem Augenblick vorfindest ... Wenn du dann langsam wieder die Augen öffnest, nimm dir vor, in Zukunft möglichst häufig die Sonne in deinem Herzen aufgehen zu lassen und gut für dich und dein Herz zu sorgen.

Bei durch Sucht gebundenen Menschen, die dieser Übung folgen und sich ganz nach ihren Möglichkeiten auf sie einlassen, kann jeder achtsam mitfühlende Beobachter bereits nach dem ersten Mal die Sprache des Herzens durch die Augen hindurch vernehmen: In ihnen zeigen sich unmittelbar ein verstärktes Strahlen und Leuchten.

Gleichfalls eine in schöner Weise für sich sprechende Bestätigung des Sinns und Zwecks dieses Sonnenaufgangs im Herzen ist die wiederholte Erfahrung sich durch das Leben völlig überfordert fühlender Frauen und Männer, die wie in einem anderen Zustand formulieren: »Mein Herz ruht sich aus«, wie es im speziellen Fall eine Frau mit erheblichen Alkoholproblemen ausgedrückt hat.

»Darf ich mal dein Herz berühren ...?«

Sucht ist eine Suche. Verfehlen wir die Suche, finden wir Gegnerschaft. Oft wird auf dem Weg der Suche mithilfe der Sucht ein übervolles Herz verschlossen, um das Leben überhaupt ertragen zu können. Das hochsensible Herz könnte überquellen vor Gefühlen, aber Befürchtung oder Tatsache ist, es wäre zu schmerzhaft.

So auch bei einem bunt schillernden, außergewöhnlich begabten jungen Mann, der mit Cannabis seine richtungslose Getriebenheit zu mildern suchte. Seine Mutter mit eigenem Helfersyndrom berichtete von ihm: »Er hat so viele Ressourcen.« Doch ihr Sohn wusste über Jahre hinweg keine seiner Stärken zu nutzen. Sein extrem entwertender Vater stand am Beginn seiner verlorenen Jahre, in denen Kiffen sein einziger Lebensinhalt war. Nach einem mittleren Bildungsabschluss gab er sich völliger Passivität hin. Seine Mutter war am Rande der Erschöpfung, als sie mit ihm zu mir in die Drogenberatung kam. Der Glaube seiner Mutter an seine zahlreichen Fähigkeiten lähmte den Jungen eher. Er fühlte sich zu sehr unter Druck. Aktiv aus sich heraus entschied er sich weder für die eine Zukunft noch für eine andere. Er tat schlichtweg nichts.
Bereits im ersten Gespräch, in dem er sich überrascht zeigte, mit welchem Maß an Wohlwollen und Respekt ich ihm begegnete, fanden wir ein gemeinsames Bild, mit dem wir weiterarbeiteten. Er sprach von seinem »tief vergrabenen Widerwillen gegen Veränderung«. Als ich ihm in der Vorstellung versuchsweise einen Spaten zum Graben anbot, griff er das Bild auf. Er fing an zu graben und sein Feld zu beackern. Langsam wuchs sein Gefühl für seine eigene Wertigkeit, weil er über die Entwertung durch seinen Vater hinauswuchs. Seine große Leidenschaft galt dem Kochen, doch verbrachte er Jahre damit, diese »Berufung« zu umschiffen. Zum einen, weil seine Mutter ihn in Richtung Koch zu drängen suchte, zum anderen, weil er die Unbequemlichkeiten des Berufs aus Bequemlichkeit zu meiden suchte. Wir kamen aber stets darauf zurück, dass diese »Berufung« ihm eine Herzensangelegenheit war. Da wurde er lebendig.
Der Wendepunkt kam, als ich eines Tages, während er einmal mehr in seiner Unmotiviertheit, seinen Zweifeln an sich selbst und seinen Schuldgefühlen gegenüber der Mutter verloren zu gehen drohte, aus einem nicht abweisbaren Impuls heraus fragte: »Darf ich mal etwas versuchen?« Er nickte: »Ja, was denn?« »Darf ich mal meine Hand auf dein Herz legen und, falls du magst, die andere auf den

Rücken zwischen deine Schultern?« Der junge Mann stimmte sofort zu. Seine Mutter, die mit ihm gekommen war, hielt den Atem an. Sein Herz klopfte heftig. Es war aber kein ängstliches Klopfen, sondern ein hoffnungsvoll aufgeregtes, freudiges Herzklopfen. Wir konnten beide andächtig spüren, wie etwas in dem jungen Mann sich öffnete. Die Hand auf dem Rücken war Bekräftigung und Ermutigung.

Nach diesen Berührungen und dem Blick, den wir schweigend tauschten, war seine Welt eine entschieden andere. Die Be-HANDlung hatte sein Innerstes erreicht. Von dem Augenblick an stand er zu sich und seinen Herzensangelegenheiten. Danach ging es nicht mehr darum, ob er seiner Berufung folgen wollte, sondern bloß noch um das Wie. Kurze Zeit später hatte er eine Lehrstelle als Koch, die seinen Ansprüchen und Wünschen entsprach, und er mailte mir: »Es macht einfach sauviel Spaß! Es ist alles fast noch besser, als ich's mir gewünscht habe. Wie Sie mir begegnet sind, hat mir viel gebracht. Ich habe endlich meinen tief vergrabenen Schweinehund ausgegraben und ihn in die Flucht geschlagen.«

Das ist lange Jahre her. Seither habe ich junge wie erwachsene Menschen reihenweise in einer stimmigen Situation gefragt: »Darf ich mal meine Hand auf dein Herz legen?« Fast alle reagieren sie mit freudiger Erwartung, einer inneren Ahnung, was passieren wird. Ihr Herz öffnet sich, und ihre Seele atmet tief auf.

Variationen dieser Übung zur Herzensöffnung biete ich als Herz- oder Mitgefühlskarussell regelmäßig in Gruppen an. Da können alle Beteiligten spüren, wie etwas Andächtiges durch den Raum schwebt. Die Herzen schlagen schneller, und es vollziehen sich die schönsten Wandlungsprozesse. Selbst für Menschen mit Herzangst oder Herzneurose hält diese Art der Herzberührung heilsame Erfahrungen bereit.

Ein entscheidender Schritt: Vergebung und Verzeihung

In einem Vortrag über Drogen und Sucht endete ich kürzlich mit dem Hinweis, dass viele Menschen in ihrem Leben und sogar in Therapien nicht mehr entscheidend vorankommen, weil sie sich die letztlich entscheidende Frage nicht stellen: »Was in meinem Leben möchte ich mir als Wichtigstes selbst verzeihen?« Wohlgemerkt: nicht: »Was möchte ich anderen verzeihen?« Das ist vergleichsweise einfach dagegen. Sondern: »Was möchte ich mir selbst verzeihen?«

Es meldete sich eine ältere Frau zu Wort, der ins Gesicht geschrieben stand, dass sie in ihrem Leben hart mit sich ins Gericht gegangen war. Sie fragte: »Was heißt das: ›verzeihen‹? Was ist das?« Im ersten Moment war ich überrascht, weil Verzeihen und Vergeben für mich so selbstverständlich geworden sind, als Worte allemal. Im Nachhinein bin ich dankbar für die Frage, weil es genau das ist, was ich Ihnen als Leserin und Leser hier vermitteln möchte. Die ältere Frau fragte weiter nach: »Wie geht das mit dem Verzeihen? Ist das Vergessen oder Verdrängen?«

Sich selbst etwas zu verzeihen ist weder Vergessen noch Verdrängen. Es ist die Anerkennung der unabweisbaren Verantwortung, dass ich mir selbst oder anderen Menschen im Leben Leid zugefügt habe. Das Wissen darum lastet uns häufig jahre-, jahrzehnte- oder lebenslang auf dem Herzen, der Seele, dem Nacken, den Schultern. Es ist wie eine Bürde, die wir durchs Leben schleppen und die uns bedrückt. Die Bürde kann uns als Lebenslast bewusst sein, ohne dass es uns bislang gelungen ist, uns von ihrer Schwere zu entlasten. Sie kann aber auch gänzlich unbewusst, vergessen oder verdrängt sein und erst in dem Moment wieder wachgerufen werden, wenn uns jemand mit der wegweisenden Frage überrascht: »Was ist das Wichtigste in deinem Leben, das du dir selbst verzeihen und vergeben solltest?«

In vielen Drogen-, Sucht- und »normalen« Psychotherapien wird die Frage nach der eigenen Vergebung leider nie gestellt. Die Folge ist meiner stetig wachsenden Überzeugung nach eine Verkehrung und Verirrung der therapeutischen Zielsetzungen. In vielen Therapien oder auch Supervisionen heißt es gern: »Du musst deine Wut spüren. Lass deine Wut zu!« Die angesprochene Person, die »müssen« soll, spürt aber keine Wut. Sie kommt nicht heran an dieses archaische Gefühl. Sie hört die Aufforderung, die Ermunterung, aber sie sitzt nur da und spürt: vor allem keine Wut. Was passiert? Schlimmstenfalls erlebt die Person gerade eine neue Minitraumatisierung. Sie spürt nicht, was sie spüren soll, wozu sie aufgefordert wird. Folglich wird sie gepackt von Versagensgefühlen: »Ich schaffe es wieder nicht. Ich bringe es nicht. Ich bin wieder ein Versager.« Kommt es so weit, ist das Wiederholungsdrama perfekt.

Es ist hochwahrscheinlich, dass die Person, die sich von außen in ihrer Wut gepusht sieht, an das originäre Gefühl gar nicht heranreichen kann. Nicht weil sie nicht wollte, sondern weil ihr der Weg dorthin verstellt ist. Sie kann die Wut nicht spüren, weil die noch gar nicht dran ist. Die Reihenfolge stimmt nicht. Wer in seiner Lebensgeschichte Traumata, Übergriffe, schlimme Verletzungen erlebt und verinnerlicht hat, fühlt sich nicht selten tief in seinem Innersten mitschuldig. Das gehört mit zum Drama: mich selbst schuldig zu fühlen, auch wenn ich nicht schuldig bin. Wer sich aber durch heimliche, tief vergrabene Schuld- oder noch schlimmer Schamgefühle gebunden fühlt, wird keine innere Erlaubnis in sich finden können, Wut auf seinen Aggressor zu empfinden. Die Aufforderung zur Wut läuft also völlig ins Leere, solange sich eine Person an ihrem ihr zugefügten Schicksal heimlich mitschuldig fühlt: »Ich darf gar nicht wütend sein«, heißt das auferlegte innere Verbot. Den entscheidenden Schritt weiterzuhelfen vermag die Ermutigung: »Was möchtest du dir selbst am dringendsten verzeihen in deinem Leben?« Gelingt dieser Schritt, vielleicht auch mithilfe eines Vergebungsrituals, öffnet sich das eigene Empfinden für anschließende berechtigte Gefühle, auch für die Wut, sollte sie nötig sein. Nicht selten machen vollständig geglücktes Verzeihen und Vergeben jede weitere Wut aber völlig entbehrlich.

Eine weitere Schwierigkeit kommt hinzu: Oftmals wissen sowohl suchtabhängige wie »ganz normale« Menschen nicht mehr, was die eigentliche Ursache für ein nagendes Problem in ihrem Leben ist. Noch so tiefes Graben in der eigenen Herkunftsgeschichte, noch so durchdachtes therapeutisches Forschen helfen nicht weiter. Die Grundursache für eine Lebensschwierigkeit lässt sich nicht ergründen. Spürbar ist nur, dass sie quält und Leiden verursacht. Wenn wir ein seelisches Leiden letztlich nicht mehr bis auf eine auslösende Ursache zurückverfolgen können, dann besteht der hilfreichste Schritt darin, es aufzugeben, sich unablässig zu fragen: »Warum?« Die letztgültige Erklärung ist nicht das Entscheidende. Das Entscheidende ist, dass wir ein bestimmtes Lebensmuster, eine Bürde, nicht mehr länger durch unser Leben tragen möchten. In dem Fall helfen wiederum Entbindungs- und Vergebungsrituale.

An dieser Stelle lege ich auch Ihnen zum wiederholten Male die Frage nahe: »Was möchten Sie sich in Ihrem Leben am meisten verzeihen?« Es ist nämlich nicht unwahrscheinlich, dass Sie sie die Male vorher zwar gelesen, aber »überlesen« haben, denn unsere eigenen inneren Boykotteure sind überaus trickreich darin, uns in unserer Weiterentwicklung zu behindern.

Unterschätzen oder missachten wir diese Frage, halten wir an unnötigen Bürden und Lasten in unserem Leben fest. Üben wir uns im Verzeihen uns selbst und anschließend anderen gegenüber, werden die Lasten auf dem Herzen, auf dem Gemüt, auf der Seele sowie auf den Schultern spürbar leichter, manchmal so leicht, dass wir schweben könnten.

Ein Vergebungsritual

> Ich möchte mir selbst etwas verzeihen und vergeben, was mich lange genug durch mein Leben begleitet hat. Ich möchte nicht länger erlauben, dass dieses Thema, diese Erinnerung, dieses Wissen weiter mein Leben beeinträchtigt und mir negative Gefühle und Gedanken beschert.

Selbst wenn ich letztlich gar nicht genau weiß, weshalb ich diese negativen Kräfte, diese schweren Gefühle und schwarzen Gedanken in mir hege, übernehme ich für meine Gefühle die volle Verantwortung. Ich vergesse nichts, ich verdränge nichts, sondern ich übernehme die volle Verantwortung für meine Gefühle. Und ich übernehme die Verantwortung, mich von den Gefühlen, die ich in meinem Leben nicht länger tragen möchte, zu entlasten, zu entbinden.
Ich bitte um Vergebung und Verzeihung für all das, was ich mir in meinem Leben durch meine Taten, Handlungen, Gedanken, Gefühle und Worte selbst angetan habe und wodurch ich mich an mir selbst und meiner eigenen Seele verschuldet habe. Dafür übernehme ich die volle Verantwortung. Im Bewusstsein dieser Verantwortung leiste ich Abbitte bei meinem eigenen inneren Kind wie höheren Selbst. Ich erlaube mir endlich selbst, mir zu vergeben und zu verzeihen. Ich vergebe und verzeihe mir.
Ich bitte auch alle anderen Menschen um Vergebung und Verzeihung, denen ich in meinem Leben durch meine Taten, Gedanken, Gefühle und Worte Leid zugefügt habe, denen gegenüber ich Schuld auf mich geladen habe. Ich bekenne mich voll und ganz zu meiner Verantwortung und bitte alle um Vergebung und Verzeihung. Und ich verzeihe und vergebe mir selbst. Sollte jemand mir nicht verzeihen wollen, entbinde ich ihn dennoch von mir und ich mich von ihm. Ich übernehme für meine Person für alle meine Taten, Handlungen, Gefühle, Gedanken und Worte die Verantwortung und verzeihe und vergebe. Ich löse damit alle negativen Verbindungen und Muster in meinem Leben. Ich entbinde und löse mich willentlich und bewusst von diesem Thema in meinem Leben. Ich fühle mich entlastet und befreit. So fühle ich mich. So ist es.
Ich bedanke mich von ganzem Herzen bei mir selbst, bei anderen, bei meinen inneren Helfern, dass ich heute und jetzt alles bewusst lösen und loslassen kann, was ich so lange mit mir herumgetragen habe.
Ich bin dankbar dafür, dass ich mich mit der Weisheit meiner Seele und meinem freien Willen dafür entscheiden kann, loszulassen, zu verzeihen und zu vergeben.

Vergebungsrituale sind ein so privates, individuelles und intimes Geschehen, dass jeder Textvorschlag bestenfalls eine Annäherung an ein gnädiges Verzeihen sein kann. Verstehen deshalb auch Sie meine Anleitung nur als einen Vorschlag. Möchten Sie selbst ein solches Ritual ausführen, werden Sie Ihre ergänzenden passenden Worte finden. Scheuen Sie sich keinesfalls, wenn Ihr persönliches Vergebungsritual Ihrem Gefühl nach mehr »Heiligkeit« erfahren soll.

Gott auf der Tanzfläche, oder: Spirituelle Wege aus der Sucht ins Leben

Ein im Suchthilfesystem sträflich unterschätzter wie verkannter Weg, auf dem eine schwer bezifferbare Zahl von Suchtabhängigen aus ihrer Misere herausfindet, ist der spirituelle Weg. Spiritualität fällt nicht vom Himmel, und sie ist auch keine unbekannte Größe. Sie ist ein Bestandteil unseres kollektiven Unbewussten, aber kaum anerkannt in unserem Way of Life.

Viele Suchtmittelkonsumenten wie Verhaltensabhängige, die ohne nennenswerten Erfolg Entzüge und stationäre oder ambulante Entwöhnungstherapien absolviert haben, erfahren unerwartete Heilung auf völlig andere Weise. Irgendwann im Laufe ihrer Suchtkarriere erfahren sie plötzlich Wunderliches. Es werden ihnen Erwekkungserlebnisse zuteil. Etwas klopft an ihre innere Tür oder tritt sogar ungefragt ein. Sie fühlen sich von etwas berührt. Manche verstehen die Botschaft sofort und verändern ihr gesamtes Leben. Andere wissen das Anklopfen oder die Berührung erst einmal nicht zu deuten, missverstehen sie sogar als psychiatrische Entgleisung. So können Jahre ins Land gehen, in denen sie ihre Suchtkarriere weiterverfolgen, in tiefste manische Depression verfallen, bis wieder »etwas« anklopft oder sie berührt und sie aus ihrer Sucht zuverlässig herausführt. Heilung ist angesagt und darf sich vollziehen.

In der Regel vollzieht sich das »Anklopfen« gänzlich unspektakulär. Und doch weiß jeder und jede, der bzw. die es versteht, dass in dem Moment etwas Großes geschieht, das geeignet ist, dem ganzen zukünftigen Leben eine andere Richtung zu verleihen. Es sind Begegnungen mit etwas »Göttlichem«, die Heilung erlauben und bringen. Verstehen wir Heilung richtig, vollzieht sie sich umso eher, wenn sich das individuelle Bewusstsein wieder rückverbindet mit einem größeren verbundenen Bewusstsein. Kaum eine hat so treffend, weil ohne Überhöhung, beschrieben, wie sich eine solche Rückverbindung durch ein Berührt-Werden anfühlen kann, wie wiederum Mareile Kurtz. Ihr begegnet unter dem Einfluss einer ebenso eigenwillig wie eigenmächtig wirkenden Techno-Tanz-Tablette Gott auf der Tanzfläche:

> »Ich mache die Augen wieder zu und lausche auf den Bass. Bumbum, kha! Bumbum, kha! Bumbum, kha! Ich wiege mich summend im Takt hin und her. Aber nur ganz zaghaft und sanft. Zaghaft und sanft wie eine Kobra zur Flöte. Wenn ich jetzt zu doll mache, will mein Körper nicht mehr. Ich muss ihn langsam wieder auf den Geschmack bringen. Bumbum, kha! Bumbum, kha! Bumbum, kha! Ich lausche noch konzentrierter auf den Bass. Da fängt er plötzlich an, sich in Worte zu verwandeln. Ein übliches Phänomen. Bumbum, DA! Bumbum, DA! BINbum DA! BINbum DA! BIN DOCH DA! BIN DOCH DA! Neugierig spitze ich die Ohren. ›*Wer* ist da?‹ – ›Drei Mal darfst du raten.‹ Ich verziehe verächtlich das Gesicht. ›Aha. Schau mal einer an. Ist ja toll, dass der Herr sich endlich auch mal zu äußern bequemt.‹ – ›Ich äußere mich dauernd. Ich spreche die ganze Zeit zu dir, verdammte Kacke noch mal!‹ Ich lache überrascht auf. ›So was darfst Du doch nicht sagen!‹ – ›Was darf ich nicht sagen?‹ – ›Solche Wörter wie Kacke.‹ – ›Wieso nicht?‹ – ›Na ... weil ... weil Du *Du* bist halt.‹ Die Stimme in meinem Kopf stöhnt genervt auf. ›Meine Güte, Mädchen. Für wen hältst du dich eigentlich? Glaubst du wirklich, die Wörter, die du tagtäglich benutzt, wären deine eigenen und ich würde sie nicht kennen? Was glaubst du denn, wo die Wörter herkommen? Was glaubst du, wer dich sprechen, laufen und denken lässt?‹ – ›Äh ... öh ... Die

Intendanten der Privaten?‹ – ›Aber mal ganz abgesehen davon: So, wie du dich in den letzten Jahren selbst behandelt hast, würde ich am liebsten gar nichts mehr zu dir sagen! Vielleicht würdest du mir dann endlich mal zuhören! Das ist nämlich das einzige Problem. Nicht dass ich nicht zu dir spreche, sondern dass du mir nicht zuhörst!‹ – ›Aber wann und wie sprichst Du denn mit mir? Oder ... oh. Ey, soll ich Dich vielleicht lieber siezen? Ich meine, wo Du doch unser großer unerschrockener Anführer bist und wir jetzt mal so richtig persönlich miteinander sprechen und alles. Ich bin ein bisschen überfordert. Wie spricht man denn richtig mit Dir?‹ – ›Is' mir latte. Nur eyze mich bitte wenigstens nicht.‹ – ›Hehe. Den merk ich mir. Cool.‹ – ›So bin ich.‹ – ›Also: Wann und wie sprichst ... *Du* denn mit mir?‹ – ›Na, da denk jetzt mal scharf nach. Du bist doch die Schlaue hier.‹ – ›Mein ... Bauch. Du bist mein Bauchgefühl! ... richtig?‹ – ›Bauchgefühl, Stimme des Herzens, Intuition, sechster Sinn, drittes Auge – nenn es, wie du willst. Hängt eh alles zusammen. Ach, und übrigens: Nicht selten spreche ich auch durch andere Menschen zu dir.‹«

Solche inneren Dialoge mit Gott auf der Tanzfläche oder mit anderen spirituellen Wesen nehmen einen ähnlichen weiteren Verlauf. Die Angesprochenen bekommen am jetzigen Punkt ihrer Suchtkarriere, wenn das eigene Leben am Nullpunkt angekommen scheint und die Gefühle Tiefkühltemperatur erreicht haben, zwei Richtungen für ihren weiteren Werdegang aufgezeigt, von denen die eine »nicht so schön ist«. Die zweite führt sie aus der Sucht heraus, falls sie in den Weg einwilligen. Die inneren Stimmen vermitteln den Angesprochenen auch die zweifache Botschaft der Liebe: zum einen, dass sie geliebt werden, und zwar bedingungslos, was zu glauben für jeden suchtabhängigen Menschen eine der schwersten Übungen ist, und zum anderen das Geburtsrecht der Selbstliebe und Selbstachtung. Ist der Moment der Begegnung vorüber, fragen sich alle unisono, was sie gerade erlebt haben, und der Zweifel überkommt sie. Mareile Kurtz ist da keine Ausnahme:

> »Erschrocken reiße ich die Augen auf. Grollende Donner-Bässe und bedrohlich zuckende Lichtblitze brechen über mich herein wie ein tosendes Gewitter. Scheiße! Scheiße! Scheiße! Diese verfluchte Drogenscheiße! Ist das gerade wirklich passiert? Nein! Natürlich nicht! Der übliche Brainfuck, nichts weiter! Ruhig atmen! Ruhig atmen und weitertanzen! Einkaufen, Auto fahren, Parkplatz suchen ...«

Trotz aller Zweifel ist die Welt nach ihrem Gespräch mit Gott nicht mehr die gleiche. Es ist das Erweckungserlebnis zum Ausstieg aus der Sucht. Wer erst einmal von einem Hauch der Spiritualität angeweht worden ist, ändert über kurz oder lang sein Leben und findet den Weg zur Heilung.

Es sind nicht immer gleich Gott oder andere spirituelle Wesen, die bei den Angesprochenen anklopfen oder sie ungefragt aufsuchen. Oft findet erst einmal ein hilfreiches spirituelles Buch den Weg in die Hände suchtabhängiger Menschen. Oder sie werden zuverlässig zu Menschen geführt, die ihnen auf dem Weg zur Heilung weiterhelfen. Das ist weniger spektakulär als Begegnungen mit »Lichtwesen«. In jedem Fall aber ist innere Führung im Spiel und nicht bloß der Zufall, so wie die Sucht selbst kein Zufall ist, sondern ein »Weckruf der Seele«. Ihren Ruf zu hören und zu verstehen gelingt vielen Suchtabhängigen oft erst nach jahrelangen Um- und Irrwegen. Noah Levine mit seinen »Dharma Punx« und seinem spirituellen »Weg ins Leben« ist da ein Paradebeispiel. Nach langen Jahren der Abwege, für ihn verschuldet durch die Konsum- und Gewaltkultur des »american way of life«, findet er den Ausweg aus Sucht und Drogen. Ihm wird Genesung zuteil. Je stärker er sich orientiert an buddhistischen Meditationspraktiken,

> »desto besser ging es mir. Zum ersten Mal in meinem Leben begann ich, mich in meiner Haut wirklich wohlzufühlen. Ich entwickelte ein echtes Vertrauen darauf, dass wirklich alles gut werden würde, dass ich mich nicht gleich umbringen musste. Es war eine unglaubliche Erleichterung für mich, mich fortan auf diese Höhere Macht zu ver-

> lassen und nicht ständig alles kontrollieren zu wollen … Das friedvolle Gefühl, geführt zu werden, brachte mich in einen Zustand, den ich noch nie zuvor erlebt hatte.«

Die von Noah Levine initiierten »Dharma Punx« sind eine sich ausbreitende Bewegung in der Selbsthilfe geworden, die auf Liebe und spirituelle Führung setzen.

Viele Menschen in unserer Kultur, die das Wundern und Staunen verlernt hat, reagieren zweifelnd, reserviert oder sogar mit offener Ablehnung und Spott auf die Rede von spirituellen Erweckungserlebnissen, die Suchtabhängigen den Weg zur Heilung offenbaren. Da dem so ist, versagen zwangsläufig viele Sucht- und Psychotherapien, die keinen Blick dafür haben. Zum Glück gibt es aber auch die schönen, Zuversicht verströmenden Gegenbeispiele. Nach einer in Szene gesetzten Supervision, in der sich eine suchttherapeutische Kollegin unter dem Zeitdruck einer stationären Behandlung fragte, wie sie am geschicktesten das von ihr erspürte Potenzial eines Patienten, der als Kind ein das Vorstellungsvermögen normaler Menschen übersteigendes Grauen erlebt hatte, für dessen Heilung nutzbar machen könnte, schreibt sie mir:

> »Ja, mein Patient … ich machte eine Intervention mit ihm, sozusagen … aber nicht Rammbock, sondern Hand geben. Er hat geweint … nach 25 Jahren das erste Mal … und es war außer gut nur gut, und wir haben beide gewusst … ohne Worte. Und am Ende hat er mich gewürdigt, er ist mit seiner Panflöte in die Gruppe gekommen und hat mir ein Lied dargeboten und hat mich mit seinen Augen gehalten, damit ich nicht zerfließ vor Berührtheit, weißt es war einfach menschlich, wir haben uns gegeben und gegenseitig bekommen … das find ich soo schön an unserem Beruf, auch etwas bekommen zu können in ›Demut‹. Ich hoff Du weißt, was ich damit ausdrücken möchte.«

Ich weiß es in der Tat. Sollte jemand das geschilderte Ausmaß an »Berührtheit« als mangelnde Professionalität missverstehen wollen, dürften wir getrost vermuten, dass diese Person ein »Herzproblem« mit sich trägt, im Sinne einer Scheu vor großen Gefühlen. Klingen berührende, barmherzige Saiten in gelingenden Behandlungen an und atmet die Seele folglich tief auf, kann es schon mal feucht werden um die Augen vor verbunden geteilter Andacht.

Sollten Sie selbst oder Angehörige, die Ihrem Herzen nahestehen, von fremdartig oder spirituell anmutenden Berührungen oder Erweckungserlebnissen heimgesucht werden, zweifeln Sie nicht vorschnell an Ihren Wahrnehmungen. Nehmen Sie ernst, was Sie hören, sehen, spüren, und sei es noch so fremdartig. Lassen Sie sich nicht sofort einreden, es handle sich ausschließlich um drogeninduzierte psychosenahe Symptome. Ich lege Ihnen aber eine sorgfältige Klärung ans Herz, ob es sich um authentische spirituelle innere Führung handelt oder eben doch nur um drogeninduzierte Zustände ohne tieferen Sinn.

Eine meiner aktuellen cannabisabhängigen Klientinnen nennt ihre seltsamen Wahrnehmungen – Hören von Stimmen, Sehen schattenhafter Wesen, Phänomene aus dem Bereich Hellfühligkeit – »Schickungen«. Eine interessante Wortwahl: Wer schickt ihr welche Botschaften und aus welchem tieferen Grund? Für verrückt hält sie sich nicht, aber sie spricht mit niemandem darüber, weil sie befürchtet, dann für verrückt erklärt zu werden. Mir gegenüber hat sie den Schleier gelüftet, weil sie jemanden suchte, der ihr beim Sortieren und Einordnen hilft und ernsthaft mit ihr schaut, was ihr Erleben bedeutet. Derzeit klären wir ab, ob und wie sich das Erleben verändert oder klärt, sobald sie ihren Gebrauch von Cannabis einstellt.

Ohne zu idealisieren und zu überhöhen: Vergleicht man die Zeugnisse und Erfolgsquoten Suchtabhängiger über herkömmliche Ausstiegswege und Suchttherapien mit den durch spirituelles Erleben ausgelösten Wandlungsprozessen, so öffnen Letztere das Leben nach vorn in die Zukunft hinein nicht bloß mit einer gesteigerten Wahrscheinlichkeit zu dauerhafter Abstinenz, sondern obendrein freudvoller und mit tieferem innerem Frieden.

Schluss – Wer hat das letzte Wort und den Schlüssel?

»Am Ende sehen wir betroffen den Vorhang zu und manche Fragen offen« – mit diesen leicht abgewandelten Worten Brechts und dem Wissen, dass der Umgang mit süchtiger Abhängigkeit uns vor immer neue fachliche wie menschliche Herausforderungen stellt, übe ich mich seit Jahrzehnten in menschlicher Haltung, Gelassenheit und mittlerweile großem Mitgefühl gegenüber den Menschen, die meinen Lebensweg kreuzen.

Gelassenheit im Umgang mit Drogen gebrauchenden oder süchtig agierenden Klienten ist natürlich nicht alles. Aber ohne die innere Haltung gelassener Leichtigkeit, gepaart mit stimmigem Mitgefühl, ist alles nichts, machen wir uns das Leben unnötig schwer. Die Arbeit in Prävention, Beratung, Therapie, Fortbildung und Supervision mit Tausenden unterschiedlichen Menschen, das Mich-Üben in Mitgefühl für mich selbst und andere hat mich zunehmend wohlverstandene Demut gelehrt. Als Konsequenz verlangt es mich deshalb schon länger nicht mehr nach dem letzten Wort. Deshalb möchte ich anderen hier die letzten Worte überlassen. Sie geben die wichtigste Teilantwort auf die weiterhin anstehende Schlüsselfrage, was süchtig agierende Menschen über ihre Sucht als Suche eigentlich zu finden trachten.

Süchtig abhängige Menschen machen es sich schwer im Leben. Zeitweise verkaufen sie ihre Seele. Alle gehen bezüglich ihrer »Individuation«, also ihrer geistig-seelischen Eigenbewegung, unglaubliche Umwege, geraten in Sackgassen oder tote Winkel. Für sie wie auch für uns gilt gleichermaßen, was einer der großen Gründerväter der analytischen Psychologie, auch und gerade wegen seiner Anerkennung der spirituellen Dimensionen des Daseins, zu den verschlungenen Pfaden der menschlichen Individuation schreibt. Ihm, C. G. Jung (2005) möchte ich daher das vorletzte Wort überlassen. Er hat in seinem Lebenswerk etliche Schlüssel in die Hand bekommen:

> »Aber wenn man den Individuationsweg geht, wenn man das Leben lebt, muss man auch den Irrtum in Kauf nehmen, sonst wäre das Leben nicht vollständig. Es gibt keine Garantie – in keinem Augenblick – dass wir nicht in einen Irrtum geraten oder in eine tödliche Gefahr. Man meint vielleicht, es gäbe einen sicheren Weg. Aber das wäre der Weg der Toten. Dann geschieht nichts mehr oder auf keinen Fall das Richtige. Wer den sicheren Weg geht, ist so gut wie tot.
> Erst nach der Krankheit verstand ich, wie wichtig das Ja-Sagen zum eigenen Schicksal ist. Denn auf diese Weise ist ein Ich da, das auch dann nicht versagt, wenn Unbegreifliches geschieht. Ein Ich, das aushält, das die Wahrheit erträgt und das der Welt und dem Schicksal gewachsen ist. Dann hat man mit einer Niederlage auch einen Sieg erlebt. Es wird nichts gestört – weder außen noch innen; denn die eigene Kontinuität hat dem Strom des Lebens und der Zeit standgehalten.«

Das letzte Wort lasse ich Mareile Kurtz. Anlässlich eines Seminars, zu dem sie auf meine Initiative eingeladen wurde, haben wir uns über passende Schlüssel ausgetauscht, welche die Türen zum Ausstieg aus der Sucht öffnen, denn auch ihr wurde ein solcher Schlüssel gewährt. Sie hat alle Höhen und Tiefen von Drogengebrauch und Bulimie ausgelotet und durch einen gelungenen Wandlungs- wie Individuationsprozess ihren Weg aus der Sucht heraus gefunden. Was hat sie gesucht? Was hat sie über die Sucht als Suche gefunden?

> »Wir alle haben dieses Sehnen in uns. Dieses Sehnen nach Intensität, nach Leidenschaft, nach Tiefe, nach Frieden, nach Glück, nach Antworten, nach allwissender Kenntnis, nach allumfassender Liebe, nach einem Augenblick, zu dem wir sagen können: *Verweile doch! Du bist so schön!* Kurz: Wir sehnen uns nach unserem wahren Selbst …,

> weil die eine große Wahrheit im tiefsten Inneren eines jeden Menschen schlummert … Die *Selbst*erkenntnis – das ist die Erkenntnis, die zur Heilung führt.«

Das »*Selbst*« ist hier nicht als psychologische Größe im Sinne der Selbstpsychologie zu verstehen. Diese hat zwar den Begriff »wahres Selbst« geprägt, aber vordringlich als Kontrapunkt zu einem »falschen Selbst«, was immerhin einschließt, dass wir unser Selbst auf dem Lebensweg verfehlen können. Im Zusammenhang hier handelt es sich um das »wahre Selbst«, das als wahres sowie höheres Selbst ein tief in uns Menschen wirksames spirituelles Selbst ist. Es ist dem Verstand nicht erklärbar, lässt sich in kein Schema fassen. Es ist ausschließlich dem Herzen fühlbar und der Seele ahnbar als eine große Wahrheit, unverbrüchlich niedergelegt in unserem Vertrag mit dem Leben.

Jeder einzelne Mensch, ob bewusst, vorbewusst, es ahnend oder sogar als Unfug abtuend, sucht nach seinem wahren höheren Selbst. Die einen rastlos getrieben, die anderen mit ruhiger Zuversicht, weil sie das Wissen darum noch in sich tragen, und wieder andere sich entschieden dagegen verwahrend, überhaupt in irgendeinem erkennbaren Sinn auf der Suche nach etwas derart Ungreifbarem zu sein. Gemeinsam ist allen ein Wunsch oder zumindest das Wort: die Sehn-*Sucht*, nach Hause zu kommen. Auf dem Weg *nach Hause* hat die Suche nach unserem wahren Selbst vermutlich sogar die Antwort auf den Sinn des Lebens im Gepäck, verborgen zu entziffern in unserem Vertrag mit dem Leben.

Auf ihrem Sehnsuchtsweg zum wahren Selbst und zur Heilung beschönigt Mareile Kurtz nichts, lügt sich nicht selbst in die Tasche, übernimmt die Verantwortung für ihre Irrungen und Wirrungen:

> »Ich habe Menschen verraten und im Stich gelassen, die mich geliebt haben! Ich habe gestohlen und betrogen! Zerstört und verletzt! Und gelogen! So, so viel und schlimm gelogen … Und Schwächere zu quälen hat mir … richtig Spaß gemacht!«

Sich selbst den Spiegel vorzuhalten lässt sie während des Wandlungsprozesses das Rufen der eigenen Seele verstehen. Sie hat zwar Schwächere gequält und andere Menschen schlecht behandelt, aber vor allem hat sie sich selbst gequält und sich an sich selbst und ihrem Leben verschuldet. Sie hat andere so behandelt, wie sie selbst von anderen Menschen behandelt werden wollte: schlecht, unachtsam, lieblos, zerstörerisch. Aus dem einzigen Grund, weil sie sich selbst abgelehnt, ja gehasst hatte. Seinen Nächsten zu lieben wie sich selbst glückt ausschließlich dann, wenn wir uns selbst lieben können. Im Hadern mit sich selbst und dem Leben hat sie als Suchende, wie alle süchtig agierenden Menschen, lange Jahre eine Runde nach der anderen gedreht. Der Wendepunkt war ihre spirituelle Begegnung mit »Gott« auf der Tanzfläche. Die an das Gespräch mit Gott anschließende Anerkennung und Übernahme von Verantwortung eröffneten ihr den Weg zu Vergebung und Barmherzigkeit, einschließlich der Liebe zu sich selbst, zu anderen, zur gesamten Mitgeschöpflichkeit und zu etwas von ihr als wahr erfahrenem »Größerem«:

> »Mit der Erleuchtung, *dem Ende allen Leidens,* wird es wahrscheinlich noch eine Weile dauern. Aber das ist okay. *Leben heißt nicht, rein zu sein, sondern rein zu werden.* Ich habe noch viel zu lernen und Schmerz aufzuarbeiten, doch in irgendeinem Jetzt wird die Erleuchtung kommen. Denn ich kenne nun den Weg. Und diesen Weg zu gehen bedeutet nicht, mich von irgendjemandem zu entfernen. Dieser Weg bedeutet, dass ich meine Freunde und Familie und überhaupt alle Menschen, Lebewesen und Kreaturen sogar noch mehr lieben kann, als ich es je zuvor getan habe. Vielleicht zum ersten Mal richtig. Also so richtig, richtig. Mit einer Liebe, die tief aus dem Herzen kommt und alles und jeden genau so annimmt und akzeptiert, wie er, sie oder es ist ... Das Wichtigste, was ich zu lernen habe, ist also, *alles* an mir zu lieben ... *Ganz besonders* aber mein wahres Selbst. Und Dich. Weil das ein und dasselbe ist.«

Mögen Sie sich, magst du dir von diesen letzten Worten der suchterfahrenen Wanderin und Sucherin zwischen der dunklen und der hellen, heileren Seite des Lebens etwas sagen lassen?

Das allerletzte Wort und der letzte Schlüssel gebühren Ihnen und dir. Kehren wir zurück an den Anfang des Buches. Rufen Sie sich die Einstiegsübung zur Einstimmung sowie Ihr »Selfie« dazu zurück ins Bewusstsein, und gewichten Sie den Satz für Ihr Leben neu:

»Hier stehe ich und kann auch anders …!«

Quellennachweis

S. 132 f., S. 198–205, S. 212 f., S. 262, S. 300 f., S. 306–309: Mareile Kurtz, *Mausmakis Blaue Pumas. Über chemisches Heilfasten und die Angst, sich zu Tode zu feiern* © 2013 Schwarzkopf & Schwarzkopf Verlag GmbH

S. 134 f.: Irvin D. Yalom, *Die Schopenhauer-Kur* © 2005 btb Verlag, München, in der Verlagsgruppe Random House GmbH. Übersetzung: Almuth Carstens

S. 218 f., S. 302: Noah Levine, *Dharma Punx. Weg ins Leben* © 2013 Aurum Verlag, in der Mediengruppe J. Kamphausen GmbH. Übersetzung: Frances Hoffmann

S. 237–239: Olivier Adam, *Falaises* © 2006 Editions de L'Olivier/Du Seuil. Übersetzung: Carina von Enzenberg

S. 239–242: Amon Barth, *Breit. Mein Leben als Kiffer* © 2005 Rowohlt Verlag GmbH

Der Autor

Helmut Kuntz
Fachstelle für Suchtprävention
Drogenhilfe Saarbrücken

h.kuntz@drogenberatung-saar.de
helmutm.kuntz@t-online.de

Empfohlene Bücher zum Weiterlesen

Zur Prävention wie zur Heilung lege ich Ihnen ans Herz:

Kuntz, Helmut: *Zeit für Mitgefühl. Die wichtigste Übung im Leben.* Theseus: Bielefeld 2012

Kuntz, Helmut: *Imaginationen – Heilsame Bilder als Methode und therapeutische Kunst.* Klett-Cotta: Stuttgart 2009 (mit Übungs-CD)

Weitere drogen- und suchtspezifische Bücher des Autors:

Kuntz, Helmut: *Haschisch. Konsum – Wirkung – Abhängigkeit – Selbsthilfe – Therapie.* Beltz: Weinheim 2012

Kuntz, Helmut: *Drogen & Sucht. Ein Handbuch über alles, was Sie wissen müssen.* Beltz: Weinheim 2011

Kuntz, Helmut: *Der rote Faden in der Sucht. Abhängigkeit überwinden und verstehen.* Beltz: Weinheim 2009

Ein weiteres Buch zu Cannabis:

Lindberg, Lisa/Haasen, Christian: *Wenn Cannabis der Seele schadet.* Walter: Düsseldorf 2005

Autobiografische bzw. autofiktionale Drogenbiografien

Adam, Olivier: *Klippen.* Piper: München 2009

Barth, Amon: *Breit. Mein Leben als Kiffer.* Rowohlt: Reinbek bei Hamburg 2005

Bowen, James: *Bob, der Streuner. Die Katze, die mein Leben veränderte.* Bastei Lübbe: Köln 2013

Bowen, James: *Bob und wie er die Welt sieht. Neue Abenteuer mit dem Streuner.* Bastei-Lübbe: Köln 2014

Kurtz, Mareile: *Mausmakis Blaue Pumas. Über chemisches Heilfasten und die Angst, sich zu Tode zu feiern.* Schwarzkopf & Schwarzkopf: Berlin 2013

Levine, Noah: *Dharma Punx. Weg ins Leben.* Aurum: Bielefeld 2013

Sonstige im Text erwähnte Bücher:

Baudis, Rainer: *Psychotherapie von Sucht und Drogenabhängigkeit oder Der goldene Vogel.* Verlag für Psychologie, Sozialarbeit und Sucht: Rudersberg 1994

Dornes, Martin: *Die frühe Kindheit. Entwicklungspsychologie der ersten Lebensjahre.* Suhrkamp: Frankfurt 1997

Jung, Carl Gustav: *Erinnerungen, Träume, Gedanken.* Walter: Düsseldorf und Zürich 2005

Schmid, Wilhelm: *Mit sich selbst befreundet sein.* Suhrkamp: Frankfurt 2004

Yalom, Irvin: *Die Schopenhauer-Kur.* btb-Verlag: München 2005